# 名中医特需门诊

## 肿瘤病

主　编　周育平

副主编　李　媛

编　者　（按姓氏笔画排列）

王耀烩　段锦龙　裴军斌

U0227401

科学技术文献出版社

SCIENTIFIC AND TECHNICAL DOCUMENTATION PRESS

·北京·

**图书在版编目（CIP）数据**

名中医特需门诊·肿瘤病 / 周育平主编. —北京：科学技术文献出版社，2012.8（2024.11重印）

ISBN 978-7-5023-7144-9

Ⅰ.①名… Ⅱ.①周… Ⅲ.①肿瘤—中医治疗法 Ⅳ.① R242 ② R273

中国版本图书馆 CIP 数据核字（2012）第 009203 号

## 名中医特需门诊·肿瘤病

策划编辑：张炙萍　责任编辑：张炙萍　责任校对：张吲哚　责任出版：张志平

出　版　者　科学技术文献出版社
地　　　址　北京市复兴路15号　邮编 100038
编　务　部　（010）58882938，58882087（传真）
发　行　部　（010）58882868，58882874（传真）
邮　购　部　（010）58882873
官 方 网 址　www.stdp.com.cn
发　行　者　科学技术文献出版社发行　全国各地新华书店经销
印　刷　者　北京虎彩文化传播有限公司
版　　　次　2012 年 8 月第 1 版　2024 年 11 月第 4 次印刷
开　　　本　650×950　1/16
字　　　数　268千
印　　　张　19
书　　　号　ISBN 978-7-5023-7144-9
定　　　价　42.00元

# 前　　言

　　中医药历史源远流长，中医药理论博大精深，中医药学术思想和临床经验是几千年来中国文化、哲学、医学之精华，是广大人民群众的智慧结晶，也是中医发展到当代仍然具有顽强生命力的最根本原因。随着时代进步和科技发展，现代人的疾病谱发生很大变化，特别是现代医学的引入，使中医的立足与长远发展面临着前所未有的考验。

　　当代名中医在继承前人宝贵经验的基础上，勤求古训，力精创新，为提高中医疗效，发展中医理论进行了不懈的探索。可以说，当代名老中医是中医学术造诣最深、临床水平最高的群体，是将中医理论、前人经验与当今临床实践相结合的典范。名老中医鲜活的临床经验和学术思想，是中医药薪火相传的主轴，也是中医药创新发展的源泉。作为年轻的中医药工作者，我们有幸总结诸师的经验，不仅是学习他们精湛的学术思想和临床经验，也是寻访他们不凡的成才之路，更是传承他们崇高的医德修养和独特的认知方法。

　　为了保留诸师的临床实践原貌，本丛书收集了他们公开发表的文章、书籍，仅按编辑体例要求稍做修改，并将参考文献排列于后，以供读者查阅。由于水平有限，编写过程中难免出现疏漏，不妥之处，敬请谅解。

编者

# 目　　录

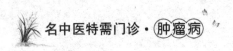

张代钊,主任医师,博士研究生导师,北京中医药大学教授。现任卫生部中日友好医院中医肿瘤科主任医师、硕士、博士研究生导师,解放军66400部队医院特聘中医专家。张代钊教授兼任卫生部中日友好医院院学术委员会委员、《中国肿瘤杂志》编委、中日友好医院主任医师、博士研究生导师、国务院学位委员会学科评议组第三届成员、中国中西医结合学会理事及肿瘤专业委员会副主任委员、中国癌症研究基金会常务理事兼中医药肿瘤专业委员会主任委员、中国抗癌协会传统医学委员会副主任委员、北京中医药大学教授,全国首批500名著名中医专家之一,全国著名中西医结合专家经验继承导师、中央保健会诊专家、中华医学会医疗事故技术鉴定专家,《中西结合外科杂志》编委、《中国肿瘤临床年鉴》编委、中央电视台医学顾问,享受国务院政府特殊津贴。从事中西医结合防治肿瘤研究60余年,积累了大量临床经验,在肺癌、乳腺癌、淋巴瘤、脑瘤、肾癌等恶性肿瘤的治疗上,特别是在肿瘤中西医结合治疗的疗程设计上和康复疗养方面有较好的经验和疗效。在提高患者的生存质量、提高生存期和减轻放化疗毒副反应等方面累计了丰富的临床经验。

## 一、医论医话

### (一)概述

#### 1. 提倡中西医结合综合治疗肿瘤

张代钊教授认为,癌瘤的病机本质是本虚邪盛,为虚实夹杂的全身性疾病,治疗应从整体出发调节人体机能,突出中医特色,加强中西医结合治疗肿瘤。根据患者病程、病理类型、临床分期及病情轻重等将肿瘤分为早、中、晚三期论治。早期（Ⅰ、Ⅱ期）：全身一般状况较好、病情较轻,肿瘤无转移,以祛邪解毒为主,扶正培本为辅,中期（Ⅲ期）：全身一般情况尚佳,但其病情较早期为重,肿瘤较大或已有局部浸润扩散,宜采用攻补兼施、扶正祛邪并举的治疗原则。晚期（Ⅳ期）：全身一般情况较差,肿瘤已有远处转移,患者多有气血双亏或有恶液质,应以扶正培本为主,祛邪解毒为辅的治疗原则进行治疗,"养正则积自消",此期切忌攻伐。如何更好地中西医结合,张代钊教授主张将中医药始终贯彻在手术、放疗、化疗过程中,对不同的阶段,采用不同的具体治疗方法。对早、中期有条件手术切除肿瘤者,首选手术治疗;术前中药扶正为主,兼以软坚消结以祛邪,为手术创造条件;术后放化疗期间,予中药健脾和胃,扶助正气,减轻毒副反应。总之,对早、中、晚各期的治疗,要随时注意调理患者的脾胃功能,此即《黄帝内经》之"得谷者昌,失谷者亡"。张代钊教授主张在扶助正气的基础上,佐以清热解毒、活血化瘀、软坚散结、化痰利湿等祛邪方法治疗肿瘤。在扶正法中,重点调整气血、阴阳及培补脾肾。健脾补气药用人参、党参、黄芪、白术、茯苓、山药等;补血药用当归、熟地黄、何首乌、大枣等;滋阴药用西洋参、沙参、天冬、麦冬、生地黄等;益肾药用龟甲、女贞子、补骨脂、菟丝子、附子、肉桂等。清热解毒药常用夏枯草、黄芩、黄连、蒲公英、山慈姑、白花蛇舌草等;活血化瘀药用桃仁、红花、赤芍、莪术、三棱等;化痰利湿药用半夏、陈皮、瓜蒌、薏苡仁、夏枯草等;软坚散结药用鳖甲、牡蛎、昆布等。另外,张代钊教授在扶正同时又注意调整脏腑之间的关系,如肝胃不和者,拟疏肝和胃方药;脾胃升降失调者,投协调枢机升降之方药;脾肾转输失职者,调脾肾以利气化等。在具体应用时,则强调因人、因时、因地,注意论治的个体化和阶段性,从而确定治疗大法而分型施治。

**2. 病届晚期,扶助胃气,挽留生机**

张代钊教授应用中医药治疗中晚期恶性肿瘤,强调随时注意病情轻重、病期早晚和患者体质强弱进行辨证论治。治疗中注重整体调节,认为中医药治疗恶性肿瘤可全面调节机体内环境的平衡,达到带瘤生存的目的。晚期肿瘤,瘤毒弥漫,邪气盛而正气衰,全身情况很差,治疗应先扶胃气,脾胃为生化之源,若胃气尚存,则可挽留一息生机。药用人参、党参、太子参、黄芪、白术、黄精、焦三仙、大枣,佐以陈皮、枳壳等。一般认为,癌瘤属"阴寒"证,治疗要用温通散寒的药物,但中晚期癌症患者多见阴虚,阴虚则内热,兼邪热内盛,故这类患者常常出现虚热或实热,可见大便干燥,小便黄赤,舌苔黄厚腻,脉象弦、滑、数等热象。此时单纯运用温热药来治疗是缺乏中医辨证的,必须辨证与辨病相结合,在辨证的基础上加用抗癌解毒治疗。在长期的临床实践中,张代钊教授研制的中成药"清热解毒消瘤胶囊"(主要由人工牛黄、麝香、三七、山慈姑、海藻等组成),具有健脾补肾、消瘀散结解毒功效。临床研究初步表明,该药具有稳定病灶、抗复发转移、改善症状、提高生存质量、延长生存期等作用。

**3. 中药预防放化疗毒副反应,增强疗效,提高生存质量**

张代钊教授认为,中医药结合现代治疗方法可以提高癌症患者的生存质量、生存期和减轻放化疗毒副反应,疗效明显优于单纯西医和单纯中医疗法。张代钊教授根据放化疗中所出现的毒副反应症候群如热毒过盛、津液受损、气血损伤、脾胃失调及肝肾亏损等,按中医的辨证理论总结出治疗癌症活血化瘀、通经活络、化痰利湿、软坚散结、解毒止痛、补气养血、健脾和胃、滋补肝肾 8 大治疗法则。其中前 5 条是针对肿瘤局部治疗的,以祛邪解毒为主,后 3 条为针对癌症患者体质虚弱的,以扶正培本为主。

放疗局部反应中头颈部反应可见口干、咽部充血、咽喉痛等,治宜益气养阴、生津润燥、清热解毒法,药用黄芪、党参、太子参、玄参、金银花、连翘、蒲公英等;胸部反应可见胸闷、气短、胸痛、咳嗽、咳痰、胸水等,治宜润肺化痰、健脾和胃、利湿,佐以解毒抗癌,药用苦杏仁、桔梗、川贝母、瓜蒌、夏枯草、丝瓜络、郁金、龙葵、赤芍等;全身反应可见头晕、乏力、食欲不振、精神疲乏、白细胞减少等,治宜健脾和胃、滋补肝肾。张代钊教授防治放疗毒副反应常用方:黄芪、党参、白术、茯苓、生地黄、金银花、黄连、麦冬、石斛、陈皮、半夏、茯苓、竹茹、鸡内金、女贞子等。中医药对放疗不仅能减毒,而且有增效作用。用中医药能改善微循环、增加血流量、增强细胞的敏感性,从而提高放疗效果。常用活血化瘀药有:红花、桃仁、川芎、丹参、当归等。张代钊教授在健脾益肾、补气养血的基础上,兼用活血化瘀、清热解毒药,创制"扶正增效方"(由黄连、麦冬、陈皮、赤芍、枸杞子等组成)配合放疗,可以提高肺癌治疗效果,同时减轻了放疗毒副反应。

中医学在减轻化疗毒副反应方面有着独特的优势,如同时配合中医扶正固本,可以明显减轻毒副反应,又有增效作用,确保化疗疗程的顺利完成。化疗的毒副反应主要表现为气血两虚、脾肾亏虚的证候,治宜补气养血、滋补肝肾,佐以解毒抗癌。常用于防治化疗毒副反应的药物有:黄芪、党参、白术、茯苓、半夏、陈皮、鸡内金、焦三仙、女贞子、菟丝子等。张代钊教授用中医扶正祛邪原则治疗肿瘤,除突出辨证施治、整体观念的特点外,认为"扶正"能提高机体免疫力,"祛邪"、"活血化瘀"能改善微循环,改变血液高凝状态,增加癌细胞的血灌量和氧含量,从而提高放、化疗敏感性,有的可直接抑癌。"清热解毒"具有抗癌、抗病毒作用,清解癌毒在体内瘀积,纠正久病伤阴,维持体内平衡。"软坚散结"能干扰癌细胞的生活环境和增殖条件,抑制或削弱癌细胞的生长。如张代钊教授参与研制的"健脾益肾冲剂"(由党参、白术、枸杞子、补骨脂、菟丝子等组成)经临床观察,能提高胃癌患者的免疫功能,减轻化疗时消化系统、骨髓造血系统的毒副反应,提高化疗疗效。

**4. 动之以情、晓之以理**

张代钊教授认为,肿瘤是一种心身疾病,单纯依靠药物还远远不够,临床既要治疗患者生理疾病,又要注重其心理因素。张代钊教授善于用语言疏导患者,充分尊重患者的人格,理解其需求,努力营造轻松和谐的医患关系,使患者积极主动地配合治疗,动之以情、晓之以理,使患者能在情绪上保持乐观,树立战胜疾病的信心和勇气,从而提高生存质量,延长生存期。因此,防癌应从日常生活做起,立足于做到"动、静、节、律"四个字,即坚持天天运动,以增强体质、预防疾病,心胸开阔、处事冷静,膳食合理、饮食有节,劳逸结合、生活规律。张代钊教授治疗肿瘤既注重整体调节,又强调根据患者先天禀赋、年龄、病程、病理类型、临床分期等不同所表现出的同病异证现象,在临床上辨证论治,强调扶助正气,在扶正的基础上祛邪,同时还应把握肿瘤的早、中、晚各阶段的不同特点,以及病变局部与整体的关系辨证论治,脾肾、气血、阴阳兼顾,注重阴阳互根、精气互生,结合心理治疗、预防为主的治疗原则,从整体调节、维持机体内环境平衡,从而达到防癌抗癌的目的。事实证明,张代钊教授总结的综合治疗肿瘤的方法,充分体现了扶正与祛邪、辨证与辨病、局部治疗与整体治疗结合的现代中医治疗模式,显示出中医药综合治疗肿瘤、提高恶性肿瘤患者生存质量、延长生存期的优势。

### (二)中西医结合治疗食管癌

张代钊教授从事中西医结合肿瘤防治研究 50 余年,1970 年曾经作为医疗队队长到食管癌高发区河南省林县工作,1976 年又到同样是食管癌高发区的河北省邯郸地区工作,对当地食管癌的发病原因进行调查,开展食管癌的普查及癌前病变的防治,与当时中医研究院(现更名为中国中医科学院)余桂清、段凤舞两位教授共同创制"抗癌乙片",在河南省林县食管癌高发区人群中用于治疗食管癌前病变,通过 16 年的观察,使食管重度增生的癌变率降低了 53.2%。张代钊教授在食管癌的诊治方面有丰富的经验,现将其经验总结如下。

#### 1. 发病原因

食管癌属中医"噎膈"。张代钊教授认为,本病的发生与饮食和情志有密切的关系。内伤饮食、情志不遂为主因,且相互影响,互为因果,共同致病,使气滞、痰阻、瘀血 3 种邪气阻于食管,致食管狭窄,成噎膈之症。经过调查研究,河南省林县、河北省邯郸地区食管癌高发与不良生活习惯、饮食习惯关系密切。张代钊教授将食管癌高发的原因总结为"热、硬、粗、快、小米加酸菜"。进食过热食物、进食速度快、粗纤维食物过多,损伤食管黏膜;缺少新鲜蔬菜,酸菜中含有大量致癌物都是导致食管癌高发的重要原因。林县人吃饭喜欢"热",常常是刚出锅的饭就进口,而且喜欢"蹲食",进食速度快,造成食管黏膜烫伤;当地人以粗粮为主,玉米是主食,容易划伤食管黏膜;林县人常吃的酸菜、干萝卜条中含有大量的致癌物——亚硝胺类化合物、黄曲霉菌、白地霉菌等,在浅水井中提取出来的苦水中也含有亚硝胺类化合物。调查还发现,林县食管癌高发区居民很少吃到新鲜蔬菜,食物中常常缺乏维生素 A、维生素 B、维生素 C、维生素 E 等，土壤中钡、硒、铜、铁等稀有元素的含量也较低发区为低。这些早年的研究结果近些年又得到证实。精神因素是食管癌发病的另一重要原因。张代钊教授认为，性情急躁、肝气不疏也是食管癌的发病原因之一。《素问·通评虚实论》指出："膈塞闭绝，上下不通，则暴忧之病也。"此外，张代钊教授发现，有酗酒史的人容易患食管癌，《医碥》中也说："酒家多噎膈，饮热酒者尤多，以热伤津、咽管干涩，食不得入也。"经研究发现，喝酒与食管癌高发有确切的关系，部分中国人缺乏代谢酒精的醇醛代谢酶，因此，体内对酒精代谢过程产生的致癌性中间产物——乙醛代谢能力降低，大量饮酒导致乙醛蓄积，使患食管癌的风险上升。张代钊教授认为，正气亏虚是食管癌的内在病因，各种原因导致的气虚、阴虚都会使病邪乘虚而入。《景岳全书》说："噎膈反胃，名虽不同，病出一体，多由气血虚弱而成。"张教授还认为，食管癌多发生于高龄者，《医贯》论膈证时也说"惟年高者有之，少无噎膈反胃者"。

**2. 临床表现**

通过多年仔细的观察，张代钊教授把食管癌患者的临床症状总结为"噎、吐、痛、梗、衰"，很好地概括了食管癌的发病过程。食管癌患者最早出现的是进食有哽噎感——噎；随着食管进一步狭窄逐渐出现吐涎沫，甚至进食后呕吐——吐；肿瘤向周围侵犯，出现胸背疼痛——痛；肿瘤向食管内生长，最终完全梗阻——梗；因为不能进食，体质迅速下降，而出现衰竭——衰。张代钊教授认为，气虚是根本，气虚一方面导致气滞，气滞则血瘀，另一方面气虚则气化功能失常，水液未能输布，停聚、留滞而形成痰阻。痰瘀互结，耗液伤津，逐渐阴虚血虚，最终气血双亏。

**3. 治疗**

张代钊教授主张在食管癌的各个治疗阶段都配合中药治疗，手术前为保证体质以益气养血为主，佐以宽胸降气改善症状；手术后益气养血、健脾和胃，尽快恢复体力；利用中药配合放疗、化疗更具有现实意义。

（1）中药减轻放疗副反应　张代钊教授研制的扶正解毒冲剂（黄

芪、生地黄、金银花、黄连、石斛、麦冬、枸杞子)可以减轻放疗毒副反应，提高放疗的完成率，其后研制的扶正增效方对放疗有增效作用。放射性咽炎是食管癌患者放疗期间经常发生的合并症，表现为咽干口干、咽下疼痛。张代钊教授用清咽饮代茶饮，金银花50g，麦冬100g，桔梗50g，甘草50g，从放疗开始时用。还可以用白及粉3g冲水服，每日1次或2次。可以缓解症状，保证放疗的顺利进行。

(2)从"痰、气、瘀、热"论治噎、吐　张代钊教授认为，噎、吐的病机每个患者不同，但不外有"痰、气、瘀、热"4种类型。因脏腑气血功能不足，又感外来之邪，或邪气内生，致气滞、痰阻、血瘀等互结于食管，日久生癌，阻塞食管。疾病性质为本虚标实，病位在食管，属胃气所主，与肝、脾、肾密切相关。由于肝脾肾功能失调，导致气、血、痰互结，津枯血燥而致食管狭窄、食管干涩是噎膈的基本病机。治疗应该在益气理气的基础上，结合患者症状辨证治疗。

1)痰湿壅盛：见胸膈胀满，进食哽噎，头晕目眩，便溏，舌胖大、齿痕，舌苔白腻或灰腻，脉弦滑。常用半夏10g，天南星10g，莪术15g，沉香10g。

2)肝郁气滞：进食哽噎伴两胁作痛，呃逆频作，口苦口干，腹胀便秘，舌红苔白，或舌苔薄黄，脉弦细。常用逍遥散加急性子15g，威灵仙10g，广木香10g，紫苏梗10g。李时珍在《本草纲目》中说急性子"其性急速，故能透骨软坚"，威灵仙味咸，能软坚而消骨鲠。现代研究证实，威灵仙能使咽及食管平滑肌松弛，增强蠕动；急性子微苦、辛、温，有小毒，归肺、肝经，破血软坚，消积，用于癥瘕痞块、经闭、噎膈，是张代钊教授经常用于食管癌的中药。张代钊教授将这两味药用于食管癌，可以明显缓解进食哽噎的症状。

3)血瘀热毒：进食哽噎伴胸背刺痛，烦热口渴，面色发黑，口唇发紫，大便干结，舌紫黯有瘀斑，舌苔黄燥，脉弦细而滑。常用四物汤加莪术15g，山慈姑15g，水红花子10g，露蜂房10g。

4)热毒伤阴：进食哽噎伴口干咽痛，午后潮热，五心烦热，大便干燥，尿黄尿少，舌红或绛，舌无苔少津，脉沉细。常用生脉饮加银柴胡10g，鳖甲20g，生地黄20g，天花粉20g，山豆根10g。

（3）活血化瘀治癌痛　张代钊教授用理气活血化瘀为法，常用方药：五灵脂90g，没药60g，蒲黄（炭）60g，沉香30g，白芷15g，细辛9g，当归15g，川楝子30g，白芍30g，延胡索30g。共研细末，装入胶囊（每粒0.3g），每次1或2个胶囊，每天3次。另外，张代钊教授也用缓急止痛的方法，用于癌性疼痛，减轻患者的痛苦。常用方药：罂粟壳3g，白屈菜30g，延胡索15g，白芍20g，水煎服，每日1剂，分2次服。

（4）降气化痰、活血软坚治梗阻　对于梗阻的处理，张代钊教授认为，重在痰、瘀，痰瘀互结是根本，因此，降气化痰、活血化瘀、软坚散结是主要的治疗措施。化痰祛湿法常用方药：苍术15g，黄连3g，麻黄3g，水煎服，每日1剂。用于大量吐黏液的患者。降气化腐法常用方药：硇砂6g，硼砂6g，丁香9g，冰片1.5g，共为细末，含化，每日4次。《本草纲目》记载"硇砂大热有毒之物，噎膈反胃积块内之病，用之则有神功"。张代钊教授提示，对于有溃疡的食管癌患者禁用硇砂，以防发生穿孔出血。活血化瘀法常用方药：壁虎10条，天葵子30g，浸于250ml白酒内1周，每日4次，每次2ml。活血化瘀、软坚散结法常用方药：麝香1.5g，人工牛黄9g，乳香15g，没药15g，三七30g，共研细末，每次2g，每日含化4次。

（5）益气养血治衰竭　食管癌晚期，除气虚外，常常有血虚的表现，张代钊教授多是气血双补，并强调此时患者已不堪攻伐，尽量不用软坚散结之品。益气养血法：黄芪30g，当归15g，女贞子30g，补骨脂9g，鸡血藤30g，竹茹9g。每日1剂。四宝茶：冬虫夏草1或2根，西洋参10～30g，枸杞子15～30粒，大枣20～30g。每日煮水500ml饮用。如果经济状况受限，可以只用后3味药。

（6）预防重于治疗　因一些食管癌患者有家族史，张代钊教授认为，应该对高危人群进行干预，预防重于治疗。改变不良的饮食习惯，高危人群及时改变饮食习惯非常重要。不要蹲食，不要吃过热的食物，不要吃太粗糙的食物，不要长期吃腌制食品；提倡吃新鲜食物，多吃蔬菜，粗细搭配。对高危人群定期进行胃镜检查，尽早发现癌前病变。以下方法常可用于防治食管上皮过度增生：冬凌草50～90g，沸水冲泡，加冰糖代茶饮，连用2～3个月。六味地黄丸1～2丸，每日早、晚各

1次。抗癌乙丸:夏枯草、黄药子、山豆根、草河车、败酱草、白鲜皮等,炼蜜为丸,每丸 6g,每日早、晚各 1～2 丸。抗癌乙丸是增生平的前体药,目前广泛用于治疗消化道肿瘤。

### (三)中西医结合治疗肺癌

#### 1. 对肺癌病因病机的认识

肺癌在中医文献中散见于肺积、息贲、肺疽、肺痈、肺痿、咳嗽、喘息、胸痛、劳咳、痰饮等病证的有关记载中。张代钊教授认为,其发病原因主要与正气虚损有关,正气虚贯穿肺癌的整个发病过程,其中尤以中晚期肺癌最为明显。肺癌的主要病机演变过程是正气虚损、阴阳失调,六淫之邪乘虚而入,邪滞于肺,导致肺脏功能失调。肺气郁阻、宣降失司、气机不利,津液失于输布,而见肺阴虚;津聚为痰,而见痰湿阻肺。痰凝加重气滞,气为血之帅,气滞则血瘀,于是痰湿瘀毒胶结,日久形成肺部积块。正如《杂病源流犀烛·积聚癥瘕痃癖痞源流》云:"邪积胸中,阻塞气道,气不宣通,为痰为食为血,皆得与正相搏,邪既胜,正不得而制之,遂结成形而有块"。晚期患者又常常合并气阴两虚。由此可见,肺癌是一种本虚标实的疾病,虚则以气血双亏、阴阳俱虚为多见,实则以痰凝、气滞、血瘀、毒结为多见。

#### 2. 中医中药贯穿肺癌患者的各个治疗阶段

(1)中医药与手术相结合

1)肺癌手术前使用中药,张代钊教授以改善患者的机体状况,增强体力,调理因其他基础疾病引起的不适为主,以利于手术的顺利进行。

2)肺癌手术后多伤及气血,故常予补气养血之中药,使患者术后尽快恢复体力。

3)肺癌术后应用中药辅助治疗,可减少复发,防止转移,延长生存时间。在实践中,张教授通常用生脉饮益气养阴,用陈皮、茯苓、焦三仙、鸡内金等健脾和胃,用青黛、半枝莲、山慈姑等增强抗癌功效,以帮助患者尽快康复,预防肿瘤复发。

(2)中医药与放射治疗相结合 肺癌患者接受胸部放疗后经常会出现口干、舌燥、咽喉疼痛、干咳等症,张代钊教授认为放疗属于"热毒"

之邪,容易伤阴。认为中药配合放疗的治则是养阴清热生津、益气养血、健脾和胃、滋补肝肾,可减轻以上症状。放射性肺炎是肺癌放疗的常见并发症,张代钊教授常用活血化瘀中药防治放射性肺损伤。另外张代钊教授在应用中药对放射增敏方面也有一定研究,为了达到既减轻放疗毒副反应,又增加放疗效果的目的,张代钊教授研制了扶正增效方,在临床中取得了良好的效果。

(3)中医药与化学药物治疗相结合 化疗是肺癌治疗的重要手段,但其同时也产生一系列毒副作用,表现为胃肠道不良反应、骨髓抑制以及对心脏和肝、肾功能的影响。张代钊教授认为,化疗药物损伤人体气血,导致五脏六腑功能失调,而益气养血、健脾和胃、滋补肝肾可以减轻和改善这些毒副反应。张代钊教授提出要凉补气血的概念,补益的同时不助邪,所用药物尽量选择气味平和之品,如生黄芪、鸡血藤、沙参、西洋参、生地、黄精、三七粉。滋补肝肾常用枸杞子、女贞子、山萸肉、菟丝子。张代钊教授还认为减轻化疗毒副反应要与时俱进,随着新的抗癌药的临床应用,新的不良反应的出现,中药也要有相应的措施。如治疗肺癌的靶向药易瑞沙、特罗凯引起的皮疹;培美曲赛引起的严重乏力等不良反应,都值得我们去探索中医药防治措施。

(4)晚期肺癌的中医中药治疗 晚期肺癌已出现广泛转移,预后差,无法根治,临床治疗主要以延长生命、获得较好的生活质量为目的。中医药治疗可以减轻症状、稳定病灶、延长生存时间,并且得到广大肿瘤医生和患者的认可。对于晚期患者,张代钊教授通常给予扶正培本、健脾益肾的治疗方法,在治疗当中注意保护患者的胃气,在扶正的同时给予清热解毒散结的药物,根据患者气血阴阳和脏腑盛衰的具体情况,权衡扶正与祛邪的轻重缓急。正邪俱盛者,重用祛邪之品;正虚邪实者,慎用攻伐之药。

**3. 肺癌的辨证论治**

张代钊教授认为肺癌患者的辨证分型中阴虚气虚居多,具体分为:阴虚内热、脾虚痰湿、气阴两虚、气滞血瘀、肺肾两虚共五型。张代钊教授认为患病初期以实证为主,同时多合并有气虚和阴虚,随着病情的进展虚证加重,邪气更重。对5种不同分型的患者分别用不同的中药,初期可重用祛邪之品,中期祛邪扶正并用,晚期重用扶正,少用祛邪。具体用药:阴虚内热用沙参麦冬汤合百合固金汤、脾虚痰湿用二陈汤合四君子汤加味加减、气阴两虚用生脉饮合四君子汤加减、气滞血瘀用瓜蒌薤白半夏汤加减、肺肾两虚用二仙汤合补肾定喘汤(经验方)加减。

在随症加减方面张代钊教授有一定的经验:咳重加川贝母、炙枇杷叶;痰不利重用全瓜蒌;咯血重加白及、藕节、柏叶炭,生地改炭;声音嘶哑选加木蝴蝶、川芎、玄参、蝉衣;胸痛不止选加制乳没、瓜蒌皮、延胡索;自汗短气选加人参、五味子、炙黄芪;脘腹凉加干姜、制附子;吐酸加乌贼骨;便溏泄加炒山药、菟丝子;便秘甚加大黄,麻仁;失眠加夜交藤、合欢花、生龙牡;纳呆加鸡内金、焦三仙;腰困痛者加川断、杜仲、枸杞子。生脉饮是张代钊教授常用的,他认为肺癌患者多合并气阴两虚。对于生脉饮中的“参”,张教授随证变通,患者偏热象者,用西洋参、沙参;偏寒者,用红参、党参;寒热不显者用太子参。

**4. 注重预防为主**

张代钊教授将中医“未病先防”和“既病防变”的思想运用于肿瘤临床,说“肿瘤的预防重于治疗”。主张提前干预,预防肿瘤的发生,预防肿瘤的转移复发。主要包括:①对肿瘤高危人群及癌前病变的干预;②肿瘤术后防止复发和转移;③肿瘤放、化疗毒副反应的预防和干预。从而将“治未病”的思想贯穿于肿瘤防治的全过程。

**(四)中西医结合治疗中晚期恶性肿瘤**

**1. 扶正培本的古今差异**

张代钊教授提出的“扶正”,即扶助正气,“培本”即培植本元。就脏器上而言,即是对脾和肾功能的健和补,两者又以后天脾的功能调理和恢复更为重要。在仲景年代,医者非常重视对脾肾功能的调理,认为脾的主要问题在脾阳不足,故以温阳健脾为主,代表方剂为理中汤;更易兼四肢厥冷、脉微欲绝,又以大温大热的附子回阳救逆,方以附子理中汤为代表。脾肾亏虚有其共性,即二者皆为阳虚,只是程度有所不同。而当代的脾虚证以气虚湿盛为主,这与气候变化、地理差异、习惯改变和西药不良反应等因素有关。其临床症状所见四肢或周身乏力、大便稀等,反映出脾气虚弱、脾失健运的特点,故治疗上应健脾利湿为主,以四君子汤、六君子汤、参苓白术散为基本方。肾虚以肾阴不足多见或伴阴虚火旺之证,表现为腰膝酸软、腰背疼痛、舌红口干、多梦扰眠等,故治宜滋阴补肾、生津降火。方以增液汤加枸杞子、菟丝子、女贞子为主。张代钊教授所创制的健脾益肾颗粒,其组方也以健脾气、益肾阴为特点。

### 2. 扶正培本含抗癌解毒之功

张代钊教授治疗中晚期恶性肿瘤用药通常无所谓抗癌之品,如半枝莲、白花蛇舌草等,而是通过调整整体机能,以控制或消灭剩余的肿物。张代钊教授诊治老年中晚期肿瘤的病案中常可见到整方皆为健脾益肾或补气养血或调和脾胃之法,而未见一味清热解毒的所谓抗癌之品。张教授认为,体虚邪实是老年中晚期肿瘤证候的特点。老年患者当病情发展到中晚期以后,肿瘤增大或远处转移,临床表现为体质虚弱、颜面萎黄、进食不香、睡眠不实、二便不调,或长期高烧不退、胸水、腹水、胸腹疼痛、四肢骨节酸痛,或出现咳嗽、咯血、胸闷、气短、便血、贫血等症。此时减轻症状、减少痛苦、提高生存质量和延长生存期是治疗的主要目的。再者,该类患者的体质在此时往往不能承受化疗药物的细胞毒作用,而中药的细胞毒作用又远不及化疗,使用类似清热解毒之品反而导致脾寒胃伤。因此,治疗上可单纯利用中药扶正达到调整人体阴阳平衡、气机通畅、人瘤共存的疗效,从而间接达到清热解毒控制肿瘤发展的目的,也只有通过此法才能最大限度地减少药物对人体带来的的不利影响。事实上,肿瘤的产生是体内长期阴阳平衡失调并由量变达到质变的结果,欲重新调整老年患者内环境的阴阳平衡应着重于调、补、和,而不是清、汗、下。

### 3. 康复治疗应以关爱、交流、适度和个性化为原则

老年肿瘤患者临床特点往往表现为精神紧张、性情急躁、精神抑郁、恐惧怕死和固执不化等,加之社会活动范围较年轻时狭窄,有的丧偶,有的儿女亲朋关照不佳,使患者精神障碍重重。中医认为,心神紊乱是一切疾病产生的内因。张教授的经验是"治身在于动,治心在于静"。所谓动,是强调根据每个患者体力不同,量力而行,而非量时、量

式而行,更不可硬性强求。正确的活动量应是以活动后回到家中不感疲乏为度,这也是"个性化"调整的具体体现。所谓"治心",即心理康复。医护人员及其亲朋应给予患者更多的关注、关照和关爱。老年患者多不愿直诉内心的感受,特别是在需要帮助的时候更不愿主动开口,而是希望对方主动提出,并多次恳求才愿接受帮助。因此,要使老年人尽量不在孤独的环境中生活,多交流,从细致的观察中了解其真实的心理活动,使其思想开阔、心情开朗、精神愉快,去掉"癌症=死亡"的错误概念,服从医嘱,配合治疗,才能达到最佳疗效。总之,张教授临证对老年中晚期肿瘤患者的治疗原则,强调要随病情之轻重、病期之早晚和患者体质之强弱等来进行辨证治疗,合理和有计划地中西医结合治疗。

### (五)中西医结合治疗放化疗毒副反应

肿瘤放化疗在杀伤肿瘤细胞的同时,对机体正常组织亦有一定的损伤作用,患者往往有机体衰弱、消化道反应及骨髓抑制等副反应的出现。中医药防治放化疗毒副反应的研究已有30余年的历史,中药对放化疗的减毒增效作用已为大量的临床及实验研究所证实。中医肿瘤专家们已经摸索出中药防治肿瘤放化疗毒副反应的证治规律,使为数众多的肿瘤放化疗患者顺利完成了疗程,提高了肿瘤患者的生存质量和远期疗效。在应用中医药防治放化疗毒副反应的临床实践中,张代钊教授体会如下。

#### 1. 未病先防

中医药防治放化疗毒副反应,必须未病先防,防重于治,这样才能获得最佳疗效。根据常见放化疗毒副反应的中医辨证、治疗原则和常用药物,制定了防治放化疗毒副反应的常用基本方。防治化疗毒副反应的常用基本方:黄芪、党参、白术、茯苓、半夏、陈皮、鸡内金、焦六曲、女贞子、枸杞子、菟丝子。防治放疗毒副反应的常用基本方:生黄芪、大生地、金银花、黄连、麦冬、石斛、陈皮、清半夏、白术、茯苓、竹茹、鸡内金、女贞子。未病先防,指未等到患者出现放化疗毒副反应时,在放化疗开始前1周左右即开始服用上述中药,每日1剂,一直维持到放化疗疗程结束后1周左右为止。这样能有效地预防或减轻放化疗的毒副反

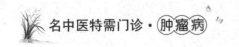

应,使绝大多数放化疗患者能顺利完成疗程。如果患者已经出现放化疗毒副反应才开始服用中药,一般疗效都较差。

**2. 分期用药(指化疗)**

化疗常见的毒副反应,中医认为是化疗药物致使机体气血损伤、脾胃失调、肝肾亏损,因此防治化疗毒副反应的治疗原则以扶正培本为主,如补气养血、健脾和胃、滋补肝肾等。在具体应用时,应根据化疗毒副反应出现的规律性,分期用药,化疗前、中、后各期在上述治法上有所侧重,用药亦有所不同。化疗最常见的毒副反应为消化道反应和骨髓抑制,如果反应过于严重,则往往影响化疗的顺利完成。各种化疗药都有程度不同的消化道反应,如恶心呕吐、食欲下降等,多在化疗第1周,与化疗用药同时出现;而骨髓抑制如白细胞下降、血小板下降等,多出现在化疗后2~3周。应用中医药防治化疗毒副反应,应分期用药。化疗前以预防为主,未病先防,宜补气健脾、滋补肝肾,以扶正培本,增强体质,提高机体对化疗的耐受性,预防或减轻化疗毒副反应的发生,用前述防治化疗毒副反应的基本方(后简称化疗基本方)。化疗中则侧重健脾和胃、降逆止呕,以防治消化道反应为主,用化疗基本方去黄芪加黄连、竹茹、枇杷叶、苏梗等。

如果化疗中出现呕吐较剧者,则改用旋复代赭汤加减,水煎少量多次服用。化疗后宜益气养血、补肾填精,用化疗基本方选加补肾填精生血药物如何首乌、熟地、当归、肉从蓉、补骨脂、鹿角胶、阿胶、龟甲胶等,以激发机体的骨髓造血功能,减轻化疗所致骨髓抑制副反应,升提血象。以上是一般规律性的东西,临证时如遇到不同情况,还应具体情况具体分析,辨证论治,灵活用药。

**3. 分部位用药(指放疗)**

放疗患者常出现口干咽干舌燥、发热、恶心呕吐、纳呆乏力、血象下降等毒副反应。中医认为这些证候的出现是由于癌症患者在接受放疗后机体内热毒过盛、津液受损、脾胃失调、气血损伤及肝肾亏损所致。治疗多采取清热解毒、生津润燥、凉补气血、健脾和胃、滋补肝肾的方法,用前述防治放疗毒副反应的基本方(以下简称放疗基本方)。由于放疗的部位不同,出现的毒副反应有所差异,治疗用药亦会有所变化。

头颈部放疗(如鼻咽癌、喉癌等)时,患者上焦热毒伤阴的症状较重,如口干舌燥、咽喉疼痛等,治疗应加重养阴生津、清咽解毒之品,放疗基本方加玄参、天花粉、板蓝根、山豆根等;胸部放疗(如食管癌、肺癌、乳腺癌、纵隔肿瘤等)热毒易灼伤肺阴,肺失宣降,出现咳嗽痰少之症,治疗重在养阴清肺化痰,放疗基本方加沙参、百合、瓜蒌、芦根、杏仁等;盆腔放疗(如直肠癌、膀胱癌、宫颈癌等)时,患者易出现下焦湿热之证,治疗宜用放疗基本方加清利湿热之品如土茯苓、生地榆、瞿麦、木通、生薏米等。

## 二、医案荟萃

### 1. 食管癌

张某,男,59 岁。

主因食道癌于 2008 年 6 月 23 日行食管癌根治术(下段 4cm),术后病理检查结果:食管低—中分化鳞癌,侵深基层,周围组织中有癌结节,淋巴结 3/5。CK 14(＋)、CK 20(－)、p53(－)、ESFR(＋＋)。术后放疗 28 次,DT-5040-cry/28f/38d,就诊时进食仍哽咽,进半流食,乏力,二便调。舌紫黯有瘀斑、苔白腻,脉沉细。家属诉患者脾气急躁,饮酒多。

[辨证] 肝气郁滞,气滞血瘀。

[治法] 理气化痰,通阳散结。

[处方] 瓜蒌 10g　薤白 10g　檀香 10g　丝瓜络 9g　陈皮 10g　白术 10g　茯苓 10g　焦三仙各 15g　鸡内金 20g　急性子 9g　赤芍 15g　山慈姑 6g　大枣 20g　半枝莲 15g　14 剂,水煎服,每日 1 剂。并口服华蟾素片、平消胶囊。

14 天后再诊,诉进食哽噎明显好转,能进普通饮食。

[按] 精神因素是食管癌发病的另一重要原因。张代钊教授认为,性情急躁、肝气不疏也是食管癌的原因之一。《素问·通评虚实论》指出:"膈塞闭绝,上下不通,则暴忧之病也。"此外,张代钊教授发现,有酗酒史的人容易患食管癌,《医碥》中也说:"酒家多噎膈,饮热酒者尤多,以热伤津、咽管干涩,食不得入也。"经研究发现,喝酒与食管癌高发有

确切的关系,部分中国人缺乏代谢酒精的醇醛代谢酶,因此,体内对酒精代谢过程产生的致癌性中间产物——乙醛代谢能力降低,大量饮酒导致乙醛蓄积,使患食管癌的风险上升。针对此案例,张代钊教授认为,患者平素脾气急躁是主要原因,肝气郁滞,气滞血瘀,肝火上炎,灼伤津液,凝结成痰,痰瘀互结而成噎膈,大量饮酒是直接原因。给予瓜蒌薤白半夏汤通阳散结,下气化痰,并用急性子、赤芍、山慈姑活血化瘀,软坚散结。

### 2. 肺癌(一)

赵某,男,64岁。因刺激性干咳,伴消瘦来诊。

患者1996年初出现刺激性干咳,伴消瘦。1996年5月咳痰带血2次,X线胸片检查发现左上肺阴影,遂来中日友好医院就诊。经胸部X线片、CT片、纤维支气管镜并活检等,确诊"左上肺鳞癌,伴左肺门、纵隔淋巴结转移,降主动脉受侵,纵隔左移。左上肺阻塞性肺炎,左侧胸腔积液"。骨扫描怀疑有肋骨、胸椎骨转移。CEA 11.4μg/ml,为肺癌Ⅳ期。

1996年6月始全身化疗加中药治疗,药用VP-16,IFO,CTX一疗程,之后左上肺及纵隔部位放射治疗DT60Gy,总疗效达MR(好转)。1996年12月出现头痛头晕,下肢酸软无力,左侧活动稍不利,脑CT示:多发性脑转移。行全脑照射DT50Gy,肿物缩小,症状减轻。后又行化疗5-Fu,THP,刚完成一周期,因白细胞下降,患者体质减弱而未完成化疗。

自1997年4月始一直服张教授开的中药。患者首诊时症见咳嗽,咯少量白黏痰,时夹黄痰,偶有头部不适,纳食不香,二便尚可,动甚气短,面色萎黄,舌淡胖有齿痕,苔薄黄,脉沉细。

[辨证]气阴两虚,痰浊壅盛,瘀毒内阻。

[治法]益气养阴,健脾化痰,解毒化瘀。

[处方]沙参15g　麦冬9g　五味子9g　陈皮9g　贝母9g　瓜蒌20g　薏米30g　神曲15　山楂15g　百合20g　鳖甲15g　赤芍9g　龙葵20g　草河车10g　半枝莲30g　鱼腥草20g　水煎服,每日1剂,并加服平肺口服液。

以后随症加减,胸闷气短明显,加生黄芪30g,薤白9g、冬虫夏草2g(单煎);痰中带血丝,加仙鹤草30g,茅根20g;肿物略有增大,加用海藻15g、山慈姑20g、莪术9g;伴有胸水龙葵加至30g,加车前子20g、车前草20g、泽泻15g、猪苓20g;头痛明显,加川芎9g,葛根30g、天麻9g等。并同时服用加味慈桃丸等。

持续中药治疗已1年余,患者诸症逐渐减轻或好转,肺、胸部、脑部肿瘤略有增大,但一般状况好,饮食、二便及睡眠正常,精神佳,面色红润,卡氏评分80分,生存质量较高。该晚期肺癌患者自中西医结合治疗已生存3年,且生活质量较好。

[按]肺癌属中医学中"肺积"范畴,是一种正虚邪实之证。虚以气阴两虚多见,实邪多气滞血瘀、痰凝、毒聚。方中沙参、麦冬、五味子、百合养阴润肺;生黄芪、冬虫夏草、薏米益气固本;瓜蒌、薤白、陈皮宽胸理气;贝母、海藻、鳖甲化痰散结;龙葵、草河车、半枝莲、鱼腥草清热解毒;赤芍、莪术、山慈姑化瘀散结;神曲、山楂和胃消食。本方可补虚扶正,祛邪消积,标本兼顾。

肺鳞癌对化疗不敏感,对放疗中度敏感,故虽已用放化疗,仍出现脑转移,且第二疗程化疗时毒副反应大。停止化疗而改用中药治疗,血象恢复,体质好转,病情稳定,且久服中药未见明显毒副反应。

一般原发性肺癌1年生存率约为20%左右,5年为10%,晚期肺癌生存率更低,Ⅳ期者中位生存期仅6个月。本例患者已不能耐受放化疗,经中医辨证施治后,生活近3年,说明中药扶正祛邪确实能调理机体一般状况,增强免疫功能,从而提高带癌生存质量和生存期。

### 3. 肺癌(二)

列某,男,70岁。主因咳嗽,发热就诊。

患者自1983年初右上肺反复发作炎症,多次抗炎治疗,病情时好时坏,持续低热。1984年3月又发高热合并右上胸痛,咳嗽吐痰,痰中带血,X线胸片"右上肺不张,右上肺肺门肿物,肺癌可能性大"。行支气管镜检查示"右肺上叶开口处中分化鳞癌"。

患者患慢性支气管炎、肺气肿27年,高血压10年,年迈体弱,动则气喘,拒绝西医治疗,求治于中医。胸憋气喘,咳嗽痰中带血,咽干喉

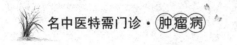

燥,五心烦热,盗汗自汗,舌红少苔,脉细数。

[辨证]肺肾阴虚,虚火上炎。

[治法]益气养阴、润燥化痰。

[处方]百合固金汤加鱼腥草、仙鹤草。

病情缓解后用补肺丸,巩固疗效,另加养阴清肺膏,一旦继发感染时加芦茅根、双花、白花蛇舌草。病情一直稳定,慢性气管炎也有明显好转,患者生活自理,还可以到处游山玩水,访亲问友,直至1988年5月又出现发热,咳血窒息而死,未发现远处转移。

[按]患者年迈体弱,素有慢性支气管炎、肺气肿、高血压,肺功能差,即使患者愿意接受手术,恐怕也难耐受,放、化疗之毒副反应定会使患者体质更加下降,而用中药扶正抗癌治疗是一条抗癌保体之路。该患者反复出现右上肺炎症,因有慢支、肺气肿,肿瘤被忽视,直至出现胸痛,胸片出现肺门增大,才考虑肺癌。值得引起注意,凡是位置固定,长期反复发作的炎症要警惕癌症的存在。本例患者年迈,肺肾两虚,肺主气,贯百脉而通他脏,肺气不足,气无所主,肾阴亏虚,虚火上炎,阴不敛阳,气不摄纳,而见喘咳之症。在治疗中不仅选用了百合固金汤,还加用补肺汤,用参芪补肺益气,熟地、五味子滋补肾阴,以阴敛阳,纳气归肾,桑白皮、紫菀泻伏火而下气消痰,尤适用于治疗老年肺癌。

### 4. 肺癌(三)

周某,男,65岁。主因发现右下肺肿物就诊。

患者体检时发现右下肺肿物,抗结核治疗两月余无效。于1996年8月收入我院外科,行右下肺叶切除术。术中见右下肺叶背段肿物约3cm×3cm,右上叶散在粟粒样结节,病理报告:"肺泡细胞癌,乳头状腺癌"。术后即开始中药治疗。

第一阶段:术后3天,体虚乏力,咳嗽明显,痰多呈泡沫状,色白,自汗盗汗,食欲不振,进食少,睡眠差,苔黄腻,脉沉细。

[辨证]气血亏虚,痰瘀阻肺。

[治法]补气养肺,化痰理气,兼清热解毒。

[处方]沙参20g　麦冬9g　五味子9g　枇杷叶10g　川贝母12g
百合20g　杏仁12g　薏苡仁30g　神曲15g　鳖甲15g　龙葵20g

半枝莲 30g 水煎服,每日 1 剂。

配中成药平肺口服液。体虚时加黄芪、西洋参、冬虫夏草;咳甚再加桔梗、百部、紫菀;痰多加瓜蒌、制南星;纳差加炒麦芽、焦山楂、鸡内金;睡眠不佳加枣仁、远志等。直至诸症明显减轻或消失。

第二阶段:术后 1 个月,身体基本恢复,开始术后化疗,药用 VDS,MMC,DDP 等。患者觉气短,尤底气不足,动则明显,周身乏力,纳差食少,恶心,时有呕吐,大便干,睡眠不佳。舌黯,苔黄,脉细数。治疗宜减轻化疗毒副反应。治拟补气养阴、健脾和胃,滋补肝肾。处方:生黄芪 40g,沙参 20g,百合 20g,贝母 15g,炒陈皮 9g,白术 9g,茯苓 9g,薏苡仁 30g,竹茹 15g,黄连 3g,鸡内金 9g,焦三仙各 9g,女贞子 15g,鸡血藤 30g,黄精 20g,瓜蒌 30g。另予冬虫夏草 3g、西洋参 3g,煎服每日频饮。中药配合使化疗顺利完成,血象基本正常。

第三阶段:术后化疗后,患者总觉底气不足,动甚气短,偶有咳嗽,自汗,睡眠差,饮食二便尚可,舌略黯,苔薄黄,脉细。属瘀毒未清,肺气不足,气阴两虚,脾虚痰盛。治拟补肺养阴,化痰健脾,解毒化痰。处方:沙参 29g,百合 20g,贝母 20g,鸡血藤 30g,炒陈皮 9g,山慈姑 15g,莪术 9g,龙葵 15g,鳖甲 15g,半枝莲 30g,草河车 20g,赤芍 15g,女贞子 15g,枸杞子 15g,酸枣仁 30g,冬虫夏草 2g(单煎)。

配合中成药白蛇六味口服液、抗瘤解毒胶囊等,长期服用,同时嘱患者练气功,生活规律,饮食有节,加强营养,忌食发物,心情舒畅,劳逸结合。患者至今一直健康如常人,病情稳定,无复发转移征象,生活质量好。

[按]①肺癌的发病率及死亡率目前呈上升趋势,且发现时大多为中晚期,预后较差。采用中西医结合治疗肺癌,可取补中西医之长短,进一步提高疗效。本例患者为Ⅲ期晚期肺癌,行根治手术后服中药,又配合化疗,中西药结合。②手术后加中药,以补气养肺,即气阴双补为主,并化痰理气,健脾和胃,兼以解毒,以生脉饮合百合固金汤加减。化疗加中药,根据其所表现的化疗毒副反应,主要治疗原则为补气养血、健脾和胃、滋补肝肾,酌加降逆止吐药等。保证化疗的顺利完成。③肺癌属中医之"肺积"范畴,是一种正虚邪实之证,正虚多为气阴两虚,邪

实多见瘀毒内阻,痰凝气滞,故治法拟补益肺气、养阴润肺来扶正补虚,以豁痰散结、解毒清热、化痰理气来祛邪消积,同时注意保护胃气,健脾和胃。长期服用,标本兼顾,祛邪不伤正,补虚不留邪,使病情稳定,患者生活质量好,长期生存。

### 5. 老年中晚期恶性肿瘤(一)

患者,女,73岁。主因腹痛,大便带血、里急后重,周身乏力,消瘦。于1995年10月12日初诊。

患者于1994年12月因腹痛,大便带血、里急后重,周身乏力,消瘦就医,反复对症治疗无效。1995年8月在某医院经钡餐造影及内窥镜检查,发现直肠距齿状线8cm处有一直径约4cm的肿物,活检病理确诊为"直肠腺癌"。同时腹部CT示"右肝内多发占位"。诊断为"肝转移性恶性肿瘤"。刻下症:面色苍白,消瘦,乏力,口干,喜热饮,四肢不温,纳差,肝区隐痛,大便稀,舌淡红,苔薄白,脉沉细。查血红蛋白8g/L。

[辨证]气血亏损,脾虚湿盛。

[治法]益气养血,健脾祛湿。

[处方]参苓白术散加减。

红参5g(另煎) 白术9g 茯苓15g 麸炒薏苡仁30g(包) 陈皮9g 白芍20g 当归9g 砂仁5g(碎,后下) 乌药15g 枸杞子9g 菟丝子9g 桔梗9g 14剂,水煎服,每日1剂。

11月14日复诊:患者便溏明显减轻,纳差缓解,余症同前。为减轻陈皮之燥,上方去陈皮,加生地黄12g、玉竹12g,继服14剂。并嘱其以雪梨、藕节、马蹄、生山楂、罗汉果(剂量比例不限),加水煎煮约2000ml,代水饮。

12月14日三诊:患者口干明显缓解,舌红转变为淡红。血红蛋白升至10g/L。患者对化疗的恐惧心理也明显减轻,于同年12月在某医院完成全部6个周期的化疗,化疗期间继服中药。

[按]张代钊教授提出的"扶正",即扶助正气,"培本"即培植本元。就脏器上而言,即是对脾和肾功能的健和补,两者又以后天脾的功能调理和恢复更为重要。脾肾亏虚有其共性,即二者皆为阳虚,只是程度有

所不同。临床症状所见四肢或周身乏力、大便稀等,反映出脾气虚弱、脾失健运的特点,故治疗上应健脾利湿为主,以四君子汤、六君子汤、参苓白术散为基本方。肾虚以肾阴不足多见或伴阴虚火旺之证,表现为腰膝酸软、腰背疼痛、舌红口干、多梦扰眠等,故治宜滋阴补肾、生津降火。方以增液汤加枸杞子、菟丝子、女贞子为主。张教授所创制的健脾益肾颗粒,其组方也以健脾气、益肾阴为特点。本案用药特点是张教授临证使用扶正培本原则的典型反映。

**6. 老年中晚期恶性肿瘤(二)**

患者,男,73 岁。主因出现刺激性干咳,痰中带血丝,气短。于 2010 年 1 月 14 日初诊。

2009 年 5 月末,患者无明显诱因出现刺激性干咳,痰中偶带血丝,因吸烟 40 余年而患慢性支气管炎,自认为与抽烟相关,未引起重视。同年 8 月,痰中血量增加,气短明显加重,遂赴某肿瘤医院诊治。胸部 CT 示:右肺门处有一约 4cm×5cm 肿物,对侧淋巴结增大。支气管病理活检示:低分化鳞状细胞癌。由于失去手术机会,于 8 月中旬至 12 月在该院行以三代铂类为基础的化疗,病情部分缓解。刻下症:汗多,梦多,食欲可,二便调,间断痰中血丝,舌淡,苔薄白,脉沉细。查:白细胞 $2.5×10^9$/L,血红蛋白 8.1g/L。

[辨证]气血双亏,虚热扰神。

[治法]补益气血、敛阴安神。

[处方]十全大补汤加减。

党参15g 川芎12g 熟地黄12g 茯苓12g 白术12g 甘草9g 黄芪15g 当归12g 白芍9g 生牡蛎15g(先煎) 生龙骨15g(先煎) 14 剂,每日 1 剂,水煎服,早、晚各 1 次,空腹服用,每次剂量 200ml。

2 月 18 日复诊:出汗明显减少,但仍梦多。查:白细胞 $3.1×10^9$/L,血红蛋白 8.3g/L。上方去甘草、白芍,以减轻甘敛之性,加鹿角胶 9g、锁阳 12g,以增温补肾阳之力。继服 14 剂。

3 月 23 日三诊:精神明显好转。实验室检查:白细胞 $5.2×10^9$/L,血红蛋白 10.3g/L。守上方继服 14 剂,并兼服健脾益肾冲剂,与汤剂同服。

[按] 本案用药始终并无所谓抗癌之品,如半枝莲、白花蛇舌草等,而是通过调整整体机能,以控制或消灭剩余的肿物。张教授诊治老年中晚期肿瘤的病案中常可见到整方皆为健脾益肾或补气养血或调和脾胃之法,而未见一味清热解毒所谓抗癌之品。张教授认为,体虚邪实是老年中晚期肿瘤证候的特点。老年患者当病情发展到中晚期以后,肿瘤增大或远处转移,临床表现为体质虚弱、颜面萎黄、进食不香、睡眠不实、二便不调,或长期高热不退、胸水、腹水、胸腹疼痛、四肢骨节酸痛,或出现咳嗽、咯血、胸闷、气短、便血、贫血等症。此时减轻症状、减少痛苦、提高生存质量和延长生存期是治疗的主要目的。再者,该类患者的体质在此时往往不能承受化疗药物的细胞毒作用,而中药的细胞毒作用又远不及化疗,使用类似清热解毒之品反而导致脾寒胃伤。因此,治疗上可单纯利用中药扶正达到调整人体阴阳平衡、气机通畅、人瘤共存的疗效,从而间接达到清热解毒控制肿瘤发展的目的,也只有通过此法才能最大限度地减少药物对人体带来的不利影响。

### 7. 老年中晚期恶性肿瘤(三)

患者,男,75 岁。主因膀胱癌术后。于 2009 年 8 月 13 日初诊。

2008 年 12 月,患者在某医院泌尿科诊为膀胱癌,经内窥镜激光切除后,每月进行膀胱内化疗灌注。期间,患者每天坚持游泳,做郭林快气功,上、下午各 2 小时。自述活动后常有筋疲力尽的感觉,尤其是回家后躺倒床上不愿再起,且心情常常沉重,但仍坚持上述活动。刻下症:双侧胁肋隐痛,易烦躁,口苦,口干,痰黄,舌红,苔薄黄,脉弦缓。

[辨证] 肝郁不舒,胆热津伤。

[治法] 和解少阳,清利胆热。

[处方] 小柴胡汤加减。

醋柴胡 15g　黄芩 12g　生姜 9g　清半夏 12g(先煎)　炙甘草 12g　党参 12g　黄连 6g　枳壳 9g　14 剂,每日 1 剂,水煎服,早、晚各 1 次。

并嘱:运动锻炼不应以时间为准,应以活动后不觉疲乏为度。运动类型也应以轻松、平缓为适宜,如太极功、平地慢走等,不宜选取爬山、游泳等消耗体力较大的活动方式。

9月24日复诊:诉按医嘱已改为郭林慢气功和平地走,并停止游泳。自觉精神较前好转,紧张感消失,夜间睡眠改善。

### 8. 中西医结合治疗放化疗毒副反应(一)

张某,男,58岁。主因肺癌术后就诊。

患者因咳嗽多年于1988年2月赴北京通县结核病研究所行X线检查,诊断为左上肺癌,随即在该医院行切除手术,术后病理诊断为左上肺癌。化疗方案:丝裂霉素(MMC)4mg,环磷酰胺(CTX)100mg,长春新碱(VCR)1mg。至第3周,白细胞数量由$10.5×10^9$/L下降至$5.4×10^9$/L,症见常出虚汗、脱发、厌食,静脉输注冻干血浆后继行化疗。第4周后,患者身体极度虚弱,眼圈黑陷,虚汗如浴,厌闻饭菜味,全身乏力,痰中带血,白细胞下降至$4.4×10^9$/L,在每两天输入1次氨基酸(500ml)、血浆(200ml)的情况下完成了第5周化疗。此时,上述症状加重,体重减轻6kg,因身体情况停止化疗。于1988年5月出院,回家休养。

1988年6月来我科求治。当时一般情况可,左胸背痛甚,左上肢活动不灵,咳嗽痰多,纳少,二便正常。舌红苔薄,脉沉细。

[辨证]气阴亏虚,夹湿夹痰。

[治法]益气健脾,宣肺止咳,抗癌止痛。

[处方]炙黄芪50g 炙党参20g 橘皮6g 杏仁12g 川贝12g 白术12g 茯苓12g 丝瓜络9g 鸡内金15g 菟丝子9g 罂粟壳6g 半枝莲30g 水煎服,每日1剂,分2次服用。

并服用加味西黄胶囊,嘱其晨起练气功。后以上方为基本方加减化裁,痰多时加清半夏10g,南星9g,寐差时加酸枣仁20g。

患者于1988年11月行第2疗程化疗,为配合化疗及减轻毒副作用,上方中加入补肾养血之品:女贞子15g,枸杞子15g,鸡血藤0g,配服扶正解毒冲剂。该患者在既未输血浆又未输氨基酸的情况下顺利通过为期6周的第2疗程化疗[药用总量:5-氟尿嘧啶2.4g,长春新碱(VCR)6mg,环磷酰胺(CTX)4.8g],白细胞一直保持早$4.8×10^9$/L~$8.4×10^9$/L,食欲一直较好,基本没有出虚汗现象,体重一直维持在 55kg 左右。目前患者一般情况好,纳寐正常,大便不成形,小便正常,劳累后气短,偶有虚汗,坚持练气功,偶上班。1989 年 1 月复查脑、胸 CT 及腹部 B 超示未发现异常及复发。

[按] 本案属中医辨证论治减轻化疗毒副作用的成功病例之一。患者术后体虚给化疗带来了困难,在输氨基酸、血浆等营养液的条件下仍不能完成 1 疗程化疗,且病情逐渐加重,以致不得不终止化疗。根据患者脾肾气血虚弱、肝肾亏损等症状投以益气养阴、健脾和胃、滋补肝肾之品,充先后天之本而抑咳嗽咯痰之标,为基本法则。嘱其练气功以辅助治疗,使身体得以强壮,正气得以扶植。至第 2 疗程时针对化疗药物之弊及患者身体情况,予养血补肾,辅以扶正解毒冲剂,使患者在没有输氨基酸及血浆的情况下顺利完成化疗,疗效明显。由此可以看出,中医药辅助化疗是可以提高肿瘤治疗效果的有效途径。

### 9. 中西医结合治疗放化疗毒副反应(二)

甄某,女,48 岁。主因剧咳不止、干咳痰少、痰色黄就诊。

患者于 1977 年 8 月发现右乳房上方肿物,约 2cm×3cm 大小,疑为乳腺癌,于同年 9 月初赴某医院就诊。9 月 21 日,在该医院行右乳腺癌根治术,术后病理诊断为右乳腺腺癌,并有右腋下淋巴结 5/8 转移。术后 18 天在该院行放射治疗,于右锁骨处照射 4000cGy,胸骨处照射 4000cGy,右腋下照射 5800cGy,此后进行了 4 个疗程的化疗(噻替哌等,剂量不详),于 1981 年 1 月 9 日结束。1981 年 1 月 12 日,患者无意中发现右胸骨旁第 3、第 4 肋间有 1 个直径 0.5cm 的结节,经病理诊断为乳腺癌局部复发。1 月 20 日又发现右锁骨上有一蚕豆大小之淋巴结,质硬,不活动,故于 1 月 28 日开始在该院行第 2 疗程放疗,于右锁骨上照射 6000cGy,胸骨处照射 5500cGy,胸骨旁两肺各照射 4000cGy,3 月 17 日结束。患者自 3 月中旬放疗结束后即开始出现剧烈咳嗽,干咳痰少,气短胸闷,至 5 月初咳嗽加剧,痰少色黄,低热,当即赴该医院行胸部 X 线检查,诊断为放射性肺炎,以右侧为重。给予青霉素、红霉素等抗生素治疗,诸症未减,经该院放射科医师介绍,于 5 月 25 日转来我院。

3 月 25 日初诊:患者剧咳不止,干咳痰少,痰色黄,上楼时气喘胸闷,心慌气短,发热(体温 38~38.5℃),右胸痛,口干,多汗,纳差,舌燥苔黄微腻,脉象细数。

[辨证]气阴两虚,痰热蕴肺。

[治法]清热解毒,养阴清肺,兼顾脾胃,佐以活血化瘀止痛。

[处方]金银花 30g  黄连 6g  沙参 30g  天冬 20g  芦根 30g  枇杷叶 30g  橘皮 10g  百合 12g  苡仁 30g  焦三仙各 9g  生甘草 6g  三七粉 3g(分冲)  水煎服,每日 1 剂,分 2 次服。

6月8日二诊:热退、剧咳、气短、胸闷明显减轻,食欲渐有好转,唯大便稍干,苔薄黄、脉细数。处方:原方加全瓜蒌 30g,继服 14 剂。另服养阴清肺膏,每日早晚各 1 匙,共服 0.5kg。

6月22日至7月22日,继续复诊两次,以上病情进一步减轻。患者于7月下旬在某医院行肺部 X 线检查,放射性肺炎已基本消失。

[按]随着我国常见恶性肿瘤发病率的日益上升,开展胸部放射治疗的机会越来越多,因此,放射性肺炎及放射性肺纤维化的发生几率亦在增加。近年来,对一些肿瘤放化疗并用的综合疗法使肺部损伤的机会更多。据报道,争光霉素、自力霉素和长春新碱等化疗药物与胸部放射治疗配合应用时,即使是小剂量的放疗亦可引起严重的放射性肺损伤,甚或造成患者死亡。因此,认真掌握好放疗的总剂量、疗程、放射野的大小及放射线的种类是极其重要的。在胸部放疗时还应根据患者的体质、年龄和肿瘤的类型等采取不同的方案,即所谓的"同病异治",尽可能使肺部的放射性损伤发生率有所减轻。

放射性肺炎是胸部放疗中一种不易控制的并发症。近年来,西医常用的抗生素、激素、抗凝血及抗组胺等治疗多停留在探索和实验阶段。根据本病的病因病机以及出现的主要证候(如放射线所造成的火毒内蕴、日久损伤肺阴、脾胃失调、气血凝滞,最后造成肺纤维化等),清热解毒、养阴清肺、健脾和胃、活血化瘀四大治疗法则行之有效,且以预防治疗(即在放疗开始之前 1~2 日就开始服用中药,一直到放疗结束)的效果最好。如患者出现放射性肺损伤后再服用中药,则其疗效一般较差。

### 10.中西医结合治疗放化疗毒副反应(三)

杨某,男,1937年11月出生。主因肺癌术后就诊。

患者1985年3月感胸闷,在当地透视发现左上肺有一球形阴影,建议进一步检查,患者因工作忙未加注意。胸闷逐渐加重,伴咳嗽、血痰,1985年8月1日在当地拍胸片,显示左上肺有一球形肿物,怀疑为"左上肺癌"。患者于1985年8月13日收入我院胸外科,8月24日行左肺上叶切除术,术中见肿物位于左上肺叶尖后段根部,大小约5cm×5cm×4cm,术后病理诊断为"中分化鳞状细胞癌,肺门淋巴结转移(3/3)"。术后转中医肿瘤科,患者表现为咳嗽、咳痰,气短乏力,舌黯淡苔白,脉细弱无力。

[辨证]肺气虚损,痰热内阻。

[治法]益气活血,清热化痰。

[处方]生黄芪30g　赤芍10g　杭芍20g　郁金10g　陈皮10g　鱼腥草15g　金银花30g　连翘20g　枸杞子10g　水煎服,每日1剂。

用药后患者左胸痛逐渐缓解,仍咳嗽,中药加蒲公英20g、半枝莲30g,并加用青霉素。张代钊主任看过患者后,指示用千金苇茎汤清热解毒排痰:芦根20g,桃仁12g,冬瓜仁12g,薏苡仁20g,桔梗6g,银花30g,鱼腥草12g,蒲公英20g,生黄芪30g,鸡血藤3g,半枝莲30g,良姜10g,症状逐渐减轻。自1985年10月21日至11月19日行左胸部放疗,DT 4000cGy,放疗中出现恶心、纳差、咳嗽、胸痛、痰多色黄。证属脾虚失运,痰热壅肺,治以攻补兼施,健脾开胃,清热化痰。薏苡仁20g,姜半夏10g,陈皮10g,炒山楂12g,芦根20g,茅根20g,冬瓜仁10g,天花粉20g,天竺黄12g,白屈菜30g,焦六曲15g,咳嗽及胸痛逐渐减轻。放疗10次时患者出现咽下疼痛,考虑为放射性食管炎,予白及粉3g调成糊状,每日2次服用,疼痛明显缓解。放疗后患者出现左胸胁疼痛,伴口苦、咳嗽痰多,以疏肝理气止痛之法治之效不佳,改健脾利湿,以祛痰之源,方拟四君子汤及二陈汤加减:太子参30g,黄精10g,茯苓30g,炙甘草10g,法半夏10g,陈皮10g,郁金10g,川朴10g,焦三仙各10g,白屈菜30g,白英30g,服药7剂后咳嗽咯痰明显减轻,胸痛亦减。患者放疗结束后休息4周,自1985年12月17日至1986年1月

20 日行化疗，药用 CTX 400mg、MTX 20mg、阿克拉霉素 30mg，4 周
1 次，共用 3 次。化疗药引起胃肠道反应，属脾胃失和、升降失职，化疗
前 3 天开始服中药，以调理脾胃、降逆止呕为主：陈皮 15g，竹茹 10g，姜
半夏 10g，西洋参 3g（单煎），佩兰 10g，茯苓 20g，草豆蔻 10g，薏苡仁
20g，元胡 6g，焦六曲 30g，同时口服胃复安及维生素 C，患者消化道副
反应Ⅰ级。白细胞保持在 $4.0×10^9$/L 以上，血小板在 $100×10^9$/L 以
上，顺利完成化疗。

1986 年 5～6 月行第 2 疗程化疗，MMC 24mg，CTX 4.8g，
MTX 120mg；1986 年 10～12 月行第 3 疗程化疗，5-Fu 4g；CTX 3.2g，
VCR 4mg；1987 年 5～6 月行第 4 疗程化疗，5-Fu 5g，MMC 20mg，
MTX 100mg；1987 年 12 月到 1988 年 1 月行第 5 疗程化疗，
VCR 4mg，CTX 2.4g，MMC 16mg。以上诸次化疗均采用每周 1～
2 次，连用 4～6 周的方案。化疗期间服用减轻化疗副反应的中药及科
内监制的"扶正解毒冲剂"。化疗间歇期服用西黄丸。

1998 年 7 月患者术后已近 3 年，复查未见复发转移迹象，血象偏
低，未行化疗。1989 年 4 月再次复查，因血象低化疗进行两周，用
5-Fu，MMC 后暂停。1990 年 11 月再次复查，患者出现右下肢疼痛，经
查全身骨扫描，拍 X 线片排除骨转移。

患者正常工作，1998 年 2 月来我院复查，未见复发转移，已生活 12
年半。

［按］此例患者为中分化鳞癌，已有肺门淋巴结转移，为中期。对
患者采取了综合治疗，术后首先放疗意在控制肺门及手术区域残留病
灶；术后反复化疗 10 个周期 5 个疗程，为避免产生耐药性，化疗方案每
两周期更换一次，起到了有效杀伤癌细胞的作用。中医认为是化疗药
物致使机体气血损伤、脾胃失调、肝肾亏损，因此防治化疗副反应的治
疗原则以扶正培本为主，如补气养血、健脾和胃、滋补肝肾等。在具体
应用时，应根据化疗副反应出现的规律性，分期用药，化疗前、中、后各
期在上述治法上有所侧重，用药亦有所不同。此患者术后体质差，自觉
症状多，充分利用了中药，认真辨证分析，解决了患者胸痛、咳痰、乏力
等症状；化疗间期服用抗肿瘤的中成药，以巩固化疗药效果，并提高免

疫功能。

### 11. 中西医结合治疗放化疗毒副反应（四）

赵某，男，1943年8月生。主因腹痛伴呕吐，无排气排便就诊。

患者自1984年4月开始出现无诱因右下腹痛，疼痛持续时间逐渐延长，发作次数增加，5月出现腹痛伴呕吐，无排气排便，到首都医院就诊，诊为"肠梗阻"，保守治疗无效，于1984年6月在北大医院行剖腹探查术，术中发现回盲部肿物，改行右半结肠切除术，术后病理"回盲部中分化腺癌，浸润全层，淋巴结可见肿瘤细胞转移5/18，上、下切缘未见肿瘤细胞浸润。"术后3个月患者接受首次化疗，MFV方案2周期，1985年4月收入我科行第2疗程化疗，查体于右锁骨上区触及一1.cm×0.5cm淋巴结，左锁骨上区可及一直径0.5cm淋巴结，质硬，边界清，表面光滑，可疑淋巴结转移。患者诉双指尖麻木，考虑为第1疗程化疗后VCR副反应。为增强患者体质，化疗前采用中药治疗。

[辨证] 气血两亏，脾虚痰阻。

[治法] 平补气血，健脾和胃为主，兼以活血通络。

[处方] 太子参10g　怀山药15g　茯苓10g　炙甘草6g　川芎6g　当归10g　白芍10g　生地10g　水煎服，每日1剂。

化疗开始后又加清半夏10g，竹茹6g降逆止呕，患者只出现轻度恶心，未呕吐，副反应Ⅰ级，血象始终保持在正常范围，顺利完成6周期化疗。颈部淋巴结变软、变小、活动。此后患者又分别于1986年9～11月化疗2周期，5-Fu 6g，MMC 20mg，VCR 6mg。1987年5～6月化疗2周期，ADM 80mg，5-Fu 5g，MMC 12mg。1988年5月入院复查，口服Me-CCNU 200mg。化疗间歇期患者长期服中药，多以益气健脾、软坚散结为法：黄芪30g，黄精30g，茯苓15g，薏苡仁20g，陈皮10g，鸡内金12g，半枝莲30g，白花蛇舌草30g。1991年4月入院复查，$T_4/T_8$ 0.46，用干扰素1疗程。1993年3月又用干扰素1疗程，复查$T_4/T_8$ 0.67。患者可正常工作，长期服用抗瘤消炎丸（加味碱丸）。1997年2月和9月两次行全面复查，均未发现复发转移迹象，患者精神体力均好，正常工作，已存活14年。

[按] 该患者手术时病情并非早期，术后家属不愿将病情告知患

者,一直至术后3个月患者才得知详细病情,进行了第1疗程化疗,并按期进行了6周期3个疗程的化疗。该患者之所以能长期存活,在于患者本人有良好的精神状态,当得知病情后,患者没有悲观失望,而是采取积极治疗的态度。该患者为一高级知识分子,多方找医学专家咨询,最终选择了中西医结合抗癌的方法。同时为提高身体素质,患者每天练气功,调整生活节律,既充分休息,又不无所事事,心情开朗,不沉浸于悲伤之中。应用中医药防治化疗毒副反应,应分期用药。化疗前以预防为主,未病先防,宜补气健脾、滋补肝肾,以扶正培本,增强体质,提高机体对化疗的耐受性,预防或减轻化疗毒副反应的发生,使每次化疗都能顺利完成。长期服用中药又使患者能很快从化疗的打击后恢复过来,在化疗间期又依靠中药抗癌扶正。治疗后期又应用了干扰素,提高免疫力,防止肿瘤的复发和转移。

### 12. 中西医结合治疗放化疗毒副反应(五)

王某,男,1955年10月出生。

患者于1986年10月发现右侧睾丸稍硬,无其他不适,未予重视。1987年7月始感睾丸肿胀、疼痛,右侧睾丸肿大约4cm×7cm,质地较硬,到北京医科大学第三附属医院就诊,考虑为睾丸肿瘤,同年9月行右侧睾丸切除术,病理示"睾丸胚胎癌"。又于10月19日行腹股沟、腹膜后淋巴结清扫术,未发现淋巴结转移。1987年12月收入我科病房,行化疗1疗程,VP-16 100mg 第1~5天,CTX 600mg 第1,第8天,ADM 30mg 第1天,共3周期。患者出现乏力、食欲不佳,舌黯淡,苔薄黄,脉滑。

〔辨证〕气血亏虚,脾肾阳虚。

〔治法〕益气养血,健脾和胃。

〔处方〕生黄芪30g  鸡血藤30g  姜半夏10g  茯苓15g  白术10g  焦六曲20g  女贞子15g  菟丝子15g

1988年6月患者第2次住入我科,患者出现咳喘,咯血,低热,正侧位胸片示:右肺约第4、第5前肋间可见三四个1~2cm直径、边缘光滑的结节影,左主动脉结外方可见圆形肿块影,两肺纹理重。诊为睾丸癌肺转移。为缓解咳喘、咳血等症,中药以润肺止咳、凉血止血为法:沙参 30g,百合 10g,杏仁 10g,全瓜蒌 20g,仙鹤草 30g,茅根 30g,白及 10g,川贝母 10g,紫菀 10g,郁金 10g,地骨皮 15g,焦三仙各 10g,并口服维生素 $K_4$、安络血等药。为控制病情,及时应用化疗,第 1 周期 PDD 50mg,连用 3 天,CTX 400mg,每周 1 次,连用 2 周,并口服氮芥 50mg,每天 3 次,并同时用干扰素 100 万 U,隔日肌注 1 次。化疗后于 1988 年 9 月 6 日复查胸片:"肺野清晰,未见实质性病变",认为胸片未见转移灶,达 CR。1988 年 11 月患者行第 3 疗程化疗,PDD 30mg,连用 5 天,VCR 6mg,1 次/2 周,CTX 600mg,每周 1 次,PYM 10mg;每周 3 次,共用 2 周期,复查未见肺部肿物复发。1989 年 8～9 月行第 5 疗程化疗,E-ADM 100mg,CTX 3.6g,VCR 6mg,PYM 180mg,多次复查均未见异常,化疗间期服用加味西黄丸、天仙丸。

此后患者未再行化疗,以中药治疗为主,扶正祛邪,防止肿瘤复发,患者精神体力都有所恢复,能胜任轻工作,每年全面复查一次,于 1998 年 4 月仍健康存活,已生存 11 年。

[按]该患者睾丸癌术后发生肺转移,属Ⅳ期,如果治疗不及时或不得当,很快会发生死亡。张教授采用中药配合大剂量化疗,有效地控制了病情,达 CR,然后又连续化疗 6 个周期,未再出现复发,成功地挽救了患者的生命。中药的应用,使大剂量化疗得以进行,为减轻消化道毒副反应,在用 PDD 前 3 天即开始给患者服用以旋复代赭汤加利尿药的中药,减轻呕吐的发生,保护了肾功能。此后又让患者长期服用加味西黄胶囊,巩固了化疗效果。

### 13. 中西医结合治疗放化疗毒副反应(六)

彭某,男,38 岁。主因胃癌术后就诊。

患者有胃病史 15 年,因胃痛加重且无规律,消瘦、黑便等,于 1975 年 12 月行胃大部切除术。病理:胃小弯溃疡型黏液腺癌,大网膜淋巴结转移 2/5。术后体虚,纳差食少,全身无力,体重下降 11kg,月余尚未恢复,且白细胞低下,为 $2.9 \times 10^9$/L,无法行术后化疗。来诊时:面色萎黄,形体消瘦,心慌气短,纳呆食少,疲乏无力,口苦咽干,失眠多梦,舌淡红,苔薄黄,脉沉细。

[辨证]气血不足,脾肾阳虚。

［治法］双补气血，健脾补肾。

［处方］黄芪40g　黄精20g　丹参20g　鸡血藤30g　生地20g
麦冬15g　白术9g　茯苓9g　枇杷叶30g　焦六曲15g　鸡内金15g
女贞子15g　枸杞子15g　菟丝子15g　阿胶珠12g　三七粉3g（分
冲）　半枝莲30g　白花蛇舌草30g　水煎服，每日1剂，分2次服用。

药后1周饮食睡眠好转，服药2周白细胞回升至$4.6×10^9$/L，体重增加2kg。故开始行术后化疗加中药治疗。

化疗3疗程，药用5-Fu，MMC。化疗中服中药：黄芪40g，生地20g，黄精20g，丹参20g，鸡血藤30g，赤芍10g，阿胶珠15g，炒陈皮9g，白术9g，竹茹15g，旋复花9g（包），丁香6g，广木香9g，焦三仙各15g，女贞子15g，旱莲草30g，枸杞子15g等，加减应用，使化疗完成顺利，血象基本维持正常，体重无下降，毒副反应很轻微。

［按］在化疗中常见的毒副反应主要表现为：全身疲乏，四肢无力，消化障碍及白细胞下降、血小板减少等骨髓抑制症候群。因此，在治疗以上这些证候时，必须在辨证论治的基础上，运用中医伏正培本的方药进行辨证分型治疗，其治疗原则主要有三点：即益气养血，调补脾胃及滋补肝肾。古人说："脾胃为后天之本"、"气血生化之源"，调补脾胃就能增强食欲，改善消化障碍和消除全身疲乏、四肢无力等症。肾为先天之本，亦为五脏之根，肾主骨，骨生髓，髓虚（化疗中常有抑制骨髓造血功能的现象），则肾虚，所以滋补脾肾。患者为胃癌，又行胃大部切除术，脾胃功能差，脾胃两虚，致气血不足，摄纳失职，同时瘀毒未尽，故先治以补气养血，健脾和胃。以后配合化疗，治以双补气血，健脾和胃降逆，滋补肝肾，使化疗顺利完成，毒副反应很轻。

### 14. 中西医结合治疗放化疗毒副反应（七）

患者，男性，56岁。2009年1月8日第1次来我院就诊。

患者3个月前咳痰带血，经CT检查发现右肺肺门处有3cm×2.5cm肿物，经气管镜检查，病理诊断"鳞癌"。进行了2个周期化疗、1个疗程放疗，放射剂量60cGy。来诊时放疗结束5天。患者自述1周来干咳剧烈，无痰，夜间加重，影响休息，活动时感觉呼吸困难，口干口渴，喜冷饮，食欲差，入睡困难，大便干燥，2～3d/次。查患者双肺呼吸音稍粗,未闻及干、湿啰音,右下肺呼吸音弱。复查胸CT见右肺门肿物缩小至1.5cm×1cm,沿肺门有索条样放射状影。提示放射性肺炎。血常规:WBC $4.5×10^9$/L,中性粒细胞 $2.0×10^9$/L。舌质红,少苔,无津,脉细数。综合各种资料,张代钊教授判断患者目前合并放射性肺炎。

[辨证]肺胃阴虚,上焦热盛。

[治法]养阴润肺,清热解毒。

[处方]沙参20g 麦冬15g 五味子9g 枇杷叶20g 银花30g 黄芩20g 赤芍10g 鸡血藤30g 鱼腥草15g 山豆根9g 白术9g 茯苓9g 薏米30g 鸡内金20g 瓜蒌20g 焦三仙各15g 枸杞子15g 女贞子15g 生甘草6g

2周后患者第2次来院就诊,咳嗽明显减轻,已不影响睡眠,食欲有所恢复;大便每日1次,仍比较干燥。舌质仍偏红,舌苔薄白,脉细数。张代钊教授认为患者肺热有所减轻,肺燥仍存在,将黄芩减少至10g,银花减至15g,加当归15g,服用14天。患者14d后再复诊,仍有轻度干咳,活动时不再感到胸闷,食欲恢复,大便基本正常。张教授减去银花,加入玉竹20g,又服14剂,症状基本消失。1个月后复查CT肺门索条影明显变淡。

[按]放射性肺炎是胸部肿瘤放疗中最常见的并发症,其发生率达30%～50%,对肺实质的损伤较为严重,最终发展为放射性肺纤维化。放射性肺炎限制了胸部肿瘤放疗的剂量,从而影响了肿瘤局部控制率及放疗后患者的生存质量,某些情况下甚至是引起患者死亡的直接原因。目前国内外治疗放射性肺炎,主要应用较大剂量的肾上腺皮质激素合并抗生素,虽然大剂量激素可暂时缓解症状、抑制肺纤维化的发展,但因其相关的毒副作用,如免疫抑制、诱发二重感染、高血糖、撤药综合征,促使肿瘤复发和转移等限制了糖皮质激素的临床应用。放射性肺炎的主要临床表现有:刺激性、干性咳嗽伴气急,胸痛,心悸,不发热,或低热,合并感染时有高热、大量白痰或黄痰或少量血痰等。此患者症状出现在放疗后5天,属于急性放射性肺炎,没有痰多、发热等症状,应该是单纯放射性肺炎,没有合并感染。张代钊教授认为,从接受

放射治疗的患者出现的症状来看,放射治疗的射线是一种毒热因素,属热毒之邪,放射线在杀伤肿瘤细胞的同时,灼伤正常的肺组织,毒热灼阴,津枯肺燥,渐至肺叶枯萎,所引起的症状符合热盛阴虚的表现。其病机是因为热能化火,灼伤肺络,耗伤肺阴造成阴虚。而肿瘤患者素体正气不足,痰瘀内结,正不胜邪,热毒之邪与痰瘀互结,瘀积成毒,阴虚与热毒是放射治疗毒副反应最主要的表现。而放射性肺炎的临床表现如干咳、气急、喘憋等,在中医学中属"咳嗽"、"喘证"、"肺痿"等范畴,病理特点是本虚标实,以肺气阴两虚为本,兼有痰、热、瘀为标,故中医药治疗重点是养阴与清热解毒两者并重,不可偏废;兼以止咳化痰、活血化瘀等。方中以生脉饮为主方,生脉饮原方中是人参,张代钊教授认为放射性肺炎患者阴虚多于气虚,用沙参更合适。其中沙参为君药、甘润而偏于苦寒,能补肺阴,兼能清肺热,适合阴虚肺燥有热之干咳少痰;《本草从新》"专补肺阴,清肺火,治久咳肺痿";麦冬,养阴润肺,益胃生津,《本草汇言》谓:"清心润肺之药,或肺热肺燥,咳声连发,肺痿叶焦。"并且二药在现代药理研究中都具有提高机体免疫功能的作用,对于放疗后患者免疫功能下降更为适用;五味子酸温,敛肺止汗,生津止渴。三药合用,一补一润一敛,益气养阴,敛肺止咳。张代钊教授认为放射线之热毒是引起放射性肺炎的原因,热毒不去,则病根难除,故治疗放射性肺炎一定加用清肺热的药物,多用银花、黄芩、鱼腥草及山豆根,根据病情的轻重选择药味的多少。银花善散肺经热邪,黄芩主入肺经,善清泻肺火及上焦实热,在清金丸和清肺汤中都是主药,均能清热解毒,驱除放疗之热毒。鱼腥草主入肺经,以清解肺热见长,又具消痈排脓之效,也适用于合并感染出现的痰多。山豆根《本草备要》谓:"泻热解毒,去肺大肠风热",且山豆根有广谱抗菌作用,可用于治疗肺部感染,还有抗癌作用。有研究指出,转化生长因子-β 在肺纤维化中起重要作用,发生肺纤维化时增高,而应用活血化瘀中药时会下降。因此用当归活血化瘀,有使肺纤维化逆转的作用,还有散结消瘤的作用。在二诊时,患者热象已经有所减轻,张代钊教授加入当归活血化瘀,明显缓解纤维化;肿瘤患者经过化疗及放疗后,脾肾常不足,故辅以白术、茯苓、薏米健脾,枸杞子、女贞子益肾,补益先后天之本,助机体抗邪。二诊时,患者舌象反映热象有所减轻，所以减少银花、黄芩用量，以免清热之品过用伤胃。本例的治疗初期养阴清热并用，后期重在养阴活血。如果患者表现为痰多，则可能是合并了肺部感染，这时中医认为是痰热共阻，治疗时张代钊教授常加入化痰的鱼腥草、全瓜蒌、石菖蒲等药物；咳血重者加白及、三七、仙鹤草，或加犀角地黄汤；喘咳重者加杏仁、枇杷、紫菀、款冬花。张代钊教授认为，放射性肺炎是可以预防的，如果自放疗前2～4天开始服用养阴清肺的中药，可以减少放射性肺炎的发生率，比发生放射性肺炎后再用药更好。

## 参 考 文 献

[1] 张代钊.中西医结合治疗放化疗毒副反应[M].北京:人民卫生出版社，2000:78～283

[2] 袁雪莲，王振家，张代钊.张代钊教授治疗肿瘤学术思想介绍[J].新中医，2008,40(1):16～18

[3] 崔慧娟，张培宇.张代钊治疗食管癌经验[J].中医杂志，2011,52(10):821～823

[4] 崔慧娟，张培宇.张代钊治疗肺癌经验[J].中日友好医院学报，2011,25(1):57～58

[5] 张培宇.张代钊治疗老年中晚期恶性肿瘤经验[J].中国中医药信息杂志，2011,(1):86～87

[6] 华宝金，侯炜，鲍艳举.明中医经方时方治肿瘤[M].北京:中国中医药出版社.2008:35～39

[7] 崔慧娟.张代钊中药治疗放射性肺炎1例.中日友好医院学报，2010,24(3):187,190

（段锦龙）

# 特需 **王 沛**

　　王沛，男，河北唐山人。教授，主任医师，博士生导师。王沛教授是我国培养的第一批中医高等人才，1954年至1956年在河北唐山市卫校任教，1962年毕业于北京中医学院中医系，师从多为国内著名中医专家，毕业后留校一直从事医疗、教学、科研工作，形成了自身独特的诊疗理论。王沛教授长期从事中医、肿瘤的临床、教学、科研工作，具有深厚的学术造诣，是国内著名的中医、肿瘤学专家，享受国务院颁发的政府特殊津贴。现任中国中医药学会外科学会理事兼秘书长，北京中医药大学中医系中医外科教研室主任，博士生导师。主要著作有《中医外科学》（高等院校协编教材）、《中医外科学》（成人高考教材）、《中医外科治疗大成》、《医学百科全书—外科分册》、《疖疗证治》、《颈淋巴结结核》、《简明外科手册》等十余部。发表文章数十篇，如被《中国农村医学》特邀撰写中西医结合诊治恶性肿瘤的专题讲座，内容包块肺癌、胃癌、肝癌、食管癌等各系统肿瘤十余讲。科研成果：猪苓多糖伍用化疗治疗恶性肿瘤研究；C1膏系列治疗癌症的研究；消癥止痛糖浆治疗中晚期肝癌的研究等数项。在中医外科领域如肿瘤、疮疡、周围血管病、泌尿、男科、肛肠、乳腺及皮肤病等方面具有很高的学术造诣和独到的临床经验，特别是运用中医外科独特方法诊治中医外科疑难病，尤擅长中医药治疗恶性肿瘤、肝癌、食管癌、胰腺癌、结肠癌等实体瘤，对术后抑制复发和转移、癌性疼痛，减轻放化疗毒性等有独到的研究，是著名中医外科专家，在国内外具有较高的学术地位和影响。

# 一、医论医话

## (一)传舍理论

### 1. 传舍理论的形成

中医对癌转移的认识,可以追溯到《内经》时代,《内经》中不仅认识到肿瘤可以发生传舍(转移),而且对传舍的过程、机制、途径及范围等的认识也达到了一定的深度。

(1)癌瘤传舍的内涵　转移是癌瘤的本质之一。《内经》将转移称做"传舍",传指癌毒的传播、扩散,含有居留之意。中医认为癌瘤的传舍(转移)是一个连续的过程,其中包含 3 个要素:①"传",指癌毒脱离原发部位,发生播散;②"舍",即扩散的癌毒停留于相应的部位,形成转移瘤;③转移瘤也可继续发生"传舍",即所谓"邪气淫溢,不可胜论"。

(2)传舍的发生机制

1)癌毒:癌毒是癌瘤发生和发展的直接原因,也是造成癌瘤转移的内在根本因素。其特性有两个方面:一是易于扩散,发生传舍;一个易于耗散正气,导致正虚不同。早期为癌毒向原发病灶周围的侵袭扩散;进入中期,癌毒沿络脉、经脉流散,在适宜的环境下又会形成转移病灶;癌毒淫溢、更耗正气,双方力量此消彼长,正气固摄能力愈弱,癌毒的传舍趋势愈盛,形成恶性循环,逐渐进入晚期。

2)正虚:恶性肿瘤自始至终表现出一系列的正气为癌毒所耗散的证候,癌毒的发生与发展均本于正虚。随着病情的进展癌毒不断地耗散正气,正虚证候不断加重,导致正气外抗内固癌毒的能力下降,进而发生癌毒的扩散,疾病进展,最终出现多处转移,发生多脏器衰竭,恶病质,此系正气耗竭、阴阳离决之表现。此外,"最虚之处,便是客邪之地",机体某一局部的"最虚",亦是癌毒传舍(传移)的重要条件。

3)气滞血瘀和痰凝:全身和(或)局部的气滞血瘀和痰凝是癌毒扩散和转移的适宜土壤与环境。临床肿瘤患者除去一系列的正虚证候之外,均不同程度地伴有气滞、血瘀、痰凝的证候。癌毒在沿经脉、络脉播散过程中,为诸邪所阻于"最虚"之局部,气血失和,痰瘀毒聚,即可形成转移瘤。

综上所述,癌毒传舍的趋向是造成转移的内在决定因素。全身及局部的阴阳气血之虚,是癌瘤转移的必要条件。气滞、血瘀、气虚血少是外在因素,也是癌瘤转移的重要条件,正如《灵枢·为病始生》所言:"其中于虚邪也,因于天时,与其身形,参以虚实,大病乃成。"

(3)传舍途径　根据《内经》的观点,经络系统是癌毒传舍(转移)的途径,《灵枢·百病始生》云:"虚邪之中人也,留而不去,则传舍于络脉……留而不主,传舍于经……留而不去,传舍于输……留而不去,传舍于肠胃之外,募原之间。留著于脉,稽留而不去,息而成积。或著孙脉,或著络脉,或著经脉,或著输脉,或著于伏冲之脉,或著于膂,或著于肠胃募原,上连于缓筋。邪气淫溢,不可胜论……"癌瘤形成后,癌毒播散,经由孙脉、络脉、经脉、输脉、伏冲之脉,进而侵犯脏腑、组织(胃肠、募原等)。至于癌毒转移的具体规律,要以中医学脏腑、经络理论为指导,结合五行生克乘侮关系来分析,这方面尚需进一步探讨。

**2. 中医对癌瘤传舍的治疗**

(1)整体观念和"治未病"思想　关于恶性肿瘤的传舍,历代文献中并无明确相应的治法,但中医学中天人相应及五脏六腑相关的整体观念和"治未病"的预防思想,对于治疗有指导作用。从根本上讲,癌瘤的传舍(转移)属于疾病传变的范畴,"治未病"思想的主旨即在于"未病先防"、"既病防变"。人体脏腑之间存在生克乘侮的复杂联系。《素问·玉机真脏论》指出"五脏受气于其所生,传之于其所胜;气舍于其所生,死于其所不胜"。一脏有病可以影响到相关的脏腑。防治疾病时必须以整体观念为指导,预先治疗未病的脏腑,既要防止传之于所克之脏,又要防止传之于所侮之脏。正如《金匮要略·脏腑经络先后病脉证第一》所指出的:"夫治未病者,见肝之病,知肝传脾,当先实脾。"杜绝疾病的发展传变,防治癌瘤发生传舍(转移),当以《难经》所言之"补不足,损有余"为原则,结合五行生克乘侮理论,视不同脏腑及其所属之虚实而治。但具体的方法则需在临床实践中进一步探索。

(2)固摄培本解毒法与中医药抗转移　《内经》云:"凡阴阳之要,阳秘乃固"。癌毒毒性猛烈,既耗散正气,又易于扩散,且其性属阴毒,易伤阳气,导致"阳强不能秘",而发生扩散,形成传舍(转移)。《内经》指出:"散者收之","其剽悍者,按而收之",提示应当采用具有收敛、固涩、收摄等作用的药物,以治疗正气(包括气、血、精、津等)有形或无形的消耗、散失及防止癌毒侵袭扩散、转移之证候,此种治法称为固摄法。其作用机制,一方面是通过固摄正气,防止正气的耗散,纠正正虚失固的状态;另一方面是通过固摄癌毒,防止或减少癌毒的扩散与转移,从而杜绝其传舍。在固摄法对正气及癌毒的双重作用下,正气的耗散趋势得到抑制,正气水平得以提升,使之抗癌、固摄癌毒的能力增强,癌毒的扩散转移趋势也同时受到抑制。需要指出的是,防治转移应当是肿瘤治疗总体战略的一部分,不可孤立于综合治疗之外。在应用固摄法的基础上,还需结合扶正培本与祛邪解毒两方面的治法,从而形成固摄培本解毒这一中医肿瘤治疗的基本法则,发挥全面的抗肿瘤、抗转移作用。

现代研究认为,侵袭和转移是由多个步骤组成的复杂过程。癌转移过程可概括如下:原发瘤增殖、肿瘤新生血管生长;侵袭基底膜,侵入血管、淋巴管;在循环系统中存活,形成瘤栓并运行到靶器官;滞留于靶器官并黏附于毛细血管;穿出毛细血管,形成微转移灶;肿瘤新血管生成,转移灶增殖。其相应的治疗对策在于特异性地阻断肿瘤侵袭、转移过程的某个或各个步骤,包括:①阻断肿瘤细胞与基质成分的黏附;②抑制蛋白水解酶分泌或活性;③抑制肿瘤细胞运动能力;④抑制血小板聚集;⑤抑制血管生成;⑥抑制信号传递通路等。通过激活或增强机体免疫系统的拟生物反应调节剂作用,对于肿瘤转移也有一定影响。

## (二)培本固摄解毒

### 1. 癌毒的特性及恶性肿瘤的本质特征

近年来,随着中医肿瘤理论体系地进一步完善和临床实践的深入,癌毒作为一个病因学和病机学概念被提出,并逐渐得到承认。恶性肿瘤区别于一般内、外、妇、儿各种疾病的一个根本特点,是其具有独特的致病因素——癌毒。癌毒是导致恶性肿瘤发生和发展的根本病因之一,既不同于一般的六淫邪气,亦不同于一般的内生五邪及气滞、血瘀、痰凝诸邪,而是由于各种致病因素长期刺激、综合作用而产生的一类特殊毒邪。癌毒既是病理产物,又是肿瘤的直接致病因素。归纳起来,癌毒具有如下特性:①癌毒为"阴毒",其性深伏,为病缠绵。②癌毒为实邪,从整体上讲,恶性肿瘤性疾病是一类全身性疾病,而癌毒及其所致的肿瘤是全身性疾病的局部表现,其本为正虚,其标为邪实。③易于耗散正气,恶性肿瘤自始至终表现为一系列的正气被癌毒所耗散的过程,导致正虚失固。④易于扩散,癌毒一旦产生,即处于恶性肿瘤的初期阶段,此期主要表现为癌毒向原发病灶周围的侵袭扩散;癌毒沿络脉、经脉流散,在适宜的环境下(气滞、血瘀、痰凝内阻于经络)又会发生肿瘤,形成转移病灶,即进入中、晚期。癌毒淫溢流窜,正气耗散,此消彼长,病情日趋深重。癌毒特性中最主要的两个方面即耗散元气与扩散趋势,在不同肿瘤及肿瘤的不同阶段(病程)中有不同程度的体现。换言之,肿瘤病机的本质性特征,一是肿瘤患者自始至终表现正气耗散、正虚失于固摄的过程,一是正气本身具有抗癌、固癌的双重作用。元气具有抗邪的本能,癌毒一旦产生,正气即做出反应,发挥其抗癌能力;正气还具有固摄癌毒,抑制癌毒扩散的作用,这一作用贯穿疾病全程。只有在癌毒的扩散能力超过了正气的固摄能力的情况下,才会发生癌毒扩散,肿瘤转移。从病理上讲,正虚与癌毒又互相联系,互相影响:正虚是导致癌毒产生的病理基础,如《医学汇编》所谓"正气虚则为岩"。同时,正虚失于固摄,又使癌毒更易于扩散,形成转移;癌毒耗散正气,又可以加重正虚。双方力量对比处于动态变化中。疾病初期,正气的抗癌、固癌能力尚强于癌毒的致病力,癌毒深伏,扩散趋势受到一定程度的抑制,临床常无明显症状和体征;随着元气的耗散,正虚进一步加重,癌毒的致病力超过正气的抗病力,疾病进展,出现临床症状和体征。癌毒发生扩散,形成转移,毒势鸱张,正气大虚,即进入中、晚期。

**2. 固摄法的提出及其作用机制**

长期以来中医肿瘤学界的基础与临床研究工作中,癌毒对正气的耗散以及癌毒的扩散、肿瘤的转移问题,一直被忽视甚至被回避。由于受传统外感病学外邪入里,清除外邪,邪去正安的观点影响,特别又受西医学"杀伤"性肿瘤治疗模式所左右,一般认为恶性肿瘤既然是有邪毒存在于体内,即应采取各种被动祛邪抗癌的方法,以杀伤、消灭邪毒,缩小、铲除癌肿为目的。而从临床治疗结果分析,采用杀伤的方式可以使肿瘤消退,但不一定是治愈。例如应用有毒药物或手术切除等虽有可能达到临床治愈,但远期的高复发率以及杀伤(攻邪)治疗的毒副作用对生存率、生存质量的影响,提示我们决不能以为肿瘤既然为癌毒所致,毒邪存在于体内,即单纯依赖祛邪抗癌法治疗。实践证明,杀伤性方式治愈肿瘤首先不可能,其次不可行。此外,这种指导思想是以伐伤正气、损害正常生理功能、破坏机体内环境的动态平衡为代价,其后果是诸多的并发症、后遗症,既增加患者痛苦,又缩短寿命。中医肿瘤治疗丞需反思,治法研究需要有一个思路上的转变,这是提出固摄法的背景和最初的出发点。

必须明确,肿瘤性疾病具有其特殊性,其病程中自始至终表现出"散"与"失固"的矛盾。无论是扶正法还是祛邪法,均不能从根本上解决这一矛盾。如何解决肿瘤"散"这一矛盾呢?《内经》谓"散者收之",提示应针对性地采用收敛、固摄的方法,这是恶性肿瘤的治本之法,王教授称之为"固摄"法。固,有使之牢固、巩固、坚固之意;摄,一方面指收摄、摄纳离散脱失的物质,另一方面有摄护、摄养、节制之意。顾名思义,固摄法是采用具有收敛、固涩、收摄等作用的药物,以治疗正气(包括气、血、精、津等)有形或无形的消耗、散失之证候的治法。

固摄法应用于肿瘤治疗,其作用机制是通过:①固摄正气,防止正气的耗散,纠正正虚失固的状态;②固摄癌毒,防止或减少癌毒的扩散与转移。正气本身具有对癌毒的固摄收束作用,在"正虚"状态下,癌毒的扩散与转移趋势超过了正气的防护约束力,疾病便会进展。在固摄法对正气及癌毒的双重作用下,正气的耗散趋势得到抑制,正气水平得以提升,抗癌、固摄癌毒的能力增强,癌毒的扩散转移趋势同时也受到抑制。此即固摄法的立意所在。

王教授在长期的临床研究中,针对肿瘤转移的难题,提出了创新的思路和用药特点。根据传统"传舍"理论,认为肿瘤转移包括 3 个连续的过程:①"传",指癌毒自原发部位发生播散;②"舍",即扩散的癌毒停留于相应的部位,形成转移瘤;③转移瘤也可继续发生"传舍",即所谓

"邪气淫滋,不可胜论"。其发病关键在于癌毒的传舍趋向是造成转移的决定内在因素。全身及局部的阴阳气血之虚,是癌瘤转移的必要条件。气滞、血瘀、痰凝是外在因素,也是癌瘤转移的重要条件。根据这一特点,王教授提出了固摄扶正解毒抗肿瘤转移的新治法,认为一方面通过固摄正气,防止正气的耗散,纠正正虚失固的状态;另一方面通过固摄癌毒,防止或减少癌毒的扩散与转移。在固摄法对正气及癌毒的双重作用下,正气的耗散趋势得到抑制,正气水平得以提升,使之抗癌、固摄癌毒的能力增强,癌毒的扩散转移趋势也同时受到抑制。

**3. 培本固摄解毒法的临床应用**

固摄法的常用药物包括酸味药如白芍、乌梅、五味子、酸枣仁等,涩味药如龙骨、乌贼骨、椿根皮、赤石脂、芡实等,咸味药如牡蛎、文蛤等,以及处方中某些药物或烧炭存性,或用醋制如杜仲炭、小茴香炭、芍药炭、荷叶炭、醋制大黄等,其他如冬虫夏草补益固摄肺、肾之气,黄芪益气以固摄中气、卫气,桑螵蛸补肾固精,白果、蛤粉敛固肺肾之气,山萸肉补肝肾、敛精气,莲子肉养心益肾,补脾以敛精气等,临床运用中可根据病变所涉及的脏腑部位不同以及病情轻重而酌情选用。

应用固摄法是否有敛邪之虞,留邪之弊呢?答案是否定的。《内经》云"有故无殒",辨证论治的精神主旨即"有是证即用是药","有是证即用是法",故采用固摄法符合肿瘤性疾病的根本病机——正气耗散、癌毒扩散,此谓"关门杀贼",与治疗一般疾病的"闭门留寇"不属于同一性质,不能因为病情未表现遗精、滑泄、自汗、盗汗等症状就不敢使用固摄类药物。

临床运用固摄法还应与培本、解毒法有机结合,共同发挥作用。培本指培固本元,包括补脾(后天之本)和补肾(先天之本)两方面,即通过调动机体的抗病能力,提高机体的免疫功能,达到防治疾病的目的。肿瘤患者在整个病程中表现出不同程度的正气水平低下状态,故而需要采用固本培元法以提高正气抗邪、固邪的能力。解毒法就是抑制、消灭和排除致病因素。癌毒为实邪,恶性肿瘤多属于本虚标实,采用祛邪解毒法就是为了对局部癌肿发挥抗癌攻邪的作用。固摄法与培本、解毒二法协同作用,相辅相成,既有利于发挥其抗肿瘤作用,又可以弥补其不足,较好地解决了正气耗散和癌毒扩散这一矛盾,从而形成培本固摄解毒这一中医肿瘤治疗的总治则。临床运用固摄扶正解毒法必须以辨证论治原则为指导,根据具体疾病所表现出的阴阳气血所伤,癌毒的特性及兼夹的气滞、血瘀、痰凝诸症的特点,区分病情轻重的不同阶段及患者年龄、性别、平素体质强弱、是否采用过或正在采用其他疗法等因素,斟酌三法的主次、用药轻重比例。需要强调的是,由于肿瘤患者自始至终存在正虚和癌毒扩散的病机,培本和固摄两法的应用应当贯穿整个病程。

### (三)善用虫类药

王沛教授早年从事中医外科,认为肿瘤类似于"阴疽"、"痰核"、"流痰"等,总属阴毒凝聚、痰瘀互结之证。肿瘤的发生在正气不足的前提下,或伤于外来毒邪,或伤于饮食,或伤于七情,或久病不愈等,致使气滞血瘀,痰湿不化,痰瘀毒聚,结而成块,积聚日久,则瘀滞逾重,癌毒深入络脉,致脉络损伤、瘀阻。故以化痰通络法、活血通络法,以畅通脉络中气血,减少毒邪的蕴积。化痰通络法与活血通络法均已成为肿瘤的主要治法。

中医认为虫类药乃血肉有形之品,以咸味、辛味居多,气温或平,且多有小毒。辛味"能散,能行",加之性温,多能通,可消除壅滞;咸以入血、软坚散结,故《素问·宣明五气》曰"咸走血";又以取类比象法,虫类药性善走窜,剔邪搜络,攻坚破积,清代吴鞠通言:"以食血之虫,飞者走络中气分,走者走络中血分,可谓无微不入,无坚不破。"其药效多强,药力多猛,一般用于急症、重症、顽症的治疗,如中风、久咳、痹症、癥瘕积聚、瘰疬、恶疮等。王沛教授常用的虫类药包括僵蚕、蟾皮、䗪虫、白花蛇、九香虫、穿山甲、水蛭、全蝎、蜈蚣、壁虎、地龙、蜂房、鼠妇、虻虫等。

(1)僵蚕 为王教授最喜用的虫类药之一。《本草勾玄》述:"味辛微咸气微温,气味俱薄,轻浮而升,阳中之阳也,入足厥阴手太阴少阳经……治中风失音,急风喉痹欲绝,散头风痛、风痰及痰瘀癥结,风虫齿痛,方书多用以散风痰结核瘰疬。能去皮肤诸风如虫行……"王教授认为僵蚕为"天虫",善走人体上部,用治头颈部肿瘤如脑瘤、鼻咽癌、喉癌、上颚癌、甲状腺癌、锁骨上淋巴结转移癌等,也常用于肺癌、乳腺癌、淋巴瘤、肉瘤等的治疗中。与玄参配伍,又有很好的解毒作用。治疗颈部淋巴结转移癌多与消瘰丸(玄参、贝母、牡蛎)、夏枯草、生半夏等配伍;治甲状腺癌酌与蜂房、夏枯草、威灵仙、生半夏等配伍;治食管癌酌与石见穿、干蟾皮、壁虎、威灵仙、生半夏等配伍;治肺癌常与白花蛇、地龙、生半夏、壁虎、干蟾皮、玉蝴蝶、白花蛇舌草等配伍;治乳腺癌常与山慈姑、瓜蒌、蜂房、香附、远志配伍;治肝癌酌与鳖甲、青蒿、白花蛇、干蟾皮、䗪虫、蜂房、壁虎等配伍;治软组织肉瘤常与白芥子、补骨脂、生半夏、附子、蜈蚣配伍;治淋巴瘤酌与夏枯草、鳖甲、地龙、蜂房、穿山甲、紫草、丹皮等配伍。僵蚕无毒,常用量为 10～15g,可长期服用。

(2)蟾皮　辛,凉,有小毒。可破癥结、行水湿、镇痛。其所含的蟾毒内酯类和华蟾素中的蟾蜍环酰胺 B、蟾蜍环酰胺 C、蟾蜍噻咛等有抗肿瘤作用。蟾皮主要用于治疗消化系统肿瘤,如胃癌、肠癌、肝癌、食管癌及胸水、腹水等。常用量为 6～7g,入煎剂。治胸水、腹水可酌与葶苈子、泽泻、猪苓、茯苓、肉桂、大戟、蝼蛄等配伍。另外王教授喜用整张鲜蟾蜍的皮外敷,治疗癌性疼痛及体表可及的肿瘤,可有一定的止痛、缩瘤作用,每 24～48h 更换一次。

(3)䗪虫　又叫土鳖虫,咸,寒,有小毒,归肝经。可活血化瘀,破而不峻,并有一定的镇痛作用,用于肿瘤瘀证明显者,体虚之人也可用。擅治腹部肝、胆、脾肿瘤,盆腔妇科肿瘤等,治疗肝胆肿瘤可与鳖甲、青蒿、蜂房、生半夏、半枝莲等配伍;治疗卵巢癌、子宫内膜癌等,可与莪术、水蛭、僵蚕配伍,常用量为 10g,入煎剂。

(4)白花蛇　甘咸,温,有小毒。白花蛇性善走窜,有解毒、息风定痉之功。《本草纲目》记载:"能透骨搜风,截惊定搐,为风痹、惊搐、癫癣、恶疮要药,取其内走脏腑,外彻皮肤,无处不到也。"白花蛇还有抗癌、止痛之功。常用于治疗肝癌、肺癌、癌性疼痛等。常用量为小白花蛇 1 条,入煎剂。

(5)九香虫　咸,温,气香走窜。《本草纲目》记载:"主治膈脘滞气,脾肾亏损",常用于治疗胃癌,及其他肿瘤伴有纳差、胃脘疼痛者,常用量为 10g,入煎剂。

（6）穿山甲 咸，微寒，走窜，善下行，活血通络之功较强，善治妇科肿瘤、肝癌、淋巴瘤等。

（7）水蛭 咸，苦，平，有小毒，入肝经。《本草经百种录》记载："水蛭最喜食人之血，而性又迟缓善入，迟缓则生血不伤，善入则坚积易破，借其力以攻积久之滞，自有利而无害也。"常用于治疗妇科肿瘤中瘀血明显而无出血倾向者。常用量为 6～10g，入煎剂。

（8）全蝎 辛，平，有毒。可息风定痉、化痰通络止痛，可入颅、可进骨。多用于治疗脑瘤，可酌与蜈蚣、僵蚕、白花蛇、胆星、猕猴桃根、郁金等配伍；常用于治疗癌性疼痛，可与蜈蚣、蜂房、鼠妇、白花蛇等配伍。常用量为 3～6g，入煎剂。

（9）蜈蚣 辛，温，有小毒。可外走皮肤，内入脏腑，通络止痛，常与全蝎协同应用。常用量为蜈蚣 2～3 条，入煎剂。

（10）壁虎 即守宫，又名天龙。咸，寒，入心、肝二经。王教授认为壁虎既善行血，又善理气，气血兼顾，常用于治疗肺癌、肝癌、食道癌。常用量为 3～6g，入煎剂。

（11）地龙 咸寒无毒，归脾胃二经，行而不散，体虚之人也可用之。动物试验证实地龙提取物有抗癌作用，能舒张动物支气管及对抗组胺而有平喘作用，可增加免疫力，有兴奋肠道、子宫平滑肌作用，还有一定的镇静、解热作用。常用于治疗肺癌，也常用于肠癌、胃癌及乳腺癌、卵巢癌、子宫内膜癌等妇科肿瘤的治疗。常用量为 15g，入煎剂，可长期应用。

（12）蜂房 甘，平，有小毒，有消炎、止痛、抗肿瘤作用。常用于治疗宫颈癌、乳腺癌、肺癌、肝癌、甲状腺癌、淋巴结转移癌及癌性骨转移。常用量为 6～10g，入煎剂。

虫类药在古代即为软坚消癥散结、活血通络之重剂。代表方有汉代张仲景《金匮要略》中的鳖甲煎丸和大黄䗪虫丸等。鳖甲煎丸专为"疟母"，即疟疾日久肝、脾肿大而设。《金匮要略》言："病疟，以月一日发，当以十五日愈，设不差；当月尽解；如其不差，当如何？师曰：此结为癥瘕，名曰疟母，急治之，宜鳖甲煎丸。"方中用了 5 味虫类药：鳖甲、䗪虫、蛴螬、鼠妇、蜂房，如今本方还用于治疗血吸虫引起的肝脾肿大、慢性肝炎、肝硬化及腹腔肿瘤等。大黄䗪虫丸,方中用䗪虫、水蛭、虻虫、蛴螬等。清代叶天士《临症指南医案·积聚》明确指出:"著而不移,是为阴邪聚络,大旨以辛温入血络之品治之。盖阴主静,不移即主静之根,所以为阴也,可容不移之阴邪者,自必无阳动之气以旋动之,而必有阴静之血以倚伏之,所以必借体阴用阳之品,方能入阴出阳,以施其辛散温通之力也。"虫类药即为体阴用阳之品。"初病气结在经,久则血伤入络,辄仗蠕动之物,松透病根"。可见叶天士主张以辛味之品、虫类通络治疗积聚之邪盛、病久、块坚。

现代研究表明,多数虫类药实验证明有一定抗肿瘤作用,如僵蚕、地龙、白花蛇、全蝎、水蛭、蜂房、蟾皮、壁虎等。有些虫类药如水蛭、蜈蚣等,对试验动物的血液高黏状态具有一定抑制作用,有一定抗凝血作用。研究表明,绝大多数恶性肿瘤患者存在有血液的高凝状态或静脉血栓,肿瘤的促凝活性不仅仅是一种表现恶性的现象,而且是引发癌细胞扩散、转移的原因之一。有资料显示,尸检发现50%的癌症患者有血栓形成。临床上常用的具有抗凝作用的活血化瘀虫类药还有地龙、僵蚕、土鳖虫、穿山甲、全蝎、虻虫等。有些虫类药有一定抗炎作用,对多种细菌有抑制作用,如僵蚕、蜂房、蜈蚣、蟾皮、地龙等;有些虫类药有免疫调节作用,如地龙、蟾皮、鳖甲等;有些虫类药有镇痛、镇静作用,如蜈蚣、全蝎、白花蛇、虻虫、蟾皮、蜂房等。

虫类药应用中需注意几个问题。①虫类药可引起过敏反应,对过敏体质者,用之要慎,一旦有过敏倾向应立即停药。②虫类药多有"小毒",用之不可过量,时间不要过长,王教授在应用时一般视情况用2周至2个月不等,效好隔1个月左右再用。如水蛭过量可引起出血倾向,全蝎含类似蛇毒的具有神经毒性的物质,蜈蚣含类似蜂毒的组胺样物质和溶血蛋白,过量可引起中毒,出现溶血、贫血、肝肾功能损害等。所以,对有出血倾向、肝肾功能损害的患者,虫类药要慎用。③肿瘤晚期体质较弱者,用之宜更谨慎,要减少用量,并需与扶正养血滋阴药配伍用。

善用虫类药治疗肿瘤,是王沛教授的用药特色之一,王教授临床中60%的处方含虫类药,1~3味不等,且处方精练,一般用药13味,最多十六七味。虫类药煎煮后常有腥味,可予焦三仙各10g佐之,对偏于阳虚体质的也可佐以肉桂 4~6g 或肉豆蔻 6~10g。多数患者服用虫类药 2 个月后，替换同类其他药，有些药如僵蚕、地龙等也可长期服用。

### (四)临证甄别,随证七法

王教授认为肿瘤为全身性疾病的局部表现,病情复杂,虚实寒热兼夹。临证常用扶正培本、疏肝理气、活血化瘀、清热解毒、软坚散结、化痰除湿、以毒攻毒七法,且上述诸法每常配伍应用,一般以扶正培本为主,其他方法为辅用于肿瘤防治,取得较好疗效,并形成一定的辨治用药规律。

#### 1. 扶正培本法

肿瘤属慢性消耗性疾病,多为虚证。用扶正培本法,扶助人体正气,协调阴阳偏盛偏衰,补益人体虚弱状态,调整机体内环境,提高免疫功能,增强抵御和祛除病邪的能力,抑制癌细胞的生长,为进一步治疗创造条件。正如古代医家所言"养正积自除"。当然,在临床中扶正的同时应注意扶正与祛邪的辨证关系。扶正培本的方法很多,如补肺益气、健脾和胃、补肾益精、养阴生津等。常用中药:天冬、麦冬、沙参、生地、龟甲、鳖甲、天花粉、知母、旱莲草、女贞子、鸡血藤、当归、阿胶、熟地、黄芪、党参、人参、黄精、白术、怀山药、附子、仙灵脾、补骨脂、紫河车等。现代研究证明,扶正培本治癌的作用是多方面的:①提高机体细胞、体液免疫功能和适应原样作用。②调整机体 cAMP 和 cGMP 比值,提高 cAMP 相对值而抑制肿瘤细胞的生长,有利于保护骨髓,增强放、化疗疗效,控制复发而达到抗癌和抑癌的效应。③增强激素调节功能,促进垂体的肾上腺皮质功能。④促进单核巨噬细胞系统的吞噬功能,改善机体免疫状态;诱导肝脏药酶,增强机体解毒能力。⑤直接抑瘤作用。

肿瘤发病最基本的病理特点为——正虚邪实,因此,扶正培本法在肿瘤防治中具有重要的意义,可以说它贯穿了肿瘤治疗的全程。临床运用时,首先应辨清阴阳气血盛衰,然后辨别五脏虚损及脏腑间相互关系,采用五脏分补法。扶正培本并非十全大补,在应用时,必须通过多方辨证弄清虚在何脏何腑,属阴属阳,及其性质。然后根据病情早晚、病程长短、体虚程度、性别年龄等情况分别进行调治。正如《内经》云:"形不足者温之以气,精不足者补之以味。"不同情况下运用不同治疗,才能真正发挥补益作用。扶正培本的目的在于增强人体正气而增加抗病能力，达到"正胜则邪却"的目的。肿瘤病中，扶正培本的正确使用，要以辨证为依据，首重脾胃，要依据病情选择适当的补益法。在运用补益剂时，要处处照顾脾胃，重视"胃气"的恢复，所谓"有胃气则生，无胃气则死"。癌症患者，其病情发展多表现为一系列慢性衰弱状态，所以应用补益剂时，宜缓补而少峻补，有些正气衰竭患者甚至"虚不受补"，宜平补而慎用温补。临床中除药补外，还应结合食补，选择与身体需要相应的补益食物，起到扶正抗癌、增强体质的作用。中医学一向强调饮食疗法。在放疗期间，由于热灼伤阴，在饮食上可多补充些清凉滋阴、甘寒生津的食物，如芦笋、甘蔗汁、蜂蜜、荸荠汁、白木耳、鳖肉等。化疗期间易出现骨髓抑制，在饮食上可以多补充足量的造血原料，如含铁的食物菠菜、动物肝及健脾食物薏米粥、芡实粥等。在药补的基础上结合食补，注意精神的调摄，对身体的恢复十分有利。

**2. 疏肝理气法**

中医学认为肿瘤的发生与气机运行失调关系极为密切。《医宗金鉴》曰："乳癌由肝脾两伤，气郁凝结而成。"《丹溪心法》亦云："厥阴之气不行，故窍不得通而不得出，以生乳癌。"气机不畅则津液和血液运行障碍，积而成块以生肿瘤。气滞是肿瘤最基本的病理变化之一，因此，理气药在肿瘤治疗中十分重要。现代药理研究证明，理气药既能治癌，又能改善由癌细胞影响机体造成的多种紊乱状态。如：乌药对小白鼠肉瘤180株抑癌率为44.8%。日本人对抗癌剂有强耐药性的宫颈癌患者JTC-26细胞株筛选800种中药，发现抑癌率达90%以上的有：大茴香、枳实、沉香、厚朴、木香、丁香等。目前临床常用的理气药有：八月札、橘叶、橘皮、枳壳、香附、郁金、川楝子、大腹皮、佛手、青皮、玫瑰花、九香虫、绿萼梅、厚朴、旋复花等。在临床应用中，往往根据病情的兼夹不同予以适当的配伍。如气滞兼血瘀，在使用理气药时，应配合丹参、赤芍、桃仁、红花、三棱、莪术等活血化瘀药一起应用；气滞兼痰凝应配伍半夏、南星、昆布、海藻、象贝等化痰软坚药；气滞兼湿阻，则配伍苍术、白术、薏米、猪苓、茯苓等化湿利湿药；气虚兼气滞，应与黄芪、党参、甘草、扁豆等药合用。诚然，理气药大多辛香而燥，重用久用或运用不当,会有化燥伤津助火之弊。但只要配伍运用得当,即可防止上述不良反应的发生。

**3. 活血化瘀法**

肿瘤多有形。历代医家多认为积、石瘕、癥积及肚腹结块等皆与瘀血有关。《医林改错》曰:"肚腹结块,必有形之血。"说明腹内有形的包块肿物多由瘀血所致。临床观察证明:几乎所有肿瘤患者普遍存在有瘀血见症。如:体内或体表肿块经久不消,坚硬如石或凹凸不平;唇舌青紫或舌体、舌边及舌下有青紫点或静脉曲张;皮肤黯黑、有斑块、粗糙,肌肤甲错;局部疼痛,痛有定处,日轻夜重,脉涩等。瘀血是肿瘤的病因之一。针对瘀血而采用的活血化瘀法是肿瘤临床常用治法。活血化瘀法不但能祛邪消瘤、治疗肿瘤,亦可配伍他法对瘀血引起的发热,瘀血阻络引起的出血,血瘀经络所致的疼痛等证起到一定效果。临床上对肿瘤患者施用活血化瘀法,可以起到多方面作用。

常用的活血化瘀药物有:丹参、赤芍、红花、郁金、延胡索、乳香、没药、五灵脂、王不留行、水蛭、全蝎、蜈蚣、斑蝥、水红花子、石见穿、血竭等。实验证明:活血化瘀类中药抗肿瘤的作用主要表现在以下几方面:①对抗肿瘤治疗的增效作用。如丹参、鸡血藤等活血化瘀药与喜树碱合并用药,治疗小鼠白血病 L65 瘤株实验,生存期延长 60%,这样相对地降低了喜树碱的毒性,是由于改善了血液循环,增加血流量,充分发挥了喜树碱杀灭白血病细胞的作用。②调整机体免疫功能。③调整神经和内分泌功能。④预防放射性纤维化,减少不良反应。⑤对肿瘤细胞的直接破坏作用等。动物实验筛选及临床实验证实:活血化瘀药中具有杀灭癌细胞作用和抑癌作用的有:三棱、莪术、三七、川芎、当归、丹参、喜树、降香、延胡索、乳香、没药、穿山甲、土大黄、全蝎、蜈蚣、僵蚕、丹皮、石见穿、五灵脂等。莪术不仅对癌细胞有直接抑制和破坏作用,而且提高机体免疫力,使肿瘤消退。⑥对抗肿瘤细胞引起的血小板聚集及瘤栓的形成。如桂枝、丹皮、赤芍、桃仁、红花在体外均有较强的抑制血小板聚集作用,减少血栓对瘤细胞的保护,有利于免疫系统对癌细胞的清除。临床中,应用活血化瘀法,使用活血化瘀类药物时应根据辨证与辨病相结合的原则,同时参考实验研究结果,分别肿瘤性质和部位选择适当的药物。如消化道肿瘤，一般常用穿山甲、地鳖虫、郁金、延胡索、平地木等；食管癌选用王不留行、急性子；胃、结肠癌选用丹参、乳香、没药、水红花子、凌霄花等；肝癌选用丹皮、五灵脂、姜黄等；胰腺癌选用红花、赤芍等；呼吸系统恶性肿瘤选用桃仁、红花、丹参、赤芍、泽兰、石见穿；骨肿瘤选用自然铜、红梅梢、虎杖、牛膝、地鳖虫等；乳房、子宫及卵巢肿瘤选用丹参、益母草、月季花、凌霄花、姜黄、泽兰、红花等；软组织肿瘤选用三棱、莪术、穿山甲、水蛭等；淋巴系统恶性肿瘤选用丹皮、桃仁、皂角刺等；鳞状细胞癌选用王不留行、急性子、石见穿、丹皮等；腺癌选用丹参、赤芍、穿山甲、地鳖虫；分化不良（或未分化）癌选用桃仁、红花、凌霄花、水蛭等；单发原发灶选用穿山甲、地鳖虫、石见穿、王不留行、急性子；转移灶或伴有转移灶者选用丹参、赤芍、桃仁、三棱、红花、莪术、水蛭等。

活血化瘀药的应用中，往往应注意药物剂量，正确掌握其剂量是使活血化瘀药物发挥最大效用而避免或减少其不良反应的重要手段。一般而言，活血化瘀药常用剂量通常针对初次接受中药治疗的恶性肿瘤患者。活血化瘀类药物大剂量使用时，有以下几个指征：①恶性肿瘤增大迅速，其他方法缺乏效果，不能抑制其发展者。②晚期肿瘤患者疼痛剧烈，用其他止痛药无效者。③转移灶不能稳定而迅速增大者。④肿瘤虽然未在极短时间内迅速增大，但经长时间中药或中西医治疗，病情不能控制者。⑤考虑中西医结合治疗，期望化疗杀伤（控制）肿瘤的效果更好者。活血化瘀药小剂量应用指征：①有明显出血倾向或已有出血者。②对某些活血化瘀药物不能耐受者。③多种活血化瘀药配合应用时。④小剂量化瘀药物入复方能起作用者。当然，临床应用活血化瘀法治疗肿瘤时，亦非单独使用，通常依辨证，结合其他法则，如健脾益气、软坚散结等共同发挥协同作用。此外，在应用活血化瘀药物的同时，涉及到是否能促进血行转移的问题，其结论不一，在临床中应引起注意，但也不能因噎废食而放弃应用活血化瘀药。只要恰当用药、合理配伍，还是能够避免的。

### 4. 清热解毒法

热毒是恶性肿瘤的主要病因病理之一。恶性肿瘤，特别是中、晚期患者,在病情不断发展时,临床常有发热、疼痛、肿块增大、局部灼热疼痛、口渴、便秘、苔黄、脉数等证,即毒热内蕴或邪热瘀毒表现,故应以清热解毒为大法治疗。清热解毒药能控制和清除肿瘤周围的炎症和感染,所以能减轻症状,在恶性肿瘤某一阶段起到一定程度的控制发展的作用。同时清热解毒药又具有较强的抗肿瘤活性,所以清热解毒法是恶性肿瘤治疗中较常用的治疗法则之一。

常用的清热解毒药物:金银花、连翘、白花蛇舌草、半枝莲、半边莲、龙葵、七叶一枝花、山豆根、板蓝根、虎杖、紫草、紫花地丁、蒲公英、鱼腥草、夏枯草、败酱草、穿心莲、黄芩、黄柏、苦参、龙胆草、石上柏、土茯苓、大青叶、马齿苋、鸦胆子等。近几年来关于清热解毒药物抗肿瘤的药理研究报道很多,综合起来其药理作用主要有以下几个方面:①直接抑制肿瘤的作用。经抗癌活性筛选,清热解毒药的抗癌活性最强。如白花蛇舌草、半枝莲、龙葵、穿心莲、白英、冬凌草、臭牡丹、青黛等均有不同程度的抑瘤作用。冬凌草煎剂和醇剂口服或注射对动物移植瘤 S180、V14、W256 均有一定抑制作用。②调整机体免疫力。许多清热解毒药如白花蛇舌草、山豆根、穿心莲、黄连等能促进淋巴细胞转化,激发或增强淋巴细胞的细胞毒作用,增强或调整巨噬细胞吞噬作用,提高骨髓造血功能。③抗炎排毒。清热解毒药如白头翁、鱼腥草、黄连、穿心莲、大青叶等均有一定抑菌作用,并能对抗多种微生物毒素及其他毒素,抑制炎性渗出或增生,从而控制或消除肿块及其周围的炎症和水肿,缓解症状。④调节内分泌功能。白花蛇舌草、山豆根等能增强肾上腺皮质的功能,影响肿瘤的发生和发展。⑤阻断致癌和反突变的作用。某些清热解毒药对诱发小鼠胃鳞状上皮癌前病变及癌变具有明显的抑制作用,如夏枯草、山豆根、白鲜皮等。红藤、菝葜、野葡萄根、漏芦等能阻断细胞在致癌物质作用下发生的突变。清热解毒法为防治肿瘤的常用治法,属"攻邪"的范畴。临床应用时,应根据疾病的性质,辨清正邪之盛衰,与其他法则和药物相结合运用,每每收到事半功倍的效果。另外还应根据毒热蕴结的不同部位和不同表现,分别选用作用于不同部位的清热解毒药,如黄芩清上焦肺热,黄连清胃热,黄柏清下焦热,龙胆草清肝胆热,栀子清三焦热等。同时,清热法又常与利湿法,解毒法又常与化瘀散结法等一起使用。所以,临床中应结合病情,辨证地应用清热解毒药,使其发挥更好的作用。

**5. 软坚散结法**

肿瘤古称石瘕、石疽、岩等,多为有形之物,坚硬如石。《内经》中早已指出:"坚者削之……结者散之……客者除之。"所以对于肿瘤多用软坚散结法治疗。凡能使肿块软化、消散的药物称软坚散结药。根据中医理论及经验,一般认为味咸中药能够软化坚块,如鳖甲的咸平,龟板的甘咸,海螵蛸的咸涩,海浮石的咸寒等都有软坚作用。散结则常通过治疗产生聚结的病因而达到散结的目的,如清热散结药治热结;理气散结药治气结;化瘀散结药治瘀结等。软坚散结法在肿瘤临床中应用很久,但单独作为主要治法进行观察者很少,通常配合其他治疗肿瘤的法则和方药使用,共图消除肿块之目的。

临床中常用的软坚散结类药物有:龟板、鳖甲、牡蛎、海浮石、海藻、地龙、瓦楞子、昆布、海蛤壳、夏枯草、莪术、半夏、胆星、瓜蒌等。根据现代药理研究,软坚散结药物抗肿瘤的机理在于直接杀伤癌细胞。如僵蚕对S180有抑制作用,并在体外可抑制人体肝细胞的呼吸。牡蛎及海藻提取物对肿瘤细胞有抑制作用。夏枯草对S180有抑制作用。活血散结的水蛭,其注射液体外伊红法可抑制肿瘤细胞,且对小鼠肝癌生长亦有一定抑制作用。总之软坚散结药与其他攻邪药合用,可增强治疗肿瘤效果。

**6. 化痰除湿法**

痰湿为机体的病理产物,又是致病因素,痰湿凝聚是肿瘤发病的基本病理之一。朱丹溪曾曰:"凡人身上中下,有块物者,多属痰症。"因此,对于肿瘤的治疗,化痰除湿法占有一定的位置。化痰除湿不仅可以减轻症状,而且可使有些肿瘤得以控制。现代实验研究表明,有些化痰、祛湿药物本身就有抗肿瘤作用,如对S180有抑制作用。除湿药生薏仁对艾氏腹水癌有明显抑制作用,汉防己对W256有明显抑制作用等。

临床中常用的化痰除湿药物有:瓜蒌、皂角刺、半夏、山慈姑、象贝母、葶苈子、青礞石、海浮石、前胡、马兜铃、杏仁、苍术、厚朴、茯苓、藿香、佩兰、生薏仁、独活、秦艽、威灵仙、徐长卿、萆薢、海风藤、络石藤、猪苓、泽泻、车前子、防己等。

在临床中,化痰除湿法并非单独应用,往往结合病情,根据辨证论治的原则配以其他治疗方法。化痰法与理气法合用即理气化痰,用于气郁痰凝者;与清热药合用即清热化痰法,用于痰火互结或热灼痰结者;与健脾药合用即健脾化痰法,用于脾虚痰凝者;与活血药合用即活血化痰法,用于血瘀痰结者等。湿有内外之分,外湿犯人,每与风邪、寒邪相兼,治疗采用祛风除湿;内湿治当除湿利水。同时,根据湿聚部位不同分别采取芳香化湿、淡渗利湿、健脾除湿、温化水湿等法治之。

### 7. 以毒攻毒法

瘤之所成,不论是由于气滞血瘀或痰凝湿聚或热毒内蕴或正气亏虚,久之均能淤积成毒,毒结体内是肿瘤的根本病因之一。由于肿瘤形成缓慢,毒邪深居,非攻不克,所以临床常用有毒之品,性峻力猛,即所谓"以毒攻毒"法。临床常用的以毒攻毒药有:蜈蚣、斑蝥、蜂房、全蝎、守宫、蟾酥、土鳖虫、狼毒、硫黄、藤黄、蛸螂、常山、生半夏、马钱子、巴豆、干漆、乌头、生附子、雄黄、砒石、轻粉等。实验研究表明,这些药物大多对癌细胞有直接的细胞毒作用。如:斑蝥的有效成分斑蝥素或斑蝥酸钠,或斑蝥的水、醇及丙酮提取物,对小鼠移植性肿瘤有明显抑制作用。全蟾酥提取物在体外能抑制人的卵巢腺癌、下颌未分化癌、间皮瘤等多种瘤细胞的呼吸。藤黄酸、别藤黄酸腹腔给药,对 S180、S537 实体瘤的抑制率较显著,抑制率或生命延长率在 $35.6\% \sim 80\%$。

肿瘤是正虚邪毒结于内,大多表现为阴毒内结,所以在应用攻毒法时,多采用辛温大热有毒之品,以开拔毒结。临床中使用该法时,一定要依据中医理论,结合病情及患者体质等因素,掌握好毒药的剂量。因为许多毒性药的中毒剂量与治疗剂量相近,故应慎重,适可而止。正如《素问·五常政大论》曰:"大毒治病,十去其六;常毒治病,十去其七;小毒治病,十去其八;无毒治病,十去其九。""无使过之,伤其正也。"在使用攻毒药的同时应照顾正气,合理配伍且注意药物的合理炮制,选择适宜剂型,这样既可发挥其治癌作用,又可以减少其不良反应。总之,以毒攻毒作为肿瘤治疗中的常用治法,临床中每宜依据辨证,结合其他治法,共奏抗癌之功。

## 二、医案荟萃

### 1. 肺癌（一）

张某，男，63 岁。

于 2000 年 9 月 8 日因右肺癌病史 1 年余，胸闷、气短、面部浮肿、烦躁不安 4 天入住我科。入院时症见面部等部位浮肿，呼吸困难，烦躁不安，神志恍惚。舌黯红、少苔、脉数。经全面检查，结合病理，考虑为右肺小细胞癌合并纵隔转移、上腔静脉综合征。请王教授查房，中医诊断为肺积，辨证为气阴两虚、瘀毒内结。立即给予环磷酰胺 2g 对症冲击化疗，同时口服益气养阴肃肺汤加泽泻、葶苈子、大戟。5 天后神志转清，浮肿渐消退，胸闷减轻，一般情况改善。上方继续口服 2 周后，胸闷消失，食欲增加，精神好转。

10 月 8 日复行常规化疗，中药在原方基础上加当归、鸡血藤、白芍、仙鹤草、生首乌以养血。完成 3 周期化疗，无明显毒副反应出现。后患者继续口服益气养阴肃肺汤原方约 60 余剂，定期复诊。生存期 2 年 9 个月。

[按] 原发性支气管肺癌是临床中最常见的恶性肿瘤之一，其发病率和死亡率有逐年增高的趋势。据 2007 年第 10 届全国临床肿瘤学大会上由卫生部肿瘤防治办公室提供的数据显示，2006 年我国肿瘤发病率和死亡率中肺癌均居首位。早期发现、早期诊断为肺癌治疗的关键。王教授经过多年的临床研究发现：气阴两虚、痰瘀毒聚是肺癌发病过程中的主要病机特征，因此，将益气养阴、化痰行瘀解毒作为肺癌临床治疗的基本大法。围绕这一特征和治法，临床以沙参麦冬汤为基础方，加减自拟了益气养阴肃肺汤，具体药物如下：沙参 15g，麦冬 15g，五味子 15g，鱼腥草 30g，白花蛇舌草 30g，生黄芪 30g，猪苓、茯苓各 15g，地龙 30g，川贝母 8g，莪术 30g，炙枇杷叶 15g，女贞子 30g，干蟾皮 8g。饮停胸中者，加葶苈子、泽泻、蝼蛄；气血两亏者，加鸡血藤、补骨脂、当归、生首乌、自然铜等。

王教授在临床中根据肺癌不同分期、不同病理、不同转变规律以及中医证候的特点，针对性地使用中药，常收到事半功倍的效果。如肺癌早期由于邪毒未深,正气未伤,治疗以祛邪为主,佐以扶正,配合手术、放疗、化疗;中期邪盛正衰,治宜攻补兼施,注意攻守平衡;晚期肺癌多由于久病正气已伤,或术后体液丢失过多,或放、化疗毒副反应过重,或因有转移引起胸、腹水或其他并发症,致机体进一步消耗,因此,晚期肺癌虚损情况突出,以正虚、阴伤为主。王教授根据古人"养正则积自除"之训,主张晚期肺癌治宜扶正为主,采用益气养阴、解毒散结、清化痰热等法。在具体运用益气养阴肃肺汤因病论治时,按以下规律加减用药:放疗时,加紫草、牡丹皮、生地等;化疗时加当归、生首乌、鸡血藤、白芍、阿胶等;淋巴结转移者加夏枯草、山慈姑、全蝎等;胸膜转移有胸水者加葶苈子、泽泻、大戟、龙葵等;肝转移者加白芍、青蒿、鳖甲、仙鹤草、秦艽等;骨转移者加补骨脂、自然铜、威灵仙等;脑转移者加全蝎、蜈蚣、天麻等;咳嗽、痰多黏稠者加半夏、全瓜蒌、枇杷叶、浙贝母等;大便干燥者加火麻仁、酒军、生白术等;发热者加丹皮、紫草、黄芩、银柴胡等。

本例患者正是在中草药的帮助之下,顺利完成化疗周期并提高了生存期及生活质量。

### 2. 肺癌(二)

梁某,男,71岁,

1999年10月因左肺癌行左肺全切术,术后病理显示为左肺上叶低分化鳞癌。11月开始出现腰部疼痛,并逐渐加重。2000年2月出现大腿、髋部疼痛。骨扫描提示两侧髂骨、左侧骶髂关节、腰1—4及胸9椎体转移,于2000年3月6日入院。入院时饮食差,腰部腿部疼痛难忍,双下肢活动受限,精神差。舌淡红苔白,少津。西医诊断为肺癌广泛骨转移。在门诊诊断为肺积,中医辨证为气阴两虚、瘀毒内结。即给予口服益气养阴肃肺汤加白花蛇舌草、补骨脂、威灵仙、白芍、当归、鸡血藤。同时住院化疗,方案为诺维本加顺铂,共行3周期,未出现骨髓抑制,仅出现Ⅰ度胃肠道反应,疗后患者骨痛完全消失,骨扫描提示病灶有所吸收,无新病灶出现。后继续口服益气养阴肃肺汤,定期复诊,生存期2年。

[按]肿瘤的侵袭、转移是当今肿瘤研究中的难题之一。长期以来,中医肿瘤学界的基础与临床研究工作中,有关癌毒对正气的耗散以

及癌瘤侵袭、转移等问题的研究，一直是一个薄弱环节，且目前中医尚无针对性的治法和药物。王教授就肿瘤的转移，提出了传舍理论，传指癌毒的传播、扩散，舍有居留之意。中医认为，癌瘤的传舍（转移）是一个连续的过程，其中包含3个要素：①"传"，指癌毒脱离原发部位，发生播散；②"舍"，即扩散的癌毒停留于相应的部位，形成转移瘤；③转移瘤也可继续发生"传舍"，即所谓"邪气淫溢，不可胜论"。癌毒易于耗散正气，因此正虚既是肿瘤转移的重要因素，既传舍发生的根本条件，正所谓"最虚之处，便是客邪之地"。全身或局部的气滞血瘀和痰凝是癌毒扩散和转移的适宜土壤与环境。癌毒在沿经脉、络脉播散过程中，为诸邪所阻于"最虚"之局部，气血失和，痰瘀毒聚，即可形成转移瘤。《内经》云："凡阴阳之要，阳秘乃固"。癌毒毒性猛烈，既耗散正气，又易于扩散，且其性属阴毒，易伤阳气，导致"阳强不能秘"，而发生扩散，形成传舍（转移）。《内经》指出："散者收之"，"其剽悍者，按而收之"，提示应当采用具有收敛、固涩、收摄等作用的药物，以治疗正气（包括气、血、精、津等）有形或无形的消耗、散失及防止癌毒侵袭扩散、转移之证候。

固摄法的常用药物包括酸味药如白芍、乌梅、五味子、酸枣仁等，涩味药如龙骨、乌贼骨、椿根皮、赤石脂、芡实等，咸味药如牡蛎、文蛤等，以及处方中某些药物或烧炭存性，或用醋制如杜仲炭、小茴香炭、芍药炭、荷叶炭、醋制大黄等，培本指培固本元，包括补脾（后天之本）和补肾（先天之本）两方面，即通过调动机体的抗病能力，提高机体的免疫功能，达到防治疾病的目的。如冬虫夏草补益固摄肺、肾之气，黄芪益气以固摄中气、卫气，桑螵蛸补肾固精，白果、蛤粉敛固肺肾之气，山萸肉补肝肾、敛精气，莲子肉养心益肾补脾以敛精气等。

现代研究认为，侵袭和转移是由多个步骤组成的复杂过程。癌转移过程可概括如下：原发瘤增殖、肿瘤新生血管生长；侵袭基底膜，侵入血管、淋巴管；在循环系统中存活，形成瘤栓并运行到靶器官；滞留于靶器官并黏附于毛细血管；穿出毛细血管，形成微转移灶；肿瘤新血管生成，转移灶增殖。其相应的治疗对策在于特异性地阻断肿瘤侵袭、转移过程的某个或各个步骤，包括：①阻断肿瘤细胞与基质成分的黏附；②抑制蛋白水解酶分泌或活性；③抑制肿瘤细胞运动能力；④抑制血小板聚集;⑤抑制血管生成;⑥抑制信号传递通路等。通过激活或增强机体免疫系统的拟生物反应调节剂作用,对于肿瘤转移也有一定影响。

本例患者正是在传舍理论的指导下,运用扶正解毒固摄法使骨转移得到了明显控制。

### 3. 肺癌(三)

张某,女,62岁。

1999年11月因发热、咳嗽,拍片检查发现左肺门占位约4cm×7cm,伴阻塞性肺炎。1999年12月8日行左肺全切术,术后病理为左肺中分化鳞癌,侵及上叶支气管周围,阻塞上叶支气管,累及下叶支气管及局部脏层胸膜,切缘净,淋巴结转移2/10,肺门淋巴结1/3,肺动脉旁1/1,下肺静脉旁0/1,主动脉窗0/3,隆突下0/2。术后患者出现心功能不全,1个月于左侧抽出血性胸水2000ml,术后2个月患者乏力、胸闷、气短,阵发性咳嗽,心悸,左胸包裹性积液,体重53kg,KPS 60分。此后一直坚持服用王教授所开中药,已5年8个月。现一般情况良好,各项检查指标正常,无复发转移指征,KPS 90分,可从事简单的家务劳动。

[按] 王沛教授治肺癌术后复发转移经验方以养阴益气、化痰解毒为原则,主要药物为沙参、天冬、麦冬、五味子、生黄芪、浙贝母、生半夏、干蟾皮、猪苓、茯苓、丹参、三七粉等。沙参、天冬、麦冬能够养阴清肺,增强机体免疫功能;肺为娇脏,喜润而恶燥,肿瘤总属内伤虚损之证,故治以养阴清肺为先。五味子甘酸、温,有敛肺滋肾、益气生津、止咳、养心敛汗之功。《本草纲目》曰:"酸咸入肝而补肾,辛苦入心而补肺,甘入中宫益脾胃","五味子为咳嗽要药"。现代研究证实,五味子有兴奋中枢神经系统、心血管系统及呼吸系统的作用,并可保肝、抗衰老、抑菌,动物实验证实有抗癌作用。黄芪益气托毒,《珍珠囊》曰:"黄芪甘温纯阳,其用有五:补诸虚不足,一也;益元气,二也;壮脾胃,三也;去肌热,四也;排脓止痛,活血生血,内托阴疽,为疮家圣药,五也。"生半夏为王教授特色用药之一,该药有毒,需先煎,有化痰散结消肿之功。《药性论》言:"有大毒,汤淋十遍出涎方尽······能消痰涎,开胃健脾,止呕吐,

去胸中痰满,下肺气,主咳结……能除瘤瘿。气虚而有痰气,加而用之。"现代研究证实,生半夏有中枢性镇吐、镇咳及祛痰、抗菌作用,动物实验证实有抗癌作用。王教授每用 10～12g,先煎 20～30 分钟,长期服用,未见毒副反应。干蟾皮甘、辛、温,有毒,功能为解毒、消肿、止痛,为外科常用药,用治一切痈疽、疮疡、无名肿毒。王教授认为,肿瘤应属阴疽范畴,故临床常选此类药抗肿瘤。猪苓、茯苓健脾利水渗湿,现代研究比较多,具有明显提高机体免疫功能和抗肿瘤作用,且药性平和,适于长期服用。浙贝母苦寒,归肺、心经,功能为清热化痰,开郁散结。《本经逢原》曰:"治疝瘕,喉痹,乳痈,金疮风痉,一切痈疡。"胡凯文博士对浙贝母曾做过深入研究,证实浙贝母可以克服肿瘤的抗药性,加强细胞毒类药物对肿瘤细胞的杀伤,并长期维持其敏感性,由此获国家发明专利两项。丹参、三七粉活血、养血、止血、消肿,有助于术后恢复。以上诸药配合,作为协定处方,并随症加减,近 10 年来一直应用于临床,取得较好疗效,部分患者可明显改善症状,延长带瘤生存时间。

## 参 考 文 献

[1] 张健,张淑贤. 中医传舍理论与肿瘤转移[J]. 中国中医基础医学杂志,1999,6,5(6):4～6

[2] 乔占兵,尹婷,李忠. 王沛教授肿瘤论治及用药规律初探[J]. 中国临床医生,2005,33(4):53～55

[3] 何秀兰,胡凯文. 王沛教授应用虫类药治疗肿瘤经验[J]. 北京中医药大学学报(中医临床版),2009,1,16(1):20～22

[4] 张健,李忠. 培本固摄解毒法治疗恶性肿瘤初探[A]. 97 中医药博士论坛:中医药现代研究与未来发展[C]. 北京:1997

[5] 乔占兵,胡凯文,曹阳. 王沛教授辨治中晚期肺癌临床经验[J]. 北京中医药大学学报(中医临床版),2008,7,15(4):36～37

[6] 何秀兰,胡凯文,肖俐. 王沛教授防治肺癌术后复发转移临床经验[J]. 中国中医基础医学杂志,2006,12(3):222,224

(王耀焜)

## 特需门诊 朴炳奎

朴炳奎,男,1937年1月出生。主任医师,享受国务院政府特殊津贴。现任全国中医肿瘤医疗中心主任;兼任中国中西医结合肿瘤专业委员会主任委员,中华肿瘤学会北京分会副主任委员,北京抗癌学会副理事长等。1990年被聘为博士研究生导师,目前已培养硕士毕业生4名,博士毕业生10名(外籍2名),在读2名,博士后4名。主要研究方向为扶正培本法治疗肿瘤的临床与实验研究,先后出版《建国40年中医科技成就》、《东洋医学入门》(日文版)、《中医诊疗常规》等学术论著10部,发表"中医药增强机体抗癌能力与抗转移的分子生物学研究"、"中西医结合治疗肿瘤的成绩与展望"等学术论文50余篇。目前承担国家自然基金、首都发展基金及中国中医科学院创新工程多项科研课题。在科研工作中,1975—1976年在河北邯郸地区参加食管癌的普查及中药治疗食管癌的临床观察研究。1982—1984年参加猪苓多糖注射液治疗肺癌的临床观察研究,此项课题获中医研究院科技成果奖。1986—1990年主持研究的国家七五攻关课题"益气养阴清热解毒之剂治疗晚期原发性肺癌的临床与实验研究"获中国中医科学院(原中国中医研究院)及国家中医药管理局科技成果奖。并研制出专治晚期肺癌的新药"肺瘤平"膏(益肺清化颗粒前身)。

## 一、医论医话

### (一)中医肿瘤个体化治疗

新中国成立以来,中医在防治肿瘤的实践中,弘扬了中医辨证论治个体化治疗的特色,提出了辨病与辨证相结合、局部与整体相结合、中医与西医相结合的观点。在中医药治疗肿瘤的过程中证实了中医药在提高肿瘤患者的生存质量、延长肿瘤患者的生存时间方面具有不可忽视的作用。当前的肿瘤界提出肿瘤是慢性病,要重视生存时间与生存质量,并以此作为临床疗效评价的标准,这也表明中医个体化治疗将在肿瘤防治中发挥重要作用。

**1. 中医个体化治疗的典范——辨证论治**

个体化医学并非一个崭新的概念,而是有着悠久的历史。2000 多年前的《黄帝内经》在整体观念指导下,提出因时、因地、因人制宜的防病治病策略,奠定了中医辨证论治的理论基础,并在后世医家的努力下逐步确立了辨证论治的实践体系,它也是个体化治疗的最早典范,而"理、法、方、药",是对其最好的诠释。例如一位肺癌术后患者出现自汗恶风、动则尤甚、身体虚弱、面色㿠白、舌淡苔白、脉浮虚软等症状,辨证(理)为表虚卫阳不固,治以益气,固表止汗(法),以玉屏风散(方)主之,开出黄芪、白术、防风等药物。由于患者情况各有不同,根据每位患者各自兼有的其他因素,医生开具处方的内容在基于上述理法和基本处方的基础上会各自不同,但都能取得很好的疗效。这就是中医个体化治疗的具体体现。

有着几千年医学实践基础的中医善于从宏观视野看待机体疾病的发生和发展,在生理机制的探讨上强调机体整体联系的平衡和个体的独特性,在疾病诊断和治疗过程中十分注重个体的差异以及人与社会、自然环境间的关系。考虑到昼夜、时令、节气等特点对人体生理活动及疾病发生、发展、变化的影响,要"因时制宜"地给予患者适宜的治法与方药;考虑到不同地区的地理环境特点及因此形成的不同气候条件与生活习惯导致致病各有差异的情况,要"因地制宜"地采取适宜治法和方药;考虑到先天禀赋与后天因素,患者的年龄、性别不同,体质强弱、阴阳、寒热有别,患病后所表现出的不同病理性体质和病证属性,要"因人制宜"地为患者制定适宜的治法和方药。因时、因地、因人制宜的治疗原则充分体现了"辨病论治"和"辨证论治"的个体化医疗思想。

当然,如今的肿瘤临床实践强调综合治疗,我们面对的另一个临床现实是接受中医治疗的肿瘤患者大都接受过或正在接受西医方法的治疗，如手术、放疗、化疗及其他治疗，也接受过现代先进医学仪器的检查。从这个角度说，中医肿瘤医生在临证时也必须考虑到与现代医学进行结合这一点，借鉴西医的长处，努力从宏观与微观两个角度充分考虑肿瘤患者的个体化治疗问题，使辨证、遣方用药能够使中医肿瘤个体化的治疗更加体现出科技进步的内涵。

**2. 中西医对个体化治疗的认识**

现代医学的发展走了与中医几乎不同的道路，更加着重从微观领域探索疾病发生发展的奥秘。从人体到器官、组织、细胞、分子水平，强调的是病变在器官中的部位、局部细胞损伤的形态改变。随着现代医学发展到分子水平，在人类基因组计划后出现了一个有趣的现象，医学越向微观发展越要向个体化迈进，如药物基因组学提出为每个患者治病要"量体裁衣"，行个体化治疗；环境基因组学也提出了人与环境的相互作用问题。中西医从宏观与微观两个不同的角度发展，先后得到了个体化医学的共识，即人体疾病的诊断与治疗要采用个体化方案。中医与西医所强调的个体化治疗既有相似之处，也有明显的分别，二者各有所长。中医实践的个体化特征决定于中医整体观和辨证论治的学术思想，更多地考虑患病者的因素，主要是在宏观层面发挥作用。而西医学的个体化治疗则是基于生物学、生理学等多种学科基础，更加注重微观层面的内涵。随着基因组、蛋白质组以及生物信息学技术的发展，分子检测技术有了极大的提高，精确化及个体化治疗在现代肿瘤治疗上显示出了优势，尤其体现在靶向治疗上，较多地关注疾病本身的因素。药物基因组学的引入不仅降低了临床试验失败的概率，还增加了对个体化患者提供更为安全和有效治疗的可能性。

尽管中医与西医在治疗个体化这个平台上站到了一起，但由于中西历史文化背景的差异，导致两种医学体系在价值取向、思维方式上仍有很大不同。中医对待疾病采取调解性治疗，而西医则采取对抗性治疗。西医一定要找到病因然后采用有针对性的手段将其杀灭，如病因不明就很难下手，西医注重的是外来干预，中医的治疗思路是改变患者机体内环境，使有利于疾病发生发展的条件发生改变，从而达到延缓疾病进程或治愈的目的,中医注重的是唤起人体内在的抗病能力。肿瘤治疗如果以直接杀灭癌细胞多少为指针,中医的疗效肯定赶不上西医,中医的长处在于改变产生癌细胞的身体内在环境,调整因肿瘤的发生和进展导致的各种生理机能的紊乱,间接达到抑制癌细胞演变和生长,改善机体健康的目的。中医治肿瘤虽然没有直接杀灭癌细胞,但却可以延长患者的生存期,减轻症状,提高生活质量,与西医相比有异曲同工之妙,而且显得更为奇妙。以一般民众的观点来看,西医治疗就像硬碰硬,中医治疗则像打太极,以柔克刚。人体是一个非常复杂的生命系统,有自我治愈的能力,不是简单的二元对立理论所能解决的。有观点认为中医看病注重整体状况的调节,是只见森林不见树木,西医治病则更为看重局部病变的解决,相对忽视全身状况的调整,是只见树木不见森林。还有人说西医治病,中医治人。这些说法在一定程度上反映了中医重视整体、重视宏观,西医重视具体、重视微观的学术特点。

**3. 肿瘤个体化治疗的新模式——中西医互补**

从诊疗疾病的技术层面来看,中医辨"证",西医辨"病"。"证"是整体宏观的"森林","病"是具体微观的"树木"。中医用望、闻、问、切4种诊断方法收集患者的客观信息,然后根据八纲辨证等辨证方法对疾病状况进行综合、分析、归纳来判定病症的来源、性质、部位以及邪正之间的关系,这一过程,中医称为"辨证"。根据辨出的"证",确定适当的治疗方法和药物。在中医看来,不同的病症,可以是同一个"证",可以采用同一方法治疗;而相同的病症,也可以是不同的"证",可以采用不同的方法治疗,也就是中医所说的"同病异治"、"异病同治"。西医诊疗是采用望、触、叩、听四诊,利用实验室检查和影像学检查等手段发现导致局部病变的原因和微观变化,尤其在基因组、蛋白质组的分子生物学时代,对局部的微观病变探索到了相当深入的水平,根据辨出的"病"来对因治疗,也能取得很好的效果。西医的个体化治疗是针对基因的易感性或危险性,决定针对患某病所需采取的预防和或治疗措施,这些措施是靶点特异性的、针对某种特定人群的,相当于亚组或亚群患者的治疗。

应当指出,中西医在诊疗疾病的过程上各有千秋,但都并不完美无缺,都有需要改进的地方。中医考虑机体状况,整体调整较多;西医考虑肿瘤大小,微观检测指标改变较多。二者在宏观与微观、局部与整体的侧重方面有所差异,如果中西医优势能够互补,则能更好地提高肿瘤患者的治疗效果。鉴于上述的认识,中西医如何相互学习、取长补短,如何共同改变医学模式,使肿瘤治疗走出单一的对抗治疗的困境,采用有效攻击和机体调整相结合的方法,既要采取手术、放疗、化疗等措施铲除癌巢,更要重视调整肿瘤发生、发展和转移的机体环境中的个体化,是中西医肿瘤学家所面临的巨大挑战。

**4. 中医肿瘤个体化治疗模式的探索——与规范化治疗相结合**

中医的辨证论治与目前流行的个体化治疗理念不谋而合,但在坚持个体化治疗的同时,也不能放弃中医治疗规范化的理念。如何在不影响中医个体化治疗特色的前提下加速肿瘤中医治疗规范化方面的进程,是我们需要研究的课题。中医的个体化治疗离不开辨证,而辨证的核心就是"证"的获得。多年的研究表明,中医肿瘤治疗个体化的进展离不开中医证候规范化和标准化的研究,"证"的研究是将二者有机结合起来的关键环节。

随着现代系统生物学研究的逐渐深入,人们发现与肿瘤个体化差异相关的基因表型、蛋白表型、代谢表型数量巨大,将这些反映"个体化差异"的海量数据进行收集、分析、整合,为现代医学"个体化差异"和传统中医"证候"的相关性研究提供了方法学上的支撑。赵晓珍、方肇勤、管冬元已初步筛选到证实与清热解毒治法密切相关的基因,假如它是与清热解毒治法密切相关的关键基因,在以后的研究中就可能通过检测基因的表达而预测清热解毒治法的疗效。同样,也可以用相同的方法筛选与其他的治则治法密切相关的基因,这样的研究结果导致了治疗的规范化,也指导了中医治疗的个体化。

现代中医治疗肿瘤提倡"辨病与辨证相结合",但国内至今尚未形成公认的恶性肿瘤的证候诊断指标体系,导致临床操作无据可依,无章可循,过分个体化的现状。除了诊断标准的规范化以外,与证的变化评价密切相关的中医肿瘤疗效评定同样需要相应的规范化。如果这个问题不解决,研究的结果便无法重复和推广。中医肿瘤治疗个体化研究的当务之急是制定具有共识的规范肿瘤证候诊断和疗效评价体系。只有实现了诊断和疗效评价的规范化，才有可能最终达到很好的治疗个体化。

**5. 中医肿瘤个体化治疗模式的应用——中药新药研发**

中医认为肿瘤的发生发展，离不开"虚"、"毒"、"瘀"、"痰"等病理因素，在基础研究方面，对不同治法如补益、解毒、活血、化痰等的作用机制研究各有侧重，这是基于辨证论治基础上的个体化理念的一种体现和实际应用。可喜的是，这种个体化的研究模式的成果不仅证明了不同治法中药对肿瘤的生长均有控制作用，而且还得出了不同治法中药从不同角度对肿瘤生长进行干预调控的结论，从另一个侧面验证了中医个体化治疗的科学性。

如血瘀证可以促进肿瘤的生长和转移，针对肿瘤患者血瘀证的活血化瘀药研究显示，毛冬青甲素增加肿瘤对放疗的敏感性，赤芍有效成分没食子酸丙酯具有改善荷瘤小鼠高血黏度而预防肿瘤转移的作用。虚证是肿瘤发病的最根本病机，益气扶正药人参多糖能增强巨噬细胞吞噬能力并诱导机体效应细胞白细胞介素-2 及干扰素-γ 的表达，增强细胞的活性。黄芪可以调节肺癌细胞株以及肺癌患者免疫反应，促使免疫反应向 $TH_1$ 方向逆转；冬虫夏草通过免疫因子的调节作用，增强 NK 细胞、LAK 细胞、单核吞噬细胞的杀伤和吞噬作用，阻止癌细胞的生长和转移等。肿瘤的形成与热毒的关系密切，清热解毒中药在肿瘤治疗中的研究主要集中在对肿瘤细胞的直接抑制及与炎症相关的研究方面，砷剂、苦参碱、靛玉红等从各种植物药中分离的单种抗肿瘤化学成分均作为"以毒攻毒、清热解毒"的药物而被应用于临床。

上述各有侧重的研究，从一个侧面反映了治疗肿瘤中药的机制研究过程中，研究者们自觉或不自觉地遵循了中医个体化治疗的用药规律，论释了中医在肿瘤个体化治疗的特征，但如何能在治疗肿瘤中药的研究中更好地体现个体化治疗的特征，还有很多工作要做。如：

（1）药物在抑制肿瘤方面具有广谱性，目前在这方面的研究较多而药物作用的特异性研究不足，另一方面，中医临床的个体化治疗要体现在药物的配伍应用上，但在治疗肿瘤中药的基础研究方面，却很少见到对于不同治则中药联合应用机制深入研究的报道。

(2)个体化治疗的基础不仅是肿瘤的异质性,还涉及到患者类型的个体化,如年龄、性别、人种等。如今针对肿瘤的靶向治疗新药研究大多针对的是特定肿瘤的表型,并没有涉及到患者自身的个体化特征。针对治疗肿瘤的中药研究方向,不能仅仅着眼于消灭肿瘤细胞、调节免疫、抑制新生血管生成等内容,还应该从肿瘤患者的个体特征入手,在这些方面突出体现中药个体化的作用途径,有可能取得重大突破。

(3)在治疗肿瘤中药的研究中,缺乏反映中医个体化的实验模型是限制中药个体化治疗研究的最大瓶颈。利用系统建模和计算机仿真技术,可以建立中药模型库、方剂模型库、病因模型库、生理模型库、病证模型库。病因模型库作用于生理模型库,就可以模拟出在某些致病因素下人体生理的变化中药模型库和方剂模型库作用于病证模型库,就可以模拟出对于某种病证的最佳治疗方案,选择最佳药物进行治疗。在研究方法上,今后不要仅拘泥于分子生物学、细胞遗传学及免疫学进展的医学专用技术,以在研究方法上更好地体现中药治疗肿瘤的个体化。

(4)中药复方是中医辨证论治,个体化治疗的集中体现。但由于受研究方法和技术的局限,针对中药复方研究的深度普遍有限。然而,中药复方中配伍理论的使用,具有西药所没有的网络调节优势。所以在中药防治肿瘤研究中,要加强对复方的研究,包括复方的代谢、吸收,体内分布,肿瘤敏感性分子作用靶位等,以期从中摸索物质基础明确、作用途径清晰的规律性成果,以更好地反映中医肿瘤个体化治疗的特色。

经过近50多年的努力,在中国已经形成了中医肿瘤学科和中医肿瘤学研究队伍,这是继续发扬肿瘤中医个体化治疗特色的重要保证。一方面应当看到,中医学是与西医学不同的一个医疗体系,中医肿瘤学者应精通中医学,发扬中医学。另一方面,也应认识到中医肿瘤学属于肿瘤内科学范畴。因此,作为这个队伍的成员,还应该了解或掌握现代肿瘤学的知识和部分技术。两种知识的结合是弘扬和发展中医个体化治疗的重要基础。个体化治疗的理念虽然在中医的辨证论治当中得到体现,但仍有待于其能进一步地与现代科学尤其是现代医学相结合,使

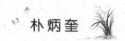

之在恶性肿瘤的治疗中发挥更好的作用。

### (二)治疗肺癌

朴教授认为,络病的病机特点贯穿肺癌病变的始终,肺癌的病因病机为正气内虚,毒伤肺络,痰瘀内蕴,络息成积;治疗当以扶正培本、解毒散结为主,兼以祛痰化瘀、活血通络。

**1. 络病的病机特点**

络病,指邪入十五别络、孙络、浮络、血络等而发生的病变,是以络脉阻滞为主要特征的一类疾病。中医认为,邪入络脉标志着疾病的发展和深化。络病有如下特点:①易滞易瘀。络脉结构细小,末端直接与脏腑组织相连,是营养代谢进行的场所。当邪客络脉,影响络中气血的输布环流,易致络脉瘀滞状态。正如《灵枢·痈疽》所言:"营卫稽留于经脉之中,则血涩而不行,不行则卫气从之而不通。"②易入难出。病邪由经入络,偏聚于某一脏腑之络。络气瘀滞,脏腑功能失调,久则气滞血凝痰结,络脉瘀阻甚则瘀塞不同。由于病位深,病程长,正虚邪恋,病邪盘踞脏腑之络,疾病缠绵难愈。③易积成形。络脉为气血津液渗灌的场所,久病络气瘀滞,气化失常,影响气血津液正常的输布灌溉,津凝为痰,血滞为瘀,痰瘀混处络中,导致络脉瘀阻,或结聚成形而为积,形成临床客观检查可以发现或临床诊查显而易见的有形病变,正如《素问·举痛论》所言:"寒气客于小肠膜原之间,络血之中,血泣不得注于大经,血气稽留不得行,故宿昔而成积矣。"

**2. 肺癌与络病关系的探讨**

朴教授认为,肺癌为典型的络脉病变,临床表现皆与虚、毒、痰、瘀阻络有关,这4种病理因素之间常常相互兼杂,相互影响,形成恶性循环,这些病理因素的消长盛衰又决定着病情的演变发展和预后转归。如痰瘀胶结,瘀毒阻络,伤津耗气,损精败血,从而导致络伤难复,病情缠绵难愈;常此以往,虚愈甚,毒愈结,血愈滞,络愈伤,积乃成,终致肺体不张(如肺活量下降、肺容积缩小,甚至肺不张等),肺萎不用(如肺通气功能、弥散功能严重受损,甚至出现呼吸衰竭)及络息成积(如形成肿块)。

(1)正虚乃发病之本 朴教授指出,正如《素问·评热病论》所说:"邪之所凑,其气必虚",肺癌的发生和正虚关系密切。中医的"正气"又称"真气"和"元气",是人体生命活动的统帅和动力。人体正气的生成,来自脾、肾二脏。肾为先天之本,脾为后天之本。如果先天不足,或某种潜在的细微缺陷,于某阶段也会表现出正虚的症候。后天之本"脾胃"有病,消化吸收功能失司,必会导致正气虚衰、抗邪无力,进而发病。另外,前来求治于中医的患者,多接受过手术、放疗、化疗,这些治疗方法在消灭肿瘤细胞的同时也损伤了正气。由此可见,正虚几乎存在于肺癌的全过程。

(2)毒损肺络、痰瘀互结是病理关键 朴教授认为烟毒是肺癌重要的致病因素。烟毒辛燥,可直损肺络,耗气伤阴。烟毒入络,气血瘀滞,败坏络体。若正虚不制,败络化毒,络毒亢变,则亢害无制,化生新络。新生之络亦即络毒蕴结之处,络毒亢变,随络流溢,内伤脏腑,外达肢节;损伤脏腑,败坏形体经脉,构成恶性病理循环。烟毒损络,痰瘀阻络则肺胀、喘满;毒瘀化火,灼伤血络则咳嗽、咯血;晚期正气衰惫,毒随络流,移至他脏,则变证丛生。由此可见,外受毒邪,毒损肺络可谓肺癌形成的病理基础,同时也是导致病情演变的重要因素。痰瘀既是邪毒侵肺、脏腑功能失调的病理产物,又是导致正气内虚、邪毒胶结成块的致病因素。因此,痰瘀为病贯穿于肺癌的整个发病过程。若早期治疗及时,治法得当,毒解热清瘀消痰除络通而病可向愈;反之,若失治误治可导致病情反复,正气衰微,病势缠绵,变证丛生。

(3)久病入络,络息成积是结局 "久病入络"是清代名医叶天士关于络病发生发展规律的学术观点,阐明了内伤疑难杂病由气到血、由功能性病变到器质性病变的病理演变过程。病久正气耗损,脏腑之络空虚,病邪乘虚而入,脏腑之阴络络体细窄,气血流缓,邪气病久入深,盘踞不去,病情深痼难愈。病初在气,脏腑气机失调,气化失司;或本脏腑气机壅塞不通,功能失调,久则气病及血,气滞血瘀阻络,久病不愈,甚则积聚成形。络息成积是邪气稽留络脉,络脉瘀阻或瘀塞,瘀血与痰浊凝聚成形的病变。《难经·五十六难》称肺之积为息贲,贲通"奔",息贲者言气息奔迫,指肺积导致肺失宣肃而引起的咳喘等症。由热毒、痰浊、血瘀及吸入肺部的有害物质(如烟毒),阻滞肺络,结聚成形,导致喘促、咳嗽、咯痰、呼吸困难,亦可损伤肺络出现咳血,这与西医学的肺癌等病变类似。肺癌一旦发生,脏腑之络气虚衰,自稳功能低下,一方面组织呈现无序快速破坏性增长,另一方面气之帅血正常运行的功能失常,络脉大量增生供给癌瘤血液营养,不为正体所用反助邪为疟,导致瘤块快速破坏性增长。

### 3. 扶正培本、解毒通络是治法

正气内虚,毒损肺络,络息成积是肺癌的病机特征。因此,扶正培本、解毒通络是治疗肺癌的重要治法。临床应当区分原发与继发,早期与晚期,根据虚、毒、瘀、痰之轻重缓急以及兼夹情况,灵活用药。早期原发性肺癌,多以热毒壅肺、痰瘀阻络为主要病机特点,病程较短,邪实而正未虚。治疗强调清热解毒、化痰通络;常用药物如金银花、连翘、白花蛇舌草、土茯苓、金荞麦、陈皮、半夏、贝母、桔梗等。若失治误治,毒瘀胶结不化,脉络痹阻,络息成积,治疗当解毒化瘀、软坚散结、通络行气并用;常用药物有贝母、瓜蒌、穿山甲、桃仁、三棱、水蛭等。肺癌晚期,病情迁延日久,正虚邪实,虚实夹杂,出现了虚、痰、瘀、毒互结,肺络痹阻等为主要临床表现。"久病当以缓攻,不致重损",故晚期肺癌的治疗当标本兼顾,攻补兼施,寓通于补,通不致虚,补不留邪,燮理阴阳,调畅气血,恢复脏腑功能,使虚复、痰化、瘀除、毒解而肺络自通。常用药物如黄芪、党参、茯苓、山药、陈皮、白术、天冬、沙参、白花蛇舌草、夏枯草、白英、仙鹤草、三七等。朴教授强调,扶正培本治则应贯穿肺癌治疗始终,当依照病情的变化和病程的进展详审明辨,方可不失偏颇。总的来说,扶正方面,益气养阴(如益肺清化膏)和健脾益肾(如健脾益肾颗粒等)被认为是最常用且行之有效的治法,对提高患者的生存质量,延长生存期,延缓病情具有一定的作用。

近年来,基于正气内虚为恶性肿瘤重要的发病学基础的共识,朴教授经过反复探索、总结思考,提出了"肺癌是多种因素夹杂致病的慢性疾患,应当随证择法、综合施治,扶正培本应贯穿治疗始终"的学术思想。

治病求本,历来是中医临床的精髓、核心,求本主要指的是治疗要直中病机。中医学的最大特点就是辨证论治,以疾病的临床表现为依据,通过分析疾病的症状、体征来推求病机,为用药提供依据。治病求本的过程就是辨证论治的过程,通过对临床症状的分析、归纳、总结、推断,明辨病机性质。只有抓住病机,才能抓住病变的实质,治病时才能做到有的放矢,直中病所。朴教授认为,肺癌以肺脾两虚多见,治疗宜培土生金,以益气为主,佐以养阴,方以参苓白术散合百合固金汤加减。益气多选用黄芪、太子参、白术,养阴多选用沙参、麦冬、生地黄,并酌加五味子、煅牡蛎等收涩之品,以起敛阴之效。朴教授认为,肺癌早期病在肺脾,这一阶段多选用既可入肺、脾两经,又具有滋肺阴、补脾气功效的药物为基本方,如沙参、麦冬、白术、山药、薏苡仁、黄芪、茯苓等,也是遵循"培土生金"、"虚则补其母"的治则;为使补而不滞,可在上方中加入豆蔻、砂仁等芳香醒脾之药,既助脾之运化,又符合脾喜燥恶湿的特性。晚期多为肺、脾、肾虚,根据金水相生的治则,可加用女贞子、枸杞子、五味子、菟丝子、益智仁、肉桂等益肾温阳之药。

(1)以人为本,权衡攻补 "因人而异"作为中医治疗疾病过程中的重要原则之一,其实质就是以人为本。也就是在治疗疾病的过程中,按照患者的年龄、性别、体质、生活习惯、精神状态的不同,辨证论治随以机动,因人而异。肺癌作为一种全身性的疾病,既有正虚——气阴两虚,又有邪实——瘀毒内侵;在治疗时既要重视攻邪,解毒抗癌消灭肿瘤,又重视扶正,益气养阴提高抗癌能力,应灵活掌握"邪祛则正安"和"养正积自除"二者之间的辨证关系。朴教授认为,中医药治疗肺癌的特色并不在于直接攻伐肿瘤,扶正与解毒抗癌并非矛盾,"养正积自除",殊途同归。现代药理学研究业已证实这一观点,部分益气扶正药,如黄芪、人参等提取成分,可通过改变机体的免疫状态达到抗癌消瘤的目的。当然在运用中药治疗肺癌时还需重视患者的特殊性,必须仔细分辨阴、阳、气、血孰盛孰衰,不可妄加补益;朴教授同时反复强调,扶正与祛邪是为了一个共同目的,应根据具体病情,或补中有泻,或攻中寓补,或攻补兼施,因人因时而异;只有将扶正与祛邪有机结合,才能做到有的放矢。

(2)师古不泥,活用药对

1)太子参—沙参,培土生金:太子参味甘、微苦,性平,入脾肺经。《本草再新》云:"治气虚肺燥,补脾土,消水肿,化痰止咳。"《饮片新参》云:"补肺脾元气,止汗,生津,定虚悸。"北沙参味甘、微苦,性微寒,入肺、胃经。《本草汇言》云:"治一切阴虚火炎,似虚似实,逆气不降,清气不升,为烦、为渴、为胀、为满、不食。用北沙参五钱水煎服。"总之,太子参、沙参合用,一为补气,一为养阴,两者相须为用,药力大增;既能补气生津,又可养阴清肺,起到了协同增效的作用。此两药性平和,尤适于体虚不受峻补之证。

2)薏苡仁—益智仁,健脾益肾:薏苡仁健脾补肺,《药性论》载其"主肺痿肺气,吐脓血,咳嗽涕唾上气。煎服之破五溪毒肿",朴教授常取其健脾补肺作用,治疗肺癌患者见脾虚便溏食欲不振、乏力者;取其清热排脓作用,治疗肺癌患者合并感染、咯吐脓血者。益智仁辛温,功可补肾固精,温脾止泻。《医学启源》云:"治脾胃中寒邪,和中益气。"《太平惠民和剂局方》"益智散"载:"治心腹痞满,呕吐泄利,手足厥冷……心胁脐腹胀满绞痛。"多用于治疗脾肾阳虚肺癌患者的泄泻,取其固涩的作用。此两药不但都具有一定的抗肿瘤作用,而且能够健脾益肾,一方面能够扶助先天之本,另一方面培补后天之脾土,故此朴教授常常配对使用。

3)白花蛇舌草—土茯苓,解毒抗癌:白花蛇舌草味微苦、甘,性寒,入胃、大肠、小肠经。具有清热解毒及消痈活血作用。《广西中药志》载:"治小儿疳积,毒蛇咬伤,癌肿。"《泉州本草》云:"清热散瘀,消肿解毒。治肺热喘促,咳逆胸闷。"故对于防治肺癌患者容易发生肺部感染有益。土茯苓味甘淡而性平,为利湿解毒之佳品,常用于湿热毒盛的各种肿瘤。《生草药性备要》云:"消毒疮、疔疮。"白花蛇舌草、土茯苓两药既能直接抑制癌细胞生长,又能增强机体的免疫功能,可用治热毒壅盛、痰湿郁滞为主的肺癌及肺癌骨转移所引起的骨痛。

4)贝母—桔梗,化痰止咳:《本草汇言》云:"贝母,开郁,下气,化痰之药也,润肺消痰,止咳定喘,则虚劳火结之证,贝母专司首剂。"《本草纲目拾遗》云:"解毒利痰,开宣肺气,凡肺家夹风火有痰者宜此"。桔梗味苦、辛,性平,归肺经。《珍珠囊药性赋》云:"疗咽喉痛,利肺气,治鼻塞。"正如《本草求真》所言："桔梗系开肺气之药,可谓诸药舟楫,载之上浮,能引苦泄峻下剂"。桔梗升提肺气助卫气之布化,贝母下气化痰,此二药一宣一降,共奏宣降肺气之功。临床上用于肺癌咳嗽痰多者,既可清热化痰,又能理气止咳。

5)侧柏炭—仙鹤草,收敛止血:侧柏叶,性微寒而苦涩,既可凉血止血,又能化痰止咳,止血多炒炭用。《药品化义》云："侧柏叶,味苦滋阴,带涩敛血,专清上部逆血"。仙鹤草,味涩收敛而性平和,归肺、肝、脾经,具有收敛止血作用,在临床上广泛用于各种出血之证。仙鹤草与侧柏叶等配伍应用,可用于阴虚之咯血患者。

6)椒目—龙葵,消饮逐水:椒目苦寒,归肺、肾、膀胱经,功可消饮逐水、顺气降逆。龙葵性味苦寒,具有清热解毒、活血消肿作用。《本草纲目》载:龙葵能"消热散血"。《救荒本草》载其:"敷贴肿毒金疮,拔毒"。两药均善化痰饮,合用相辅相成,功专消饮通痹、逐饮宽胸,朴教授常用于肺癌伴胸腔积液者,取得满意效果。

### (三)治疗恶性淋巴瘤

**1. 对恶性淋巴瘤中医病因病机的认识**

恶性淋巴瘤是原发于淋巴结或其他淋巴组织的一种恶性肿瘤。传统医学认为本病属于"恶核"、"失荣"、"石疽"、"痰核"、"阴疽"等范畴。朴教授认为本病以肺脾肾亏虚为发病之本,以痰毒瘀郁结为发病之标,病理因素可归结为"虚"、"痰"、"毒"、"瘀",其中"虚"为病理因素之本,"痰"、"毒"、"瘀"为病理因素之果,若将其置于整个疾病过程中,则又为临床诸证之因。临床中各种淋巴瘤多是先有虚,而致脏腑功能失调、代谢产物堆积,而后才出现痰、毒、瘀。总之,本病属于本虚标实。只要掌握这一点,无论其临床症状如何错综复杂、千变万化,都能提纲挈领,应变自如。

**2. 辨证分型及常用方药**

辨证论治是中医学治疗肿瘤的主要方法。恶性淋巴瘤不同于其他具体部位的肿瘤,长期以来缺乏固定并且有章可循的辨证和治疗模式。朴教授认为:临床辨证应以气血津液辨证为主,结合脏腑辨证、经络辨证等法,初步分为5型:①阳虚痰湿型,临床多见颈项、腹股沟淋巴结肿大,或分散或结聚成块,质硬,无痛,头面部或双下肢水肿,舌淡边有齿痕、苔白,脉沉迟而细。治宜温阳化痰、利水祛湿,方选黄芪防己汤或真武汤加减,药用防己、黄芪、党参、薏苡仁、白术、苍术、干姜、陈皮、茯苓、半夏、附子、生姜、升麻、柴胡、仙鹤草等。②毒瘀互结型,临床可见身体各部皮下硬结,无痛,质硬,活动性差,伴见形体消瘦,面色黯黑,皮肤枯黄,舌质黯红、苔多厚腻乏津,脉弦涩。治宜活血化瘀、解毒散结,可选和营软坚丸加减,药用蒲公英、半枝莲、白花蛇舌草、夏枯草、玄参、生地、山慈姑、三七、莪术、三棱、鸡内金、穿山甲、蜈蚣、天龙、猫爪草、露蜂房等。③气滞痰凝型,胸闷不舒、两胁作胀,颈腋及腹股沟淋巴结肿块累累,脘腹结瘤,皮下硬结,消瘦乏力,舌质淡红、苔白,脉弦滑。治宜舒肝解郁、化痰散结,可选逍遥散加减,药用当归、芍药、柴胡、茯苓、白术、贝母、玄参、郁金、麦芽、焦三仙、陈皮、半夏、夏枯草、牡蛎、海藻、昆布等。④血燥风热型,症见颈项部皮下淋巴结肿硬,红斑,皮肤瘙痒,伴见口咽干燥,恶寒发热,大便燥结,小便黄短,舌质红、苔黄,脉细弦。治宜养血润燥、清热疏风,可选防风通圣散加减,药用防风、川芎、当归、芍药、大黄、薄荷、麻黄、连翘、芒硝、石膏、黄芩、桔梗、滑石、荆芥、白术、栀子、生地等。⑤肝肾阴虚型,症见浅表部位淋巴结肿大,临床伴见午后潮热,五心烦热,盗汗,腰膝酸软,倦怠乏力,形体消瘦,舌质黯红、苔少,脉细数。治宜滋补肝肾、解毒散结,可选六味地黄丸加减,药用茯苓、泽泻、丹皮、山药、山茱萸、地黄、枸杞、地龙、山慈姑、夏枯草、玄参、猫爪草等。

### 3. 对治则治法的探讨

一般认为恶性淋巴瘤的辨证治疗与病程有关,早期以祛邪抗癌为主,中期以扶正固本与祛邪抗癌相结合,晚期以扶正调补为主,佐以祛邪抗癌。总原则如此,但临床治疗时也不能生搬硬套,朴教授认为恶性淋巴瘤病理分型复杂,不同于临床肺癌、肝癌、胃癌、大肠癌等均有围绕其主要脏器生理病理所表现出来的具有明显特征的主症和次症,其临床起病多隐匿,不易察觉,或发现时已出现浅表部位皮下硬结,并伴有乏力、消瘦、潮热、盗汗,临床容易误诊、漏诊。根据国内外各种肿瘤治

疗现状结合个人多年经验,初拟治疗原则如下:

(1)中西并用,抑消结合　恶性淋巴瘤临床缓解率高,复发率也高,耐药多有发生,并且更换治疗方案效果不明显,病情进展迅速,后期无法控制,多束手无策,因此临床多采用中西并进。早期多以化疗、放疗为主,配合中医中药扶正祛邪,既可固护正气,又可减毒增效;中期应提高中医中药的地位,防止化疗、放疗出现耐药,肿瘤细胞逃逸,最大限度杀死肿瘤细胞;后期应将中医中药提升到主要地位,主要针对化疗、放疗副反应,后期并发症,尤其恶液质等整个机体衰退状况,予以强有力的支持治疗,最大可能挽救患者生命。临床应看重现代科技手段在恶性肿瘤中的作用,与传统医学相互弥补不足,如采用CT可以发现浅表部位淋巴结阴性的早期恶性淋巴瘤,并可发现原发病灶,及时作出临床分期,为治疗作准备。同时对于浅表淋巴结肿大,切除取病理,可以及时明确诊断,不至于误诊。鉴于恶性淋巴瘤发展过程独特,应该整体上把握,认识其整个发病过程,适时予以最有力的综合治疗,做到整体与局部密切结合,形成全面认识,才能给予最有效的治疗。

(2)重视排毒解毒　毒作为癌症最大的致病因素,始终应将排毒解毒作为一项重要治疗方法贯穿于恶性淋巴瘤的防治中。在医学中,毒的概念非常广泛。《素问·生气通天论》曰:"虽有大风苛毒,弗之能害。"《素问·异法方宜论》亦曰:"其病在于内,其治宜毒药。""六淫之邪"、"内伤七情"及现代各种病原微生物、理化因素均可扰乱人体正常生理平衡状态,造成阴阳失调,功能障碍。它一方面致脏腑功能异常,另一方面致代谢产物堆积,使人体变为一个上下、内外皆不相通的死工厂,最后无法运作,从而导致机体死亡。外来之物、内生之毒均当排出,只有截断毒对人体的损害,恢复排毒系统的功能状态,才能保证生命的存在。其排毒方法有两种:根据具体脏腑生理功能特点,采取相应的扶助正气类中药,着重恢复脏腑正常功能;采用祛邪一类方药,促使代谢产物排出,畅通渠道,使人体能够正常吐故纳新,不断循环。

(3)重视带瘤生存　恶性肿瘤多数难以治愈,甚至无法缓解,仅有小部分可以达到临床治愈水平,但也难免复发,需定期复查。认识到与肿瘤激烈抗争,最终将导致两败俱伤,所以不妨把肿瘤作为身体的一部分,通过药物的控制,将其遏制于机体可耐受范围之内,使之处于休眠状态,从而达到与人类和平共处,即所谓带瘤生存。部分经过放化疗后,疗效评价为无效或难以耐受剧烈化学治疗的患者,或因体质差、年龄较大或重要脏器功能受损等,难以耐受常规剂量的联合化疗和放疗的中晚期肿瘤患者,可以选取单纯中医药治疗,从而起到缓解临床症状,提高生活质量,延长生存时间,以及带瘤长期生存的目标。

(4)外用药 外治作为中医的一项特色治疗手段,源远流长,屡试不爽,并显现出可喜的临床效果。不仅在肝癌、胃癌、大肠癌等病中使用膏药肿块贴敷,穴位贴敷,溃烂处贴敷,而且将其推广至恶性淋巴瘤的外治中来。《内经》云:"坚者消之,客者除之","结者散之,留者攻之"。凡是有形之积,即具体肿块,遵从中医治疗原则,皆可外敷,以促使其消散。其立法当以活血化瘀、软坚散结、消肿解毒为要旨。常用半枝莲、白花蛇舌草、夏枯草、玄参、生地、山慈姑、三七、莪术、三棱、鸡内金、穿山甲、蜈蚣、天龙、猫爪草、蜂房、地龙、全蝎、斑蝥、僵蚕、牡蛎、仙鹤草、槟榔等,其中最喜用白花蛇舌草、穿山甲、天龙、猫爪草、露蜂房、地龙、僵蚕、仙鹤草等,认为其毒性相对较小,临床效果好。当然,正气亏虚者,应加用扶正类中药或配合内服中药。

## 二、医案荟萃

### 1. 卵巢癌(一)

曹某,女,58岁。2005年1月初诊。

主因:卵巢癌术后1年,化疗后双肺转移。

2005年1月来我科就诊。就诊时诉乏力,腹胀,间断咳嗽,纳食不香,舌淡暗,苔白略厚,脉细沉。CA125 110ng/ml。

[辨证]脾肾亏虚,痰瘀互结。

[治法]健脾益肾、活血散结。

[处方]黄芪30g 白术15g 鸡内金15g 穿山甲10g 莪术9g 土茯苓15g 海藻15g 枸杞子15g 乌药10g 桔梗9g 青皮10g 白花蛇舌草30g 柴胡9g 法半夏9g 薏苡仁15g 焦三仙各10g 陈皮10g 14剂,水煎服,每日1剂。

**复诊**：患者服上方2个月，后复诊精神较前好转，腹胀、纳差、乏力均有好转，舌苔已成薄白，脉略弦，仍守原法，前方加橘核9g，散肝经滞气，14剂。

**三诊**：服上方后，效果很好，故又按原方服用14剂才来就诊，咳嗽减轻，CA125降至107ng/ml。存活5年。

[按] 朴教授对药物配伍精练确当，立足祛邪不伤正、扶正不留邪的组方原则，一药多用，多药力专。故所选药物具有多种作用，有的以软坚消痰为主，兼以活血作用，有的既能活血化瘀，又可凉血止血，有的治有形之瘀积，但可兼顾无形之气分。朴教授认为，手术前后服用中药，能明显提高手术效果，调整脏腑功能，增加免疫力，减少术后并发症及后遗症，延长寿命，提高远期生存率。常用药为黄芪、刺五加、当归、女贞子、川楝子、延胡索、白花蛇舌草等。卵巢癌化疗的毒副反应很大，尤其对消化功能、骨髓造血功能和免疫功能都造成很大的影响，从而使患者不能顺利进行治疗，严重影响疗效。因此采用中西医结合治疗是治疗卵巢癌极为重要的一环。患者接受化学药物治疗后，可造成机体热毒炽盛、津液受损、气血损伤、脾胃失调以及肝肾亏损等。因此在患者化疗的同时，服用益气养血、滋补肝肾之剂，既能增加化疗的疗效，又能减轻化疗的毒性反应，使患者顺利完成化疗全程，促使病情稳定或趋向好转。卵巢癌病位在少腹，属肝肾二经，属本虚标实，朴教授以近代名医张锡纯所创理中汤加减治疗。是消补兼施，扶正祛瘀。用黄芪、白术、枸杞子健脾益肾为君药，取养正积自除之意，血瘀每加痰阻，所谓痰瘀同源，故以莪术配海藻、青皮、陈皮等，活血化痰散结。乌药行腹部滞气，顺肾经逆气，柴胡为疏肝要药，一为引经，一为行气。鸡内金不但能消脾胃之积，无论脏腑何处有积，鸡内金皆能消之，是以男子疝癖、女子癥瘕，久久服之，皆能治愈。朴教授认为本病日久易化热化火伤津，故一改癥瘕一派温散化瘀的常用治法，其方药中多加一些清化之品，对古人的寒凝血滞之说有了新的理解，土茯苓、白花蛇舌草味苦性寒，温中有清。薏苡仁健脾除湿，焦三仙是朴教授方中必备之品，体现了顾护脾胃的理念。桔梗、半夏止咳宜肺，桔梗为肺经的引经药，《金匮要略》中止咳方中均有半夏。

**2. 卵巢癌(二)**

陈某,女,78 岁。2006 年 8 月初诊。

主因双侧卵巢低分化腺癌伴腹水于 2006 年 8 月来诊。

因患者心、肺功能较差不能行肿瘤减灭术,来诊时症见精神弱,贫血貌,腹胀膨隆,腹胀腹痛,下肢浮肿,纳食不香,气短,小便少,舌质淡苔白,脉细。

[辨证] 脾肾亏虚,瘀阻下焦,气滞水聚。

[治法] 扶正软坚,活血利水。

[处方] 柴胡 10g　枳壳 10g　大腹皮 15g　猪苓 15g　泽泻 15g　泽兰 10g　黄芪 30g　三棱 6g　莪术 9g　橘核 10g　白术 10g　山药 15g　土茯苓 15g　肉桂 5g　穿山甲 10g　焦三仙各 10g　半枝莲 15g　14 剂,水煎服,每日 1 剂。

随症加减治疗 2 周后,腹胀肢肿减轻,精神转佳,嘱患者进行化疗,患者反应重,恶心呕吐,大便干结难下,舌苔黄厚,脉细。辨证为脾虚湿阻,瘀结下焦。治以利湿通腑,扶正益气。处方:前方减三棱、莪术加熟大黄 10g,全瓜蒌 30g,陈皮 9g,竹茹 9g,姜半夏 9g,药后腑气通,大便 1 次/日,呕恶减,化疗期间服用本方,进行顺利。至今病情稳定。

[按] 女子天癸既绝,乃属太阴经也。强调脾脏在老年妇女生理、病理中发挥着极为重要的作用。患者年过 7 旬,故方中以白术、茯苓、山药、焦三仙大量的健脾药与黄芪一起匡扶正气,柴胡、枳壳行气,因卵巢癌多为实性肿块,该患者又合并腹腔大量积液,故除以大腹皮、猪苓、泽泻、泽兰利水消胀,肉桂温阳利水外,在处方中用海藻、昆布等消痰散结之品。三棱、莪术、橘核、穿山甲活血通络、散结止痛,半枝莲清热解毒为反佐药。

**3. 卵巢癌(三)**

张某,女,58 岁。于 2007 年 1 月初诊。

患卵巢透明细胞癌术后 4 个月,伴腹胀、烘热汗出,大便正常,舌淡苔薄,脉细。

[辨证] 气血虚弱,肾水不足,肝火上亢。

[治法] 益气养血,降火补肾。

[处方]方拟芩连四物汤加二至丸加减。

黄芩 10g　黄连 5g　川芎 10g　当归 10g　白芍 20g　黄芪 30g
白术 15g　生地黄 20g　山药 15g　女贞子 10g　墨旱莲 10g　白花蛇
舌草 15g　菊花 10g　紫草 10g　橘核 10g　桑叶 10g　焦三仙各 10g
厚朴 6g　14 剂,水煎服,每日 1 剂。

复诊:服药后腹胀、烘热减轻,原方继服 14 剂后诸症进一步好转。
此后加夏枯草、三棱等药,观察至今,病情平稳。

[按]患者术后 4 个月脾气虚弱,血虚肾亏,肝火上亢,出现腹胀、
乏力、烘热汗出等症,方中黄芪、白术、山药、焦三仙健脾益气,使气血生
化有源,四物皆濡润之品,养血柔肝;二至丸滋补肝肾,滋阴潜阳;紫草
凉血,菊花平肝、清头目,桑叶既可清肝热,又能止燥汗;特别是苦寒泻
火之黄芩、黄连二味,治烘热效如桴鼓;橘核入肝经,行气散结,又可作
为引经药。白花蛇舌草清热解毒抗癌。服用 30 剂后,烘热好转,减苦
寒之品,以免久服伤胃,加夏枯草缓肝火,散结气。三棱破血散结,以防
肿瘤复发及转移。

### 4. 肺癌(一)

李某,女,65 岁。1996 年 4 月 2 日初诊。

主诉:咳嗽、气短 2 月余。

病史:患者 1996 年 3 月因咳嗽、气短 3 周就诊于某医院。胸片示
左胸腔少量积液,左肺门肿物 3cm×4.5cm,左锁骨上淋巴结肿大约
1.5cm×1cm,胸水中找到腺癌细胞,诊断为:左肺腺癌,胸膜、纵隔淋巴
结转移,锁骨上淋巴结转移,临床分期Ⅲb($T_4N_2M_0$)。本人拒绝放、化
疗而转中医诊治。

现症:患者咳嗽,痰多,色白,气短,乏力,纳呆,动则喘,寐差,二便
调,舌质红,苔白腻,脉细濡。

[辨证]痰湿壅肺。

[治法]化痰利湿,泻肺平喘,通络解毒。

[处方]瓜蒌 15g　清半夏 10g　麦冬 12g　紫菀 10g　猪苓 15g
茯苓 15g　葶苈子 10g　大枣 7 枚　龙葵 15g　郁金 10g　蚤休 10g
野菊花 12g　陈皮 6g　生薏苡仁 20g　15 剂,水煎服,每日 1 剂。

二诊:4月17日,服药后患者咳嗽明显减轻,气短、乏力均有好转,余症同前,舌质红,苔薄白,脉沉细。前方去瓜蒌、清半夏、紫菀,加生黄芪、北沙参、天冬以益气养阴。处方:生黄芪30g,北沙参12g,天冬12g,麦冬12g,猪苓15g,茯苓15g,葶苈子10g,大枣7枚,龙葵15g,郁金10g,野菊花12g,薏苡仁20g,陈皮6g,蚤休10g。20剂,水煎服,每日1剂。

三诊:5月23日复诊,患者述服药后症状逐渐减轻,再用上方15剂后复查胸片,胸水基本消失,左锁骨上淋巴结消失,左肺门肿物缩小为2cm×2.5cm。现偶有咳嗽,少量白痰,动甚气短,纳、寐可,二便调,舌质红、苔薄白,脉沉细。以益气养阴,化痰散结,抗癌解毒为法。处方:天冬12g,麦冬12g,元参12g,沙参12g,芦根10g,浙贝10g,猪苓15g,茯苓15g,郁金10g,陈皮6g,蚤休10g,白英15g,生薏苡仁20g,龙葵15g,汉防己10g,生黄芪30g,野菊花12g,白花蛇舌草20g。30剂,水煎服,每日1剂。患者持此方回家,每日服药,半年后来信述,胸片与前比较无明显变化,1年后再次来信,附胸片报告结果:"左肺癌,左肺门肿物2cm×2.2cm,余未见异常。"自述仍每日服用1996年5月23日方。1998年随访,家属来信告知患者于1997年12月因突发心肌梗死死亡。

[按]肺癌属中医学的"肺积"范畴,乃由正气虚损,外邪乘虚入肺,肺失宣肃,气机不利,血行受阻,津液失布,津聚为痰,痰凝气滞,痰瘀阻络,日久痰瘀胶结,形成肺部积块。病理性质当全身属虚,局部属实,虚实夹杂。肺癌之虚以阴虚及气阴两虚最为多见,其实则不外气滞、血瘀、痰凝与毒聚。临证时首先要辨明虚实及虚实的多少。治疗上或以扶正为主,或以祛邪(抗癌)为主,或扶正驱邪并重,始为得法。患者初诊时咳痰喘满,邪气壅盛,治法以攻邪为主;二诊时咳喘大减,病势去半,仍重在祛邪,兼顾正气;三诊时患者症状轻微,肿瘤缩小,正虚邪不盛,故以扶正抗癌为大法,坚持服药有1年余,病灶稳定,后死于其他疾病。朴教授临床处方用药,既重视辨证施治,又善于吸收现代药理学的研究成果,选用具有一定抗肿瘤活性的中药,有利于提高疗效。

### 5. 肺癌(二)

李某,男,61岁。2002年4月26日初诊。

主诉:阵发刺激性呛咳、痰中带血1月余。

病史:2002年3月17日患者因感冒后诱发阵发性呛咳,胸闷,咳吐血丝痰黏,在当地肿瘤医院拍胸片及CT提示左肺上叶占位病变,肿块大小1.5cm×2.2cm。4月3日在某医院痰涂片报告,发现腺癌细胞,分化程度较好,支气管镜检未见癌细胞。临床诊断左肺腺癌,临床分期Ⅰa($T_1N_0M_0$),本人拒绝手术及放、化疗,遂来我院门诊治疗。

现症:患者述,在当地医院经抗感染治疗后咳嗽减轻,仍感胸闷,左侧胸痛,咳少量血丝黏痰,乏力,纳差,失眠,便干,咽干,手足心发热,舌质淡红,苔薄白少津,脉滑,尺脉重按无力。

[辨证]气阴两虚,痰瘀胶结,毒损肺络。

[治法]益气养阴,化瘀祛痰,解毒宁络。

[处方]全瓜蒌15g　杏仁10g　桔梗10g　海蛤壳15g　沙参10g麦冬10g　黄芪30g　炒三仙各10g　白术15g　太子参15g　白豆蔻5g　生地炭15g　侧柏炭15g　甘草10g　15剂,水煎服,每日1剂。

二诊:5月11日,患者服药后精神较前好转,咳吐较多黏痰,随后痰量明显减少,胸闷、胸痛、乏力、咽干、手足心发热等症状明显减轻,惟时有咳嗽,咳痰偶见血丝,仍乏力,汗多,失眠,纳少,舌质黯淡,舌苔略厚,脉沉滑。仍遵前法。处方:黄芪40g,太子参15g,白术15g,防风12g,杏仁10g,桔梗10g,生地炭15g,侧柏炭15g,僵蚕15g,白英15g,蛇莓15g,莪术9g,土茯苓15g,炒三仙各10g,白花蛇舌草15g,甘草10g。30剂,每日1剂,水煎服。配服益肺清化膏每次15克,每日3次;西黄解毒胶囊每次2粒,每日3次,交替服用。

三诊:6月3日,服药后患者精神明显好转,纳食转佳,咳嗽基本消失,偶尔咳嗽时咳痰未见血丝,仍时感胸痛憋闷,失眠,乏力,大便干,腰膝酸软,舌质黯淡,苔薄白,脉沉细。处方:黄芪30g,太子参15g,生白术15g,山药12g,草河车15g,蛇莓15g,八月札15g,枳壳10g,菟丝子15g,狗脊15g,枸杞子15g,怀牛膝15g,白英15g,土茯苓15g,猪苓15g,炒三仙各10g,甘草10g。30剂,水煎服,每日1剂。成药同前。

在上方基础上稍事加减,配服成药。坚持服药至 2002 年 12 月 16 日,在某医院作痰涂片,2003 年 7 月 23 日于某医院支气管镜检,均未发现癌细胞。2003 年 7 月 26 日来诊,患者诸症如失,惟易疲乏,睡眠不佳,余如常人。嘱其定期复查,每半年服药 1 个月,巩固疗效。

[按]朴教授认为,肺癌病机错综复杂,常易出现虚实相兼证候,虽以咳嗽、咳痰、胸痛、咯血等肺系症状为临床见证,然其发生却根源于五脏虚损。肺癌病机,不离肺脾。肺居上焦,脾位中焦,因"肺手太阴之脉,起于中焦",故其经脉联属构成了肺脾间生理、病理相互联系、相互作用的基础。肺脾同为太阴,在气血阴阳的盛衰、消长变化过程中,具有同步变化的趋势,故在病理上常相互影响,或脾病及肺,或肺病及脾。脾属上而生肺金,故脾为肺之母,肺所主之气、所布之津来源于脾所升清上散之水谷精气与津液,即李东垣所言:"饮食入胃,而精气先输脾归肺",故脾气充足则肺健气旺,宗气充盛,脾气不足则肺气虚少,宗气不足,即"土不生金",所以李东垣提出了"脾胃一虚,肺气先绝"之论,故临床上肺脾气虚每多并见,常用"培土生金"之法治之。脾居中焦,主转输津液、运化水湿,具吸收、输布水液之功,而肺主宣发肃降、通调水道,乃水之上源,故人之津液转输敷布必依肺脾健运方能正常。若脾胃失和,脾失健运,津液失于输布,则聚而生痰成饮,常影响肺之宣发与肃降,出现喘咳、痰多等症。脏腑虚损,以肾为根。肺癌发病,脏虚为本,而肾虚为根。首先,肾所藏之精是人生殖、生长、发育的物质基础。同时肾中精气还是激发、推动各脏腑功能活动的原动力。其次,肾与五脏功能密切相关。在病理情况下,某种原因使肾不藏精或精气亏虚,而见精气无力推动、元阳不能温煦,或见元阴失于濡润,都必会影响脏腑,使之功能低下;而脏腑功能异常,又会导致精气匮乏。如此反复,在加快机体衰败的同时,还可内生瘀血、痰浊,阻闭肺络,发生肺积之证。朴教授认为,烟毒是肺癌重要的致病因素。烟毒辛燥,可直损肺络,耗气伤阴。烟毒入络,气血瘀滞,败坏络体。若正虚不制,败络化毒,络毒亢变,则亢害无制,化生新络。新生之络亦即络毒蕴结之处,络毒亢变,随络流溢,内伤脏腑,外达肢节;损伤脏腑,败坏形体经脉,构成恶性病理循环。烟毒损络,痰瘀阻络则肺胀、喘满,毒瘀化火,灼伤血络则咳嗽咯血;晚

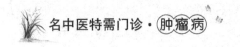

期正气衰惫,毒随络流,移至他脏,则变证丛生。

毒损肺络:本病以咳嗽、咯血或痰中带血、胸痛、胸闷为主要临床表现,常伴有气促、喘鸣、乏力纳呆、进行性消瘦等,以上临床表现皆与瘀、痰、毒阻络有关,此3种病理因素之间常常相互兼杂,相互影响,形成恶性循环,这些病理因素的消长胜衰又决定着病情的演变发展和预后转归。如痰瘀胶结,瘀毒阻络,伤津耗气,损精败血,从而导致络伤难复,病情缠绵难愈;常此以往,虚愈甚,毒愈结,血愈滞,络愈伤,积乃成,终致肺体不张(如肺活量下降,肺容积缩小,甚至肺不张等),肺萎不用(如肺通气功能、弥散功能严重受损,甚至出现呼吸衰竭),络息成积(如形成肿块)。正如《灵枢·百病始生》云:"卒然多食饮,则脉满,起居不节,用力过度,则络脉伤,阳络伤则血外溢,血外溢则衄血,阴络伤则血内溢,血内溢则后血,肠胃之络伤,则血溢于肠外,肠外有寒,汁沫与血相搏,则并合凝聚不得散而积成矣。咳嗽、气急、胸痛、咯血系肺癌四大主症,乃由痰瘀胶结,毒损肺络,肺失通降所致。肺为娇脏,主治节,朝百脉。故肺癌早期或正气亏损不著者,朴教授主张肺气以宣降为顺,肺络以宁、通为安。若症见咳嗽,咳痰带血,气急胸闷为主者,宜祛痰宁络,宣通肺气,喜用全瓜蒌、枳壳、桔梗配僵蚕、海蛤壳、蛇毒诸品,以宣肺利气,解毒达络;咯血多因痰瘀化火,上逆损络,宜侧柏、生地炒炭合怀牛膝、八月札,宁络以止血,即遵先贤治血"宜降气,不宜降火"之训。肺主气,以气为用,以阴为本。对于术后或恢复期患者,标实象不显,须以顾护肺体,补益脾肾为法。缘气复则病相愈,气阴衰则病愈进。常以参、芪、苓、术补脾益肺,益气托毒;天麦冬、枸杞子、菟丝子、女贞子补益肺肾。实验研究亦证实,益气养阴之剂可明显改善肺癌患者体液免疫与细胞免疫功能,调节肿瘤转移相关黏附分子的表达,对中晚期肺癌,因各种原因不能手术,或术后瘀毒未尽者,在稳定病灶,防止复发和转移,提高患者生活质量,延长生存期方面具有确切的疗效。

### 6. 肺癌(三)

谷某,女,69岁。2000年11月7日初诊。

主诉:阵发性呛咳1月余。

病史:患者因感冒后出现阵发性呛咳,于2000年9月20日在北京某医院行 X 线检查,左上肺叶发现 1 肿物约 3cm×3.5cm,双侧锁骨上未发现肿大淋巴结;痰涂片找到癌细胞,分型不详。纳可,二便正常,余无明显不适。既往有高血压病史。

现症:患者阵发性呛咳,夜间与晨起尤甚,胸闷,乏力,精神稍差,二便均可,眠差,多梦,口干,痰黏,舌质略黯少津,苔薄黄,脉弦细,血清癌胚抗原 19.5μg/L。

[辨证] 气阴两虚,痰毒胶结。

[治法] 益气养阴,化痰散结,解毒消积。

[处方] 半枝莲 15g  白英 12g  莪术 9g  僵蚕 12g  薏苡仁 12g  全瓜蒌 12g  夏枯草 12g  白术 15g  太子参 15g  土茯苓 12g  黄芪 30g  甘草 6g  炒麦芽 12g  炒谷芽 12g  30 剂,水煎服,每日 1 剂。

配合口服软坚消瘤片、西黄解毒胶囊。

二诊:12 月 5 日,患者咳嗽明显减轻,惟痰中带血丝,偶感乏力,头部烘热感,余症同前,舌质黯红少津,脉弦滑。证属阴虚火旺,毒损肺络。处方:半枝莲 15g,白英 12g,莪术 9g,僵蚕 12g,薏苡仁 12g,全瓜蒌 12g,夏枯草 12g,白术 15g,太子参 15g,土茯苓 12g,黄芪 30g,甘草 6g,知母 10g,枳壳 5g,山药 12g,仙鹤草 15g,炒三仙各 10g。15 剂,水煎服,每日 1 剂。成药同前。

三诊:2001 年 1 月 2 日,患者自述乏力改善,仍咳吐少量黏痰,已无血丝,偶感胸闷,胸痛,咽干,咽痛,纳可,二便调。拟解毒抗癌为主,兼以养正。处方:半枝莲 15g,白英 12g,僵蚕 12g,全蝎 3g,蜈蚣 3 条,黄芪 30g,白术 15g,玄参 15g,沙参 12g,炒三仙各 5g,甘草 6g。30 剂,水煎服,每日 1 剂。成药同前。

四诊:在上方基础上稍事加减,患者坚持服药。2001 年 5 月 8 日在某肿瘤医院复查血清癌胚抗原 25.6μg/L。患者出现咳嗽,嗜睡,乏力,胸闷,心慌,气短,口干,二便调,舌质黯,苔薄白,脉弦细略涩。心电图示不完全右束支传导阻滞,心率 98 次/分,复查胸片,病灶稳定,收住我院。证属痰毒阻络,心气亏虚。治宜解毒化痰,益气养心。处方:桔梗 9g,杏仁 9g,沙参 9g,麦冬 9g,白术 15g,芡实 10g,山药 10g,枳壳 12g,黄芪 30g,太子参 12g,陈皮 9g,莪术 9g,夏枯草 12g,炒三仙各

10g,肉桂 5g,甘草 6g,法半夏 9g。15 剂,水煎服,每日 1 剂。成药同前。住院期间继服上方,配合康莱特、榄香烯,静脉滴注。未行放、化疗。住院 2 个月,患者咳嗽消失,病情稳定,带药出院。后以益气养阴、化痰通络、解毒软坚为法,坚持服用中药 1 年余。

五诊:2002 年 9 月 17 日,患者由于情绪波动诱发两胁胀痛,胸闷,心烦,小便黄,时有咳嗽,纳可,余无明显异常,舌质黯红,苔白厚,脉弦细。证属肝郁脾虚,痰湿内阻。治宜理气健脾,解毒化湿。处方:柴胡 10g,白芍 12g,枳壳 10g,郁金 12g,木香 10g,半枝莲 15g,薏苡仁 15g,山药 12g,莪术 9g,砂仁 10g,白豆蔻 5g,木香 10g,栀子 10g,肉桂 5g,土茯苓 15g,甘草 6g,炒三仙各 10g,白花蛇舌草 15g。15 剂,水煎服,每日 1 剂。成药给予西黄解毒胶囊,用法同前。患者诸症改善,改以 2000 年 11 月 7 日方稍事加减,继服药 1 年余。2003 年在本院住院 1 个月胸片复查病灶稳定,其他脏器未见转移迹象。

六诊:2003 年 9 月 17 日,患者因情绪波动诱发胃胀痛,胃中灼热感,进食后腹泻,咳吐痰黏,舌质黯,苔黄,脉弦数。处方:杏仁 10g,柴胡 10g,黄芪 30g,太子参 15g,白术 15g,枳壳 12g,白芍 12g,半枝莲 15g,土茯苓 15g,陈皮 10g,木香 10g,砂仁 3g,莪术 9g,甘草 10g,白花蛇舌草 15g。15 剂,每日 1 剂,水煎服。配合服用西黄解毒胶囊,每次 2 粒,每日 3 次。患者坚持服药,随访饮食如常,未见复发与转移迹象。

[按] 朴教授对于早期肺癌坚持中西医结合治疗,尤其是对放、化疗较为敏感的小细胞肺癌,主张首选手术或放、化疗,结合中医药扶正培本,清除余毒,既可减轻放、化疗的毒副作用,又可防止复发与转移。对于不宜手术或自愿采用保守治疗者,须病与证相结合,既要把握肺癌气阴两虚的本质,又要以辨证为据,不同的患者及疾病不同发展阶段,其痰有热痰、寒痰、老痰、瘀痰之别;毒有热毒、寒毒、痰毒、瘀毒之分;气虚与阴虚可各有偏重;病程日久,阴损及阳,可致阴阳两虚、元气败脱之变,临证不可不辨。用药重视现代药理研究成果与中医辨证论治的结合,选择既有化痰软坚散结之功,又具有抗癌活性的药物。如以参黄芪配莪术,则参黄芪藉莪术之力,气血流通,补而不滞;元气既旺,莪术凭元气之助以消癥瘕,配伍治疗各种恶性肿瘤。常用药物,如夏枯草、半

枝莲、白英、草河车、莪术、女贞子等，经现代研究，均具抗癌活性或提高机体免疫功能的作用，体现用药法度严明，颇具匠心。

**7. 霍奇金病(一)**

薛某，女，18岁。2000年1月16日初诊。

主诉：霍奇金病放、化疗后。

病史：患者于1998年8月6日因感冒后出现间断性发热、左颈部无痛性淋巴结肿大、消瘦、盗汗等症状，经抗感染治疗无效，12月16日在某肿瘤医院组织活检，病理诊断为霍奇金病(HD)。先后在北京某医院放疗3个疗程。1999年12月3日，放、化疗结束，2000年1月15日，某医院B超显示颈部淋巴结消失，CT及胸片报告"左肺动脉外侧淋巴结肿大"，遂转中医治疗。

现症：患者间断性发热，体温在37.4～38℃波动，颈部皮肤瘙痒刺痛，口苦，胸胁胀痛，鼻咽干燥，头晕、乏力，烦躁，喜悲欲哭，纳呆，小便黄，大便干燥，3日1行，面色青黄，左颈部及肩部表皮剥脱，肤色黯红，舌质黯红，少津，脉弦细数。

[辨证]气阴两虚，肝经毒瘀，痰毒结滞。

[治法]益气养阴，化痰散结，解毒通络。

[处方]黄芪30g　太子参10g　生白术15g　枸杞子12g　女贞子10g　生地黄10g　夏枯草15g　蚤休15g　山慈姑15g　柴胡10g　川楝子10g　麦冬10g　玄参10g　生甘草10g　郁金10g　炒三仙各10g　30剂，水煎服，每日1剂。

二诊：2001年2月21日，患者口苦、胸胁胀痛、鼻干、头晕、乏力等症状明显减轻，肩部肤色转淡，痛痒减轻，纳食转佳，情绪改善。查白细胞4.1×10⁹/L。上方去玄参、川楝子、柴胡、山慈姑，加僵蚕15g，鸡血藤15g。30剂，水煎服，每日1剂。配合服用西黄解毒胶囊，每次2粒，每日3次。坚持服上方共2个月。2001年4月12日患者来电话告之，诸症明显缓解，情绪稳定。查白细胞4.5×10⁹/L，B超及胸片显示病情稳定。

三诊：5月15日复诊，停药1个月，5月13日复查胸片提示左肺动脉外侧淋巴结较前略有增大，B超示左颈部发现肿大淋巴结。准备

1周后患者在某肿瘤医院接受放疗。自述乏力，口干，咽痛，眠差，多梦，心烦，口苦，大便干，舌质红，脉弦细数。处方：黄芪30g，太子参10g，沙参10g，丹皮10g，赤芍12g，生地黄10g，僵蚕15g，夏枯草15g，天冬10g，生白术15g，山药12g，炒三仙各10g，桔梗10g，甘草10g，白花蛇舌草15g。15剂，水煎服，每日1剂。成药同前。

四诊：6月13日，患者诸症减轻，由于正在放疗中，法当扶正为主，以解毒抗癌为辅。上方去赤芍，加鸡血藤15g，女贞子15g，当归10g，百合15g。成药配合西黄解毒胶囊、参芪片交替服用。患者于放疗2个疗程结束后，继续服用上方3个月。

五诊：2003年7月23日复诊，B超及胸片复查结果报告颈部及左肺动脉外侧淋巴结消失，已考入中央戏剧学院。除仍有左颈局部皮肤潮红、瘙痒刺痛、口于、咽痛、疲乏、心烦外，无明显不适。在2001年5月15日方基础上去赤芍，加旱莲草10g，刺蒺藜15g，薏苡仁15g。配服西黄解毒胶囊。嘱定期复查。

［按］恶性淋巴瘤尤以颈部淋巴结多见，好发于青壮年，其疗效和预后与病理分型关系密切。朴教授强调辨治本病宜从虚、痰、瘀、毒着手。盖虚为病本，且放化疗后更易耗气伤阴，形成本虚标实。扶正可用参芪、白术、山药、薏苡仁等益气扶正，健脾渗湿，益气调营以绝生痰之源，祛邪则尤重治痰、治瘀。然肝郁则脾虚，疾毒痰结，虚痰瘀毒相搏，其病乃成。正如丹溪所云："诸病多因痰生，凡人身上中下有块者多是痰。"常以川楝子、柴胡、郁金、刺蒺藜等调肝达络；夏枯草、山慈姑、僵蚕、蚤休、草河车、白花蛇舌草、西黄解毒胶囊等以化痰通络，解毒软坚；放化疗后配伍沙参、赤芍、生地黄、丹皮、旱莲草、天冬、麦冬、百合等解毒散瘀，益气养阴，润燥化痰；桔梗、甘草为舟楫，引药上行，直达病所。如是则气阴得复，正盛则邪退，肝络调达，痰毒缓消。本例案以此为法，患者坚持服药2年余，确未见复发转移之迹象。

## 8. 中医个体化治疗中晚期恶性肿瘤（一）

患者，男性，68岁。

患者缘于2001年7月不明原因出现胃脘部不适，头晕，就诊于北京某医院，胃镜检查示"胃窦部占位"，活检病理示"胃癌"。7月30日于肿瘤医院行胃癌切除术,术后病理示"胃窦部低分化腺癌,侵及肌层达浆膜外脂肪,大弯侧淋巴结转移 6/19",Ⅲa 期。术后 1 个月开始化疗 3 周期,用药:5-Fu,13.5g,E-ADM 270mg,PPD 450mg,Ⅱ度骨髓抑制,WBC 最低 2300/mm³。皮下注射粒细胞集落刺激因子十余天,白细胞(WBC)有所回升,停用生血针后,WBC 一直在(2~3.0)×10⁹/L,拒绝化疗,为寻求单纯中医治疗就诊于我院门诊。首诊:患者诉乏力,偶有腹胀,眠差,纳无味,大便少,小便正常。舌质淡红、苔黄腻,脉细弱。实验室检查:WBC 2.7×10⁹/L。肿瘤标志物 CEA,CA199 正常。

[辨证]心脾两虚。

[治法]补益心脾。

[处方]归脾汤加减。

太子参 15g  炒白术 12g  茯苓 15g  生黄芪 30g  当归 6g  远志 9g  炒枣仁 18g  陈皮 10g  清半夏 9g  炒枳壳 9g  鸡血藤 18g  黄芩 10g  仙鹤草 18g  生麦芽 30g  神曲 15g  甘草 6g  14 剂,水煎服,每日 1 剂。

二诊:患者乏力减轻,食欲增加,腹不胀,偶有乏力,纳可,眠欠佳,二便调。舌淡暗、苔薄黄,脉弦细。患者拒绝化疗,希望继续中药治疗为主。辨证:气虚血瘀。方药:六君子汤＋当归补血汤加减,太子参 15g,炒白术 12g,茯苓 15g,生黄芪 30g,当归 6g,合欢皮 15g,夜交藤 18g,陈皮 10g,清半夏 9g,炒枳壳 9g,虎杖 15g,藤梨根 18g,黄芩 10g,仙鹤草 18g,生麦芽 30g,神曲 15g,白花蛇舌草 30g,甘草 6g。2001 年 11 月收入肿瘤科病房住院治疗,开始静脉点滴中药注射剂扶正抗癌。

自此,患者在口服辨证中药的同时,术后 3 年内每年 2~3 个月来院住院静点榄香烯乳注射液和胸腺肽,术后 3 年中医治疗后,血象一直维持在正常水平,未再进行任何化疗,复查肿瘤标志物正常,胃镜和影像学检查未发现转移和复发迹象。术后第 4 年开始改为每 3~4 个月来院静脉点滴华蟾素注射液＋辨证中药,术后 5 年后不再住院治疗,但一直在门诊口服辨证中药和院内制剂西黄解毒胶囊,春秋两季加服华蟾素片。术后 7 年后辨证汤剂减量为 3~4 天 1 剂,每年全面检查 1 次,术后已生存 8 年半,全面复查未见复发和转移迹象。

［按］该患者为Ⅲa期胃癌,术后化疗3周期,因骨髓功能不佳,未能系统完成化疗治疗周期。患者骨髓功能不佳,属于先天禀赋不足,加之术后气血亏虚,以及患者强烈要求单纯中医药治疗的意愿,选择了中药治疗为主的辨证论治中医个体化治疗方案。治疗初期患者属于化疗后,采用益气养血为主,乏力、纳差等症状改善,气血调和,体质恢复,血象恢复正常,此外,考虑患者证属气虚血瘀,在该基础上加用虎杖、藤梨根、白花蛇舌草活血解毒抗癌,同时应用榄香烯乳注射液加强活血抗癌力量。榄香烯乳剂是从中草药温莪术中提炼的国家二类抗癌新药,以β榄香烯为主要成分。《本草新编》云"莪术,味苦、辛,气温,无毒。入肝、脾二经。"其苦泄辛散温通,既入血分,又入气分,能破血散瘀,消瘤化积,行气止痛。既往临床与基础实验已证实,该注射剂具有活血止痛抗癌的作用,治疗胃癌,尤其对于具有血瘀症的患者可能会具有较好的疗效。因此,患者术后、化疗后3年内一直坚持采用该注射剂和辨证中药治疗。术后第4年,患者无明显临床症状,按中医理论来说属于"无证可辨",但考虑患者胃癌的病史,机体内仍会存在导致胃癌细胞产生的相关因素,属于"余毒未尽",治疗应采用扶正解毒的治疗法则。采用了华蟾素注射液,该注射液来自于中华大蟾皮中提取物,实验研究已证明其能提高机体免疫能力,体外试验对多种消化道肿瘤株具有杀伤作用。因此术后4～5年选用该注射液解毒抗癌作为主要巩固治疗手段之一,患者顺利度过术后5年,原则上已经治愈,无需继续治疗,但考虑患者未能系统完成化疗,建议患者间断门诊口服辨证中药,并根据季节的不同,加用解毒抗癌中成药。该患者通过采用依据自身体质制定,由辨证中药汤剂加辨证抗癌中药注射剂组成的中医个体化治疗方案达到了长期生存。尽管该病案是个例报道,但从治疗过程中可以发现,中晚期胃癌术后患者,通过坚持个体化的中医治疗仍可能会获得长期生存。

### 9. 中医个体化治疗中晚期恶性肿瘤(二)

患者,女性,60岁。

2008年3月患者无明显诱因出现咳嗽、咳痰,痰多、色白、质黏,无咳血,对症治疗无明显改善,就诊于中国医学科学院肿瘤医院,经锁骨上淋巴结活检结合胸部CT检查,诊断为:右下肺低分化腺癌,双锁骨上淋巴结转移,遂行 GC 方案化疗 3 个周期,疗效评价为进展,后行泰索帝＋顺铂二线方案化疗 1 个周期,因胃肠道反应不能耐受,改为单药泰索帝化疗 3 个周期,疗效评价为进展,后口服易瑞沙 1 个月,症状无改善,改服特罗凯 1 个月后在宣武医院进行检查,疗效评价为 PD,并发现骨转移,遂于 2008 年 9 月 16 日及 2008 年 10 月 13 日两次就诊于宣武医院,行力比泰＋卡铂方案化疗 2 个周期,疗效评价为 PD,症状未见明显缓解。2009 年 1 月患者就诊于广安门医院。2009 年 1 月 19 日第一次在广安门医院住院治疗:胸部 CT 示右下叶基底段支气管周围见不规则软组织团块影,大小约 32mm×28mm,边缘呈不规则分叶状,并可见毛刺;右上肺内可见多发小点状及类结节状高密度影,边界不清,其余肺叶未见明确异常密度。纵隔无移位,其内可见多发肿大淋巴结影,右侧肺门影增大,左侧肺门未见异常。未见胸水及心包积液。右侧腋窝、锁骨上区可见结节影。骨扫描示:右侧肱骨头及右肱骨中上段骨代谢异常,考虑骨转移。诊断为:右肺癌,右肺内及纵隔、右腋窝及锁骨上区淋巴结转移、骨转移Ⅳ期。考虑患者既往已经进行了多程化疗和靶向治疗,治疗均无效,因此本次治疗决定采用中医药治疗为主的个体化治疗方案,辨证论治中药＋抗癌中药注射液,辨证、辨病相结合。患者症见咳嗽、咳痰、痰少、色白、易咳出,乏力,时汗出,腰部酸痛,纳可,夜难入寐,二便调。舌质淡黯,舌苔薄白,脉象细弱。

〔辨证〕痰瘀互结。

〔治法〕健脾化痰祛瘀。

〔处方〕二陈汤、桃红四物汤加减。

陈皮 10g　清半夏 10g　枇杷叶 10g　杏仁 9g　炒枳壳 10g　金荞麦 18g　石见穿 15g　太子参 18g　生黄芪 30g　防风 9g　桃仁 10g　红花 6g　生麦芽 30g　神曲 15g　白花蛇舌草 30g　甘草 6g　水煎服,每日 1 剂。

同时使用艾迪注射液 60ml 入生理盐水 500ml 日 1 次静点扶正解毒抗癌,15 天为 1 周期,患者咳嗽、咳痰等症状有所减轻出院。

自此至 2009 年 11 月患者每 2～3 个月住院治疗 1 周期,均采用辨证中药和艾迪注射液组成的中医个体化治疗方案。出院期间每 2 周到

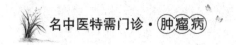

门诊调整中药处方,病情明显改善。

其中 2009 年 5 月 5 日第二次住院治疗:复查 CEA 30.16ng/ml,胸部 CT 与 2009 年 1 月 20 日 CT 片比较,右下肺门区肿块较前明显减小,大小约 14mm×23mm,原右肺内多发结节基本消失。右侧腋窝、锁骨上区及纵隔内淋巴结影较前明显好转。左肱骨头局限性密度减低区,较前变化不显著。

2009 年 8 月 12 日第三次住院治疗,复查 CEA 4.68ng/ml,复查胸部 CT 病灶进一步缩小。与 2009 年 1 月 20 日片比较,右下肺门区肿块大小约 13mm×20mm;邻近支气管管壁受累程度较前减轻;右上肺少量浅淡的磨玻璃样影大致同前。右侧腋窝、锁骨上区及纵隔内淋巴结影,较前略有减小。左肱骨头局限性密度减低区,较前变化不显著。

2009 年 11 月至 2010 年 1 月患者因病灶稳定停用中药,到海南旅游劳累后感冒再次出现咳嗽、咳痰。

2010 年 1 月 13 日第五次住院治疗,复查 CEA 17.31ng/ml。胸部 CT 示:与 2009 年 8 月 12 日片对比可见"右下肺门区肿物较前片增大,现大小约 28mm×26mm,右中下叶支气管血管束不规则增粗较前明显,余所见大致同前。"入院症见咳嗽,无痰,时有恶心,无呕吐,右腋下及右胸疼痛,口干,乏力,纳差,眠可,大便调,舌质淡暗,少苔,脉象细弱。症属痰瘀互结,给予化痰祛瘀中药口服,同时考虑患者病情出现反复,调整治疗方案,采用消癌平注射液静点,治疗 1 个周期,咳嗽、咳痰等症状改善出院,门诊继续口服辨证中药。

[按] 该患者属于肺癌晚期,既往先后采用了一线化疗方案卡铂+健择,二线方案顺铂+泰索帝,疗效评价均为进展,后又选择靶向治疗易瑞沙、特罗凯口服,治疗 1 个月后复查发现骨转移,治疗无效,回顾患者的治疗过程,考虑患者可能属于先天耐药的类型,其他的治疗方法如中医个体化治疗成为了重要选择。辨证和辨病相结合、因人制宜是制定个体化中医肿瘤治疗方案的基本原则。该病例首先依据患者的临床症状,舌苔脉象,进行辨证中药治疗,其次依据患者的病理诊断开始辨病治疗。患者多程化疗后气血亏虚,肿瘤在不断增大,毒邪内蕴,因此治疗应该扶正与祛邪并重,益气补血与解毒抗癌共用。采用了艾迪注

射液为辨病的主要治疗药物,该注射剂由黄芪、刺五加、人参及斑蝥等药味组成,全方功能是扶正解毒,消瘀散结。基础实验发现其活性成分主要为人参皂苷、黄芪多糖、刺五加多糖、去甲斑蝥素等,可以诱导肿瘤细胞凋亡,抑制其增殖,提高人体免疫力,可见艾迪注射液是一种具有抗肿瘤、免疫调节及扶正固本的中药制剂。既往临床报道显示,该注射液配合化疗可以明显提高非小细胞肺癌患者肿瘤的控制率,其中对肺腺癌的控制率要优于肺鳞癌。结合以上研究,选择艾迪注射液进行了辨病治疗。

从 2009 年 1 月开始到 10 月,辨证中药＋抗癌注射液联合治疗,患者咳嗽、咳痰等症状消失,肿瘤标志物 90.36ng/ml 逐渐降低到 4.68ng/ml,肺内肿块也明显缩小,治疗有效。尽管由于停用辨证中药 2 个月后,肿瘤又有所增大,但总生存期已达 24 个月,西医治疗失败后中医个体化治疗生存期已达 15 个月。晚期非小细胞肺癌患者预后不佳,总生存期为 5～6 个月,1 年生存率为 20％～25％,因此该患者治疗还是很有效的,从这个病例也使我们感到中药个体化治疗在晚期肺癌治疗中的潜在作用。

**10. 乳腺癌(一)**

张某,女,73 岁。2005 年 7 月初诊。

主诉:右侧乳房发现肿物 1 年,局部破溃出血 1 个月。

患者就诊时右侧乳头区见数个结节已融合成 3cm×3cm 大小皮损,色黯红,破溃,血性渗出物,质硬,边界欠清,活动度欠佳,同侧腋下可触及 2cm×2cm×2cm 大小肿大淋巴结。患者面色萎黄,精神倦怠,舌淡、苔薄白,脉沉细弦。对侧腋下及双锁骨上未触及肿大淋巴结。胸腹 CT(一),发射计算机断层成像(一)。外院粗针针吸活组织检查:右乳浸润性导管癌。免疫组化:雌激素受体(ER)(＋＋),孕激素受体 PR(＋),原癌基因(c-erbB2)(＋)。因患者拒绝手术及化疗,故予以内分泌治疗配合中药治疗。

[辨证]肝气郁结,肾气亏虚。

[治法]疏肝益肾,解毒消肿。

[处方]柴胡 9g　枳壳 9g　白芍 9g　海藻 15g　炮穿山甲 10g

山慈姑 10g　鹿角霜 15g　黄芪 30g　白术 10g　山药 10g　连翘 10g
金银花 15g　紫草 10g　女贞子 15g　枸杞子 15g　白花蛇舌草 30g
焦三仙各 10g　甘草 6g　水煎服,每日 1 剂。

　　连续服用 1 个月。患者破溃处治疗 1 个月后收口,局部变平。为防苦寒药用久伤胃,故去金银花、连翘,加全蝎 5g,浙贝母 15g 以增强通络散结之功。患者病情一直稳定,门诊调方或将柴胡、白芍易以橘核、橘叶,或将女贞子、枸杞子易以淫羊藿、菟丝子。若局部疼痛时加以三棱、莪术。2009 年 5 月复查,未发现远处转移,肿块未再破溃,身体状况良好。

　　[按]乳房为"宗经之所",与肝脾肾三脏及冲任二脉关系密切。足阳明胃经贯乳中;足厥阴肝经上贯膈,布胁肋;足少阴肾经,从肾上贯肝膈,入肺中;足太阴脾经,上膈,行于乳外侧;任脉行于两乳之间,主一身之阴;冲脉,侠脐上行,至胸中而散;肝主疏泄,调畅气机,脾主运化,肾为元气之根,冲任之本,肾气充盛则冲任脉盛,冲任之脉上贯于乳,下濡胞宫。冲为血海,任主胞胎,冲任之脉系于肝肾,肝肾不足,无以充养冲任,可致通盛失常,且冲任之脉气街(胞内),与胃经相连,循经上行乳房。肝者,为藏血之脏,具有解毒作用,肾主生殖,肝肾不足,冲任失调而致气、血虚,气血运行不畅而致气滞血凝,阻于乳中而发为本病。朴教授在治疗乳腺癌时,扶正祛邪并用,只是不同的患者、治疗的不同时期,二者的侧重点不同。此例患者年高体弱,病情相对和缓,治疗宜扶正祛邪并重。

### 11. 乳腺癌(二)

高某,女,58 岁。2007 年 3 月初诊。

主诉:右侧乳腺癌术后 10 年,并发现双肺、纵隔淋巴结、肝脏、骨广泛转移 3 个月。

初诊时症见:干咳剧烈,声音嘶哑,饮水呛咳,右上腹痛,纳食不香,舌淡黯、苔薄白,脉沉细弦。手术后病理特征:浸润性导管癌,ER(＋),PR(－)。术后曾用三苯氧胺(TAM)治疗 5 年。既往史:多种药物过敏史,过敏性紫癜,预激综合征。考虑患者多处内脏的转移并有过敏史,就诊时病情处于进展期,肿瘤负荷重,需要强有力的药物方可控制病情,故采用化疗配合中药,化疗期间患者常会出现体弱乏力、纳呆、恶心呕吐等症,故配合中药以保障化疗的顺利进行。

[辨证]胃气上逆,气血亏虚。

[治法]和胃止呕,益气养血。

[处方]陈皮10g 竹茹10g 半夏9g 黄芪30g 当归9g 鸡血藤15g 枸杞子15g 菟丝子15g 紫草10g 旋复花10g 代赭石15g 川贝母10g 鳖甲10g 延胡索10g 八月札10g 焦三仙各10g 大枣10枚 生姜3片 水煎服,每日1剂。

患者服用此方配合化疗,未出现明显的消化道反应及骨髓抑制,顺利完成了6个周期化疗。治疗后患者症状明显改善,复查纵隔淋巴结、肺、肝转移灶肿瘤缩小。后以阿那曲唑配合疏肝益肾、扶正抗癌中药,方药:黄芪30g,白术15g,山药15g,山慈姑12g,柴胡9g,鳖甲10g,牡蛎15g,八月札10g,女贞子15g,枸杞子15g,白芍9g,莪术9g,海藻15g,穿山甲珠12g,焦三仙30g,桑枝10g,木瓜10g,鸡血藤15g,甘草6g。服药期间为防耐药,服用1个月后,去穿山甲珠加皂角刺、王不留行通络散结;去海藻加昆布软坚散结;去鳖甲加牡蛎,滋阴益肾;去女贞子、枸杞子加仙茅、淫羊藿益肾。桑枝、鸡血藤既可柔肝又可通络止痛,预防阿那曲唑引起的关节胀痛。

[按]朴教授强调辨证论治,辨证论治应当包括辨病因、辨病位、辨病机、辨证候、辨病、辨治法方药等数种内容,在肿瘤方面尤其需强调辨证候与辨病的结合。辨病是辨基本矛盾,辨证候是辨从属于基本矛盾的各类矛盾,中西医理两相参照,了解疾病之基本矛盾,注意基本矛盾之处理。辨证加减一方面兼顾其他从属矛盾,一方面也为了处理基本矛盾。具体到乳腺癌辨病始终不离肝脾肾三脏,或疏肝或清肝,或健脾,或补肾阴,或补肾气等等。朴教授在治疗乳腺癌时,扶正祛邪并用,只是不同的患者、治疗的不同时期,二者的侧重点不同。此例患者病情较重,但在化疗时以扶正为主,保骨髓、保脾胃,祛邪中药比例很低。

**12. 乳腺癌(三)**

梁某,女,34岁。2009年3月初诊。

主诉:右侧乳腺癌伴双肺转移、骨转移。

患者就诊时右侧乳房肿物隆起如菜花,硬如岩石,色黯红,破溃、血性渗出物,疼痛,咳嗽,右上肢肿胀,活动受限,纳食可,二便调。锁骨上、腋下淋巴结肿大融合,质硬,舌淡、苔薄白,脉沉。穿刺病理:浸润性导管癌。胸部CT:肺转移,癌性淋巴管炎。肩关节X线片示:右肱骨上段骨质破坏。

[辨证] 热毒瘀结。

[治法] 清热化瘀。

[处方] 治疗以仙方活命饮加减。

柴胡9g　白芍9g　金银花15g　白芷9g　陈皮9g　羌活9g　穿山甲珠12g　天花粉12g　皂角刺12g　赤芍12g　防风9g　黄芪30g　白术15g　山药15g　蒲公英15g　海藻15g　全蝎5g　续断9g　威灵仙12g　浙贝母15g　山慈姑12g　鹿角霜12g　焦三仙各10g　水煎服,每日1剂。(外以生肌玉红膏和凡诺利隔日交替换药,同时口服西黄解毒胶囊)

治疗1周后患者自觉肿物渗出减少,疼痛较前减轻,考虑到患者年纪较轻、病情凶险,朴教授建议患者以TAC方案化疗,因化疗方案有很强的骨髓抑制,故化疗期间以益气养血为主,药用:黄芪30g,白术15g,茯苓15g,柴胡9g,白芍9g,阿胶珠15g,鸡血藤15g,陈皮10g,山药15g,鹿角胶9g,枸杞子15g,女贞子15g,焦山楂10g,焦槟榔10g,甘草6g,野菊花10g,藿香9g,紫苏梗9g。益气养血的同时酌加理气疏肝的药柴胡、紫苏梗、藿香,一防药物滋腻,一为肝经引经药。目前患者治疗非常顺利,肿瘤明显缩小,精神状态良好。

[按] 化疗作为现代医学恶性肿瘤治疗的主要手段,在抑制或杀伤肿瘤细胞的同时也杀伤正常机体细胞。即中医所谓"大毒治病,十去七八","无使过之,伤其正也"。引起的最常见毒副反应之一是骨髓抑制。骨髓是人体免疫中枢之一,骨髓受抑制,造成白细胞系统数量及质量的降低,抗病能力随之降低,严重时红细胞及血小板降低。同时伴有机体衰弱、消化障碍、炎症反应等副作用,还可引起膀胱炎、静脉炎及免疫功能低下,而部分化疗药物还可引起不同程度的心脏毒性、肾脏毒性、神经系统毒性及肝脏毒性。毒的本义指毒草,故《说文解字》载:"毒,厚

也,害人之草。"在古代,毒被广泛地运用,或苦痛,或危害,或毒物等。毒在中医学中主要包括四方面内容:一泛指药物或药物的毒性、偏性和峻烈之性。如《素问·脏气法时论》载:"毒药攻邪,五谷为养,五果为助"。二指病证,如疔毒、丹毒等。三指治法,如拔毒、解毒等。四指发病之因,即对机体产生毒性作用的各种致病因素,即毒邪。如《金匮要略·心典》载:"毒,邪气蕴结不解之谓。"《古书医言》亦载:"邪气者,毒也。"古今医家在长期医疗实践的基础上,将病因之毒归纳概括并创立了毒邪致病学说,并且不断地丰富其内涵。毒邪的致病特点:①顽固性,指毒邪致病,病情顽固、易于深伏,病期漫长、易于反复,难以治疗。如"火毒"所致口疮,溃痛时作时止,易于反复,难以根治。②多发性,指毒邪致病的病变广泛性,一指毒邪致病,临床表现多样,可累及多部位、多脏腑;二指毒邪可兼夹其他病邪,侵犯不同的脏腑、经络,导致多种疾病的发生。如:毒夹痰瘀,留着机体,日渐增大,可形成"癌肿"等。③内损性,指毒邪致病易犯内脏。损害脏腑功能,导致难以恢复的恶候。④依附性,毒邪有极少单独致病者,外来者常依附六淫,内生者常附着于痰浊、瘀血、积滞、水湿等病理产物。⑤峻烈性,毒邪致病力强,常深伏气血,重伤气阴,损伤脏腑经络,败坏形体,预后不良。化疗药作为邪毒侵害机体,致使气血脏腑损伤,尤其是肾精受损及脾胃失调。一则化疗药直伤骨髓精气,导致髓亏肾虚精耗,本源受损,血生乏源;二则化疗毒邪致脾胃运化受损,而出现恶心、呕吐、纳差、腹胀、腹泻等证,致使气血生化无源。中医学认为,肾藏精,精生髓,髓居骨中而化生血液,肾精主要赖于脾的运化功能正常,将水谷精微输送于肾,依靠肾的滋养、温养作用,充盈于骨髓,化生为血液注之于脉中。脾化后天之精微,肾藏先天的精髓,互为资生,相辅为用。若肾精亏损,则骨髓不充,髓虚则精血不能复生。若脾气虚弱,则水谷不化气血和肾精的化源不足,全身失养,虚损衰竭皆至。正如《医门法律·虚劳》云:"饮食少则血不生,血不生则阴不足以配阳,势必五脏齐损。"毒瘀互结为主要病理环节,中医学认为,恶性肿瘤的发病是在正气亏虚的基础上,癌毒内蕴,阻隔经络气血,气滞血阻,血液瘀结,癌毒与瘀血搏结而成,仅用补药难以取效,非攻不可。化疗药物作为一种有毒之品,在其"以毒攻毒"治疗恶性肿瘤的同时,无疑加重了瘀毒互结的病理过程,并成为加重脾肾亏损的重要原因,而脾肾亏损也会导致瘀血的形成。脾虚则气血生化无源,阴血不足,脉道空虚甚至枯竭,血流不及而发生瘀血内停;脾气亏虚统摄无权,致血溢脉外而留瘀。肾中阳气虚,机体欠于温煦则寒从中生,气血推动无力而致瘀。肾阴耗伤则虚热内生,扰血妄行而致瘀血不除,新血不上使脏腑组织得不到濡养,出现脏腑虚损的表现,又因脏腑虚损加重血瘀,形成因虚致瘀、由瘀致虚的恶性循环。化疗药作为一种邪毒,除了引起脾肾损伤等虚损症状外,还可出现毒热伤阴的表现。化疗药物品种较多,一般兼具寒热夹杂的"(药)毒"邪特性。化疗药物具有典型的"其性深伏、峻烈,易耗伤正气,波及多脏腑等"毒邪的特性,该"毒"不仅随着药物剂量的加大而加大,而且是直中脏腑、骨髓来产生毒害,损伤气血阴阳、四肢百骸,从而进一步引起脾胃脏腑功能的失调,肝肾功能的损伤。正气一旦耗伤则只有缓慢恢复或难以恢复。由于气运乏力,脉道受损,血流艰涩,多造成血瘀表现。总的来说,化疗这种"(药)毒"当属内毒之范畴。其致病特点表现为:①怪异性,症状表现难以用一般的中医传统病因病机理论解释,临床症状间缺少内在的、常规的联系与规律性。②凶险性,即指证候表现险恶、危重,易伤及生命;主要表现为势急病重,变化多端,危候迭出,或高热、或出血、或昏迷、或抽搐等。③繁杂性,主要指临床症状表现过多,病变涉及多脏器、多系统;既有外周躯干症状,又有内在脏腑病变;既有卫气的症状,又有营血的病变;既有机体的疾病表现,又有精神情志的改变;病理属性既兼风火,又涉及痰瘀;临床表现既有本虚标实,又有寒热错杂。此例患者年轻、病重,体质好,治疗时祛邪抗癌药的比重高于扶正药。以黄芪、白术、山药、女贞子、枸杞子补肾益肝,尤重黄芪。祛邪包括通络散结、清热解毒、活血化瘀等法,常用山慈姑、白花蛇舌草、全蝎、海藻、穿山甲珠、浙贝母等药。标本兼顾是指在治疗乳腺癌本病的同时兼顾症状的改善,患者上肢肿胀疼痛,配有羌活、桂枝、威灵仙、忍冬藤、三棱、莪术等通络散结、活血止痛之品,并佐以羌活发汗祛湿消肿。

**13. 鼻咽癌**

孔某,男,67岁。2000年12月28日初诊。

主诉:鼻咽癌放疗后3个月。

病史:患者1997年4月因鼻塞伴血涕,听力减退,于某肿瘤医院病理诊断为低分化癌,B超示肿瘤局限于鼻咽腔内,约1.5cm×2.4cm大小,确诊为鼻咽癌($T_3N_0M_0$),放射治疗2个周期。2000年12月18日于上海某医院行右上中肺叶及肿物切除术,术后示肿物为不典型增生,继续化疗2个疗程。因出现明显的化疗反应,故来门诊诊治。

现症:患者自述口咽干燥,鼻塞咽痛,流黄浊涕,间有血丝,头晕,耳鸣,时有轻咳,咳少量黏痰。症见精神委靡,面色萎黄,声低气怯,纳差,健忘,舌质黯红,少苔,脉弦细数。

[辨证]气血两虚,阴虚毒滞。

[治法]益气养阴,养血通络,化瘀解毒。

[处方]黄芪30g 太子参15g 女贞子15g 生地黄10g 麦冬10g 鸡血藤15g 穿山甲15g 赤芍12g 白术15g 夏枯草15g 金荞麦15g 柏子仁15g 山药12g 炒枣仁15g 炒三仙各10g 甘草10g 15剂,水煎服,每日1剂。同时,服西黄解毒胶囊,每次2粒,每日3次。贞芪扶正胶囊,每次2粒,每日3次。

二诊:2001年2月25日复诊,患者气短、口干、头晕耳鸣、咽痛明显改善,涕量减少,食纳增加,精神转旺,仍流黄涕、间有血丝,腹胀,乏力,夜尿多,大便不爽,余症同前,舌质黯红,舌底有瘀丝,脉弦细数。处方:生白术15g,山药12g,枳壳10g,厚朴6g,陈皮10g,连翘10g,炒三仙各10g,木香10g,砂仁3g,半枝莲20g,土茯苓15g,莪术9g,射干10g,前胡10g,桔梗10g,益智仁10g,甘草10g,15剂,水煎服,每日1剂。成药同前。

三诊:3月6日来诊,患者服药后流涕明显减少,偶见血丝,仍口咽干燥,烦躁,乏力,腰痛,夜尿多,复查血象白细胞3.4×$10^9$/L,血红蛋白11g/L,舌质黯红,少津,中有裂纹,舌底有瘀点,舌苔薄黄,脉弦细。处方:黄芪30g,太子参15g,生地黄15g,天冬10g,银花12g,黄芩10g,莪术9g,赤芍12g,桃仁10g,穿山甲15g,桔梗10g,木瓜15g,五味子10g,桂圆肉10g,炒三仙各10g,补骨脂10g,肉豆蔻5g,白术15g,甘草6g,白花蛇舌草15g。30剂,水煎服,每日1剂。成药同前。放疗期间结合服用上药 30 剂后,复查 CT 未见复发或转移迹象。2001 年 8 月 30 日复查胸片示右下肺类结节。2001 年 11 月 6 日行 γ 刀治疗 1 个月,未见明显不适。2002 年 1 月 10 日,磁共振示肺结节影明显缩小。2002 年 4 月 11 日经某医院专家会诊认为放射治疗后改变可能性大。2003 年 2 月 13 日 CT 复查结果如前,某医院穿刺病会诊发现少量癌细胞,放疗 2 个疗程,患者体重下降,食欲不振,乏力,眠可,二便正常,脉缓。结合放疗在上方的基础上稍事加减,配服西黄解毒胶囊、贞芪扶正胶囊,坚持服药 2 年余。

四诊:2003 年月 7 月 3 日来诊,患者自述鼻塞、流涕、咽痛、口咽干燥消失,时感疲乏,脉弦细,舌质黯淡,苔薄黄。精神与食纳如常,体重增加,血象恢复正常,各项肿瘤标志物转阴。放疗后右肺下叶出现轻度纤维化改变。处方:黄芪 30g,白术 15g,山药 12g,莪术 9g,赤芍 12g,川芎 10g,穿山甲 15g,金银花 12g,草河车 10g,虎杖 15g,黄芩 10g,薏苡仁 15g,陈皮 10g,法半夏 10g,茯苓 15g,甘草 10g。30 剂,水煎服,每日 1 剂。

[按] 鼻咽癌属中医"鼻渊"、"失荣"、"控脑砂"等范畴。本例患者素体阴虚,酒食不节,痰热素盛。缘鼻为肺窍,或木火刑金,灼津为痰,痰瘀阻肺;或因肺虚外感,外毒犯肺,肺失宣肃,痰瘀毒邪入损肺络,结滞鼻窍,遂成本病。究其成因,正虚为本,毒滞为标。经放射治疗后,出现精神委靡,头晕,耳鸣,声低气怯,口咽干燥,鼻塞咽痛,黄浊血涕,舌质黯红,少苔,脉弦数等一派火毒伤阴之象。因放射治疗祛邪而伤正,毒邪之势顿挫,正虚即成为矛盾的主要方面。中医治疗始终以益气养阴为主,解毒祛邪为辅。扶正重用参芪、女贞子、贞芪扶正胶囊等益气养阴,顾护正气;祛邪以夏枯草、金荞麦、木瓜、西黄解毒胶囊等化痰通络,抗癌解毒为辅。患者坚持配合中医治疗 2 年余,其症若失,病情稳定,未见复发或转移。表明中医药可明显减轻放化疗后毒副作用,明显改善生存质量,对放疗具有较好的增效减毒作用。

# 参 考 文 献

[1] 高荣林,姜在阳.中国中医研究院广安门医院专家医案精选[M].北京:金盾
出版社,2005:587～596

[2] 郑红刚,华宝金,朴炳奎.朴炳奎辨证治疗肺癌的学术思想[J].北京中医,
2007,26(5):273～274

[3] 郑红刚,华宝金,朴炳奎.朴炳奎辨证治疗肺癌学术思想与经验探析[J].中医
杂志,2010,4(51):304～306

[4] 朴炳奎.恶性淋巴瘤的中医诊治体会[J].江苏中医药,2008,40(9):5～6

[5] 卢雯平.朴炳奎治疗卵巢癌经验及验案三则[J].浙江中医杂志,2010,51(1):
99～100

[6] 郑红刚,熊露,周雍明,朴炳奎.第十届全国中西医结合肿瘤学术大会:
383～385

[7] 卢雯平,朴炳奎.朴炳奎治疗乳腺癌验案三则[J].中医杂志,2010,51(07):
598～599

[8] 朴炳奎.对中医肿瘤个体化治疗的思考.第三届国际中医中西医结合肿瘤学
术交流大会暨第十二届全国中西医结合肿瘤学术大会:1～4

[9] 李杰,林洪生,张培彤,等.中医个体化治疗中晚期恶性肿瘤的病案分析.第
三届国际中医、中西医结合肿瘤学术交流大会暨第十二届全国中西医结合肿
瘤学术大会:978～981

（段锦龙）

**孙桂芝**

孙桂芝,女,1937 年 12 月出生,山东淄博市人,主任医师、教授、博士生导师,享受国务院特殊津贴。1964 年 8 月毕业于山东医学院,在青岛医学院病理及病理生理学教研室任教。1971 年参加全国第二届西医离职学习中医班学习,并调到中国中医科学院广安门医院工作,先后任肿瘤科副主任、中医肿瘤研究中心副主任、学术带头人,现兼任国家食品药品监督管理局药品评审专家、中央保健委员会委员、中央保健局会诊专家、中国中医科学院广安门医学术委员会委员、国际癌症康复会理事、中国中西医结合研究会肿瘤专业委员会北京分会委员、全国中医药学会中医康复会理事、中医疑难病研究委员会委员、中国癌症康复会顾问等。主持国家"六五"、"七五"、"八五"中医肿瘤攻关项目、国家中医管理局及国家自然基金课题等,获国家级、部级和院级科技成果奖12 项。出版《常见肿瘤诊治指南》、《中医肿瘤有效病例选》、《实用中西医结合内科学》、《中西医结合肿瘤研究》等专著 5 部。发表科研论文50 余篇,培养硕士生 15 名,博士生 10 名。1990 年被评为中国中医药文化博览会百名中医专家和在科研工作中作出突出贡献者。

## 一、医论医话

孙教授融古创新,将中医基础理论与现代科研成果有机结合,提出恶性肿瘤病因病机新学说——"二本"学说,不仅阐明了恶性肿瘤发生、发展的一般规律,而且也使扶正祛邪理论得到了进一步阐明和发扬,有效指导临床诊疗及相关科学实验,促进了中医肿瘤学说的进一步发展。现将孙教授关于恶性肿瘤病因病机的新学说——"二本"学说简介如下。

## （一）理论溯源

恶性肿瘤的病因病机主要在于正虚邪实，目前已获大多数医家公认，但正虚、邪实分别在肿瘤的发生、发展过程中担任何种角色，以及治疗时应该如何扶正、祛邪，尚存在一定争议。恶性肿瘤的发生、发展与人体正气亏损、内部失衡有关，古代医家即有相关著述。《灵枢·五变》云："人之善病肠中积聚者……皮肤薄而不泽，肉不坚而淖泽，邪气留止，积聚乃伤……温气不行，凝血蕴里而不散，津液涩渗，着而不去，而积皆成矣。"表面上看，这里只提到"皮肉不坚、温气不行"等"小疾"，何以竟会导致"积聚乃伤"、"积皆成矣"此类"恶病"呢？细推之，则在"皮肉不坚、温气不行"这种表象下隐含的正是"正气不足、内部失衡"这样一种内在潜质，因此，在这种内部条件下才可能进一步发展为肿瘤。《诸病源候论》中也指出："脏腑之气虚弱，而饮食不消，聚结在内……人即柴瘦，腹转大，遂致死。"首次把消化道"癥瘕"归因于"脏腑之气虚弱"，进而"饮食不消"、"聚结在内"，对后世医家依理用药提供了有力依据。《脉因证治》中对胃癌相关证候"噎膈"进行病因分析时说："概因血液俱耗，胃脘亦槁，水饮可行，食物难入，名之曰噎；食虽可入，良久复出，名之曰膈，亦名翻胃"；《景岳全书》亦认为"噎膈证……惟中衰耗伤者多有之"。可见，噎膈亦多因中气不足、血液枯槁等内部因素失衡，进而胃脘失于濡养所致。其他肿瘤，如《妇人良方大全》中记载有"乳岩……属肝脾郁怒，气血亏损"；颈部"失荣"，《外科正宗》中记载"因六欲不遂，损伤中气，郁火相凝，隧痰失道，停结而成"，均说明肿瘤或因正气亏虚，或因内部失调，人体对其抵抗力降低或缺失所致。

另一方面，亦有一些医家认为恶性肿瘤的发生与邪毒损伤有关，如《仁斋直指方》指出："癌者……毒根深藏，穿孔透里。"《疮疡经验全书》认为："肛门肿痛，大便坚硬则殊痛，其旁小者如贯珠，大者如李核，煎寒作热，疼痛难安，势盛肿胀，翻行虚浮"者属脏毒；《外科正宗》云："蕴毒结于脏腑，火热流注肛门，结而为肿，其患痛连小腹，肛门坠重……无奈饮食不餐，作渴之甚，凡此未得见其生。"指出其预后极差。

以上两种观点看似矛盾，实际上各自反映了肿瘤病因病机特点的一个侧面。孙教授总结前人经验,结合自身临床实践,认为恶性肿瘤病因病机中正虚、邪实两者并存,二者互为因果,即:肿瘤的发生、发展以"人身之本"——正气亏虚为条件,而以"病邪之本"——癌毒侵袭为本病发生的根本,二者缺一不可。概括而言,①恶性肿瘤是全身疾病的局部表现,即强调"全身状况"是恶性肿瘤发生的基本"内环境",或者说正气亏虚、内部失调(如气血紊乱、情志抑郁、气机不畅等)是恶性肿瘤发生的内部条件,亦即通常所说的"邪之所凑,其气必虚"。②正邪斗争贯穿恶性肿瘤整个过程,即强调"邪气"始终在推动疾病的发生、发展,是疾病之根本。孙教授指出,多种普通内科疾病亦可出现脾胃亏虚、脾肾亏虚、气滞血瘀痰凝,甚至毒结等病证,但不一定是恶性肿瘤,即如大肠息肉亦可表现为脾肾亏虚、气滞血瘀痰凝结聚,但与大肠癌尚有本质区别,故说明单纯的正气亏虚、内部失调尚不足以直接导致恶性肿瘤。恶性肿瘤的发生,必然与邪气的本质直接关联。如"伤寒"病必因感受寒邪所致、"温病"必因感受温邪所致,"瘟疫"必因感受疫疠邪气所致,恶性肿瘤必有其特征性的邪毒致病,才会发生。此种邪毒与普通伤寒、温病、瘟疫等外感邪毒均有所不同,故专称为"癌毒"。

孙教授认为,"癌毒"是在人身之本——正气亏虚或失调的基础上,通过各种内外因素激化而成;"癌毒"一旦蕴育而成,即推动本病的发生、发展,贯穿疾病始终。因此,恶性肿瘤的病因病机可以总体概括为:人身之本亏虚或失调;病本——癌毒侵犯,此即为"二本"学说。

## (二)具体内容

### 1. 人本

人本即人身之根本,概括为"正气"。孙教授认为,正气在人体内运动并完成正常生理作用,必须要满足两个基本条件:正气必须充足和必须运行无碍。所谓"正气存内,邪不可干",明确指出充足的人体正气在抗击病邪中起着关键作用。当正气亏虚或失调时,人体对邪气的侵犯就缺乏强有力的抵抗,恶性肿瘤的发生即以此为基础。此外,《灵枢·天年》云:"五脏安定,血脉利和,精神乃居。"《素问·上古天真论》强调"精神内守,病安从来",指出了精神与气血之间有着相互影响。因此,正气充足无碍,包括人体的身心两个部分。孙教授常常提醒学生,也提醒患者,恶性肿瘤是身心疾病,只有身心并调,才能有利于疾病的控制与康复;当身心失调时,就为恶性肿瘤的发生、发展、转移提供了条件。基于此种认识,孙教授用药时时固护正气、调理身心,处方多以扶正为主,体现了"以人为本"的理念;但强调内因、人身之本,并不是忽视病本,只是为控制疾病、祛除病本提供充分条件和基础。

**2. 病本**

病本即疾病之根本,概括为"癌毒"侵犯。恶性肿瘤多具有以下特点:①肿瘤组织血管丰富、血液供应充分,与正常组织相比,属"气血壅盛"之所;②肿瘤细胞代谢旺盛,生长、增殖迅速,是一个高耗能与产热的过程,与正常组织相比,亦即"热盛"之所;③肿瘤细胞分化程度低、增殖快,从事物一般的"生、长、壮、老、已"规律来看,显然其处于"生、长"阶段,这也正是恶性肿瘤不同于其他疾病的原因。概括而言,"癌毒"的性质应属于"热毒",它贯穿疾病的始终,与正气亏虚、内部失调一样,是疾病发生、发展的另一个重要推进因素。由于"癌毒"性质恶劣,致病力强,因此,孙教授往往强调早期手术的作用,看似与强调"正气"矛盾,实质上正是因为邪毒炽盛,若不及早手术切除,普通内科方法难以遏制其发展。而即便手术对人体有较大创伤,损伤气血,但如果手术较为成功切除"癌毒"聚集之处,则患者往往预后较好;若手术切除不干净,余毒不清,而患者术后又不及时调理以扶正祛邪,则余毒易重新积聚而为患。所有这些均说明一点:只因"正虚可调,邪毒难祛",即手术清扫后无论如何气血不足、脾肾亏损,尚可经过调理而达理想效果;而若清扫不成功,余毒潜藏,则治疗难度增大。这也反衬了"癌毒"是疾病之本的客观事实。

**(三)坚持守方**

坚持守方,以"持久战"对抗肿瘤恶性肿瘤。无论对于西医还是中医,恶性肿瘤都是一种难治性的疾病。孙教授认为,从现阶段实际出发,恶性肿瘤仍是一种治疗难度很大的疾病,它起病隐匿,难于及早发现与手术根除;发病后进展迅速,难于用一般手段阻止;目前公认的一些治疗手段疗效比较有限,副作用较大;易于复发和转移,难于预防与控制;且能从身心两方面冲破人体防线,彻底瓦解人的抵抗力与意志。因此从患者的角度讲,一旦患了恶性肿瘤,就像是确立了一个极其难以战胜的强大对手。从这一点上来讲,大多数恶性肿瘤是难求速胜的,尤其是那些发现晚、获得有效治疗晚、体质比较差的患者,更需要树立一种顽强持久对抗的信念,才能更有希望战胜这种疾病。

孙教授指出,相对于患者,临床医生尤其需要建立这样一种正确的观念,即肿瘤是一个需要长期防治和调理的疾病,即使患者通过手术、放化疗治疗效果很好也需要长期坚持用药,增强抗病能力,防复发,抗转移,这样才能在长期的治疗中给予患者最有效的指导和支持。孙教授在临床用药处方时常常扶正与祛邪同用,且立法多以扶正为主,就是为了确保处方长期服用;而攻补兼施,以防为主,以攻为辅,提高晚期患者生存质量、带瘤长期存活的思路,使得孙教授的处方可让患者坚持服用2~3个月或更长。正如中医所说"效不更方",嘱患者1剂药多服,就是立足于这种"持久战"思路的体现。

### (四)以人为本

孙教授认为,抗肿瘤治疗需要长期坚持的一个总的因素就是"正虚邪盛"。面对毒邪力强和破坏力大的恶性肿瘤,人的躯体和意志抵抗力相对比较薄弱。因此,要以我之正虚抗击恶性肿瘤之邪盛,就必须调动和激发体内可以充分发挥的力量来实现。从辨证的观点来看,人体与疾病是一个矛盾的统一体,即病因依附于人体而存在,人体因病而与之斗争。在这对矛盾统一体中,重点和核心都是"人"——只要一息尚存,人体就会与疾病斗争不止。因此,人体与疾病的斗争,堪称是你死我活的斗争,是一场此消彼长的斗争。在这个斗争中必须以人为本,才能取得最终胜利。这个现实,反映到中医理论上来,就是正气与邪气的斗争,也是"扶正"与"祛邪"的辨证统一。孙教授始终强调,正气是体内一切抗病能力的总和,正如《黄帝内经·上古天真论》中所说"正气存内,邪不可干",其真正含义,即"气血阴阳调和、精神健康",包括了身心这两个方面。概括来说,一切可以增强患者体质和抵抗力,使得精神平和顺畅的因素,都属于正气或者扶正的范畴;而一切可以抗击肿瘤的因素都属于祛邪的范畴。作为临床医生,其职责就是必须调动和协调一切可以"扶正"与"祛邪"的力量来对抗肿瘤,最终战胜肿瘤。观之临床,孙教授用药组方多在25味左右,除传统扶正(如健脾益肾、益气养阴等)、祛邪(如清热解毒、活血化瘀、软坚散结等)之类的药物以外,常可见某些药物组合,如生蒲黄、血余炭、白芷、露蜂房,或代赭石、鸡内金、生麦芽,或合欢皮、夜交藤,或甘草、浮小麦、大枣等,竟为祛瘀生新、和胃降逆、宁心安神、止汗除烦而设,可见即使细微到如患者睡眠不佳、可能影响到体能恢复,烦躁出汗、可能影响到患者情绪等因素,都在孙教授关注与即时应对的范畴,体现了孙老对"正气存内,邪不可干"的深刻理解。

(五)协调内外,一致抗癌

孙教授认为,恶性肿瘤既是一种局部的病变,也是一种涉及全身的疾病。如果能够早期发现、早期手术根除,其预后就会大大改善,这体现了它局部病变的特点;然而如果发现较晚,错过手术机会,或出现复发、转移,就可能会涉及到全身多个器官和系统并影响其功能,其预后就会明显变差。另一方面,孙教授也注意到,人体是一个十分精妙的复杂整体。其复杂性体现在五脏六腑、气血津液之间错综复杂的关系上;而其精妙之处又体现在人体各个组成部分相互协调、和谐共存,构成了人体正常发挥功能的物质基础。因此,人与恶性肿瘤两者的复杂性,决定了治疗的复杂性。孙教授认为,对待两者矛盾时,必须根据实际情况予以合理的处理,其要点在于协调好两对关系,其一是扶正与祛邪的关系,另一个就是体内脏腑功能之间的相互关系。孙教授认为,扶正与祛邪应该是一种辨证的统一关系。"辨证"的含义是:扶正是祛邪的基础,祛邪是扶正的目的;扶正以巩固内部为重点,祛邪以防御外邪为目标;扶正强调内因的作用,祛邪强调外因的作用。一个主内、一个主外,两者既不能相互混淆,也不能相互代替。最终目的扶正与祛邪是一致的、统一的,那就是要保全生命、战胜肿瘤。因此孙教授在用药处方时,每每扶正与祛邪同用,但多以扶正为主、祛邪为辅,两者互不替代,和谐共存于一方,而其疗效也事半功倍。对于五脏六腑之间的相互关系,按照传统的说法是"相生相克"。孙教授则认为,其实质也是辨证的统一:五脏六腑之间相互的"克",是其斗争性的表现,而"生"则是相互依存与相互转化的依据。其中"生"的关系是主流,"克"的目的也是为了使五脏六腑之间能够更加和谐,从而发挥最佳功能。由于晚期恶性肿瘤患者常常出现全身多处转移或多个脏器功能损害,因此在处理这些复杂情况时,往往必须考虑协调五脏六腑的功能,使之符合正常生理要求,从而保证人体生命活动的基本所需。如肺癌晚期患者,除肺部症状、体征外,常可因脾气亏损、失于运化而出现腹胀、纳差、便溏,也可因痰热扰胃、胃失和降而胸闷、脘痞、恶呕痰涎;可因肾气亏虚、肾不纳气而气短、喘憋、腰膝酸软、活动乏力,也可因肝失疏泄、气滞血瘀而情志抑郁、胸胁胀满刺痛;可因肺热移肠而大便秘结、小便短赤,也可因气血不足、心脾两虚而面色无华、心悸、气短、失眠、多梦。因此,必须根据病情需要适当予以健脾益气、清热和胃、益肾纳气、疏肝活血、泄热通便、补益心脾等处理。孙教授认为,促进了他脏的功能协调,就会有利于人体正常生命活动的延续,从而也有利于肺脏疾病本身的恢复。

### (六)调理脾肾,保护"先后天之本"

孙教授指出,五脏六腑中脾肾作为"先后天之本"发挥着重要作用。肾为真水、真火之脏,真水滋养肝木而生心火,真火扶助脾土而生肺金,因此无论滋阴、温阳都以肾为根本;而脾为水谷运化之所、气血化生之源,如果没有食物和水的后天滋养,人甚至支撑不过数天,可见脾肾两脏是人体正气之本。而两者之间还存在着相互滋养的密切关系,即脾之健运需要肾阳的温煦和推动,肾阴、肾气也需要脾所运化的水谷精微来不断充养。因此,脾胃亏虚、气血生化乏源,脾肾二者都会受损,人的抗病能力就会随之减弱。《脾胃论》早就认识到了这一点,因此说"元气之充足,皆由脾胃之气无所伤,而后能滋养元气;若胃气之本弱……脾胃之气既伤,而元气亦不能充,此诸病之所由生也。"张景岳则进一步认识到脾肾不足与肿瘤之间的关系,指出"脾肾不足及虚弱失调之人,多有积聚之病",且通过实践总结出相应治法,如"凡治噎膈大法,当以脾肾为主。治脾者宜从温养，治肾者宜从滋润"等。孙教授在总结前人经验及多年临床研究成果基础上，认为补脾益肾、保护"先后天之本"是调节人体生理功能、提高抗病能力的有效途径，临床常用此法配合相应的解毒抗癌药物以扶正祛邪，多获良效；而其多年心血结晶"补脾益肾解毒方"无论在实验室还是临床上应用都显现出无比的优越性。如吴洁等通过观察健脾益肾解毒方对荷瘤小鼠术后肺转移灶和局部复发灶中小鼠前胃癌细胞凋亡指数的影响，明确得出此方可诱导胃癌细胞发生凋亡和预防肿瘤复发转移。

（七）盘根错节痰是根

痰是多种慢性疑难杂病之因，且中医有"痰生怪病"之说。肿瘤不仅居所有疑难杂病之首，同时也是怪病之冠。因此，孙桂芝教授认为，痰与肿瘤之间必然存在密切的内在联系。所谓痰，不仅指体外可见的有形之痰，还包括脏腑经络中的无形之痰。中医认为，体表之瘰疬、痰核、瘿瘤等多由痰致，而体内之癥瘕积聚的性质与体表之瘰疬、痰核、瘿瘤等相似，因此，癥瘕积聚与痰的关系也就不言而喻了。受肿瘤为有形肿块的影响，人们往往将肿瘤的病机归结为血瘀，或者将血瘀视为肿瘤形成的关键。然而，通过中西医互参不难发现，血瘀说并不能很好地解释肿瘤形成的原因及临床表现。首先，血瘀致病多出现疼痛，而在肿瘤的早、中期，尚未出现显著的局部压迫时，并不出现疼痛；其次，瘀血的特点是部位固定不移，而肿瘤的重要特征之一则是易发生转移。然而从痰的角度则可对肿瘤发生、发展的原因以及临床表现作出较为满意的解释：①痰乃机体水液代谢失常形成的病理产物，其特点是致病隐袭、缓慢、缠绵，在疾病的早期常因无明显的症状而不引起注意。从现代医学角度看，肿瘤的发生、发展经历了漫长的过程，在临床意义上的肿瘤形成之前，已经有一个相当长的潜伏期，在此期间，突变细胞与机体免疫系统之间处于彼此消长、较量之中；随着机体损伤反应的积累，突变细胞逐渐占据优势，而免疫反应则逐渐退居劣势，才导致临床意义上肿瘤的形成。②与湿、热等病邪的弥漫性特征不同，痰邪是停留于局部的，而肿瘤作为一类疾病，虽然与机体的整体状况密切相关，但就病变本身而言,显然是局部性的。这就提示,湿、热等病邪是通过与痰相合参与肿瘤的发生、发展的(湿聚为痰;寒凝为痰;痰阻生湿;热灼津为痰;痰郁而化热;火炼液成痰)。③痰与湿、热等合邪,长期停留、蓄积、阻滞于局部,郁甚则可化生内毒,痰湿、痰浊、痰热以及内毒的长期浸淫,一方面可使局部组织因环境的改变而发生变性以至恶变,另一方面,痰邪可对病变周围的免疫系统产生阻滞甚至封闭作用,进而促使肿瘤的发生。④痰邪致病一般不痛,这也符合肿瘤的临床特征。⑤痰毒随经络浸淫流窜,则病灶扩散、转移,可以解释肿瘤的扩散和转移。当然,痰邪阻碍气血的运行,可导致血瘀;肿瘤一旦形成,作为一种有形的病理产物,也会影响气血的通畅,促使血瘀的形成。也就是说,肿瘤患者也存在血瘀的病机,然而并非是最根本、最关键的病机。从临床实际看,活血化瘀对肿瘤的作用有限,使用不当反会促进肿瘤的转移。基于以上对痰与肿瘤关系的认识,在临床上,孙桂芝教授根据病情的不同,以二陈汤、橘皮竹茹汤、温胆汤、旋复代赭汤、小陷胸汤等具有化痰散结作用的方剂为基础,同时配合其他治法方药治疗各种肿瘤,常收到较为满意的效果。在药物的选择方面,燥湿化痰者如半夏、苍术;行气化痰者如橘皮、枳实;利湿化痰者如猪苓、茯苓;清热化痰者如瓜蒌、贝母等。夏枯草、牡蛎、玄参、山慈姑、僵蚕、露蜂房、鳖甲、穿山甲、槟榔、三棱、莪术等软坚散结消瘤的药物,也具有化痰作用,孙教授常根据病情合理选用。

### (八)阴阳变幻热为本

关于肿瘤的性质究竟属于寒或热,目前有两种截然不同的观点,有主张热者,也有主张寒者。孙桂芝教授认为,肿瘤属热者多,属寒者少。这是因为,外感六淫,内伤七情以及摄入高热量饮食过多,均可化热、化火、化毒,蕴结于脏腑经络,毒蕴日久而导致肿瘤的产生。现代研究表明,许多肿瘤的发生与病原微生物感染有关,如肝癌与乙肝病毒感染、子宫颈癌与人乳头瘤病毒感染之间存在直接联系。感染虽然不皆属热,但属热者居多。另从临床实际看,肿瘤患者中,年轻体壮者往往发展迅速,肿块可迅速增大或扩散,预后不佳,而这些患者多数属于阳证、热证。善用清热解毒、清热凉血及滋阴清热药物是孙桂芝教授治疗肿瘤的又一特色。例如,对于肺癌,孙教授常选用千金苇茎汤、清燥救肺汤、百合固金汤等方化裁,并喜用浙贝母、铁树叶、山海螺、冬凌草等;对于胃癌以及其他消化道肿瘤,常在旋复代赭汤的基础上,适当选用虎杖、藤梨根、鸦胆子、黄连等;肝癌常以小柴胡汤、鳖甲煎丸、茵陈蒿汤、丹栀逍遥散等方化裁,并酌加金荞麦、青蒿、紫草根、生蒲黄等;对于淋巴瘤常以六味地黄汤、杞菊地黄汤等为基础,加用夏枯草、浙贝母、玄参、花粉、牡蛎、连翘等;妇科肿瘤常以逍遥散、当归贝母苦参丸为基础方,酌加薏苡仁、黄柏、牡丹皮、蒲公英、紫花地丁等。而白花蛇舌草、半枝莲、半边莲、重楼等则作为通用药物视病情随证选用。另清气分热者,常用石膏、知母、蒲公英、菊花、败酱草等;清血分热者,常用蒲黄、牡丹皮、生地黄、槐花、地榆等。当然,临床上也有部分患者属于寒证。这些患者或素体阳虚,或年老体衰,或肿瘤发展到晚期,阳气渐耗,证候由阳转阴。此时,孙桂芝教授一般以四君子汤、归脾汤等甘温益气方药为基础化裁,一般不用大辛大热药物,即使用,也只是选用辟寒破阴开结之品,如吴茱萸、高良姜、桂枝尖等,且用量小,很少用附子、干姜等壮阳生火蓄热之品。在此基础上,仍加用清热解毒药。孙教授认为,此时整体上虽属气虚、阳虚,但肿瘤局部因气血郁结而化热,仍有热邪、毒邪存在。

### (九)枢机开阖藏妙义

少阳为枢,主开阖。在正常情况下,出与入、开与阖相辅相成,处于动态平衡状态;在病理情况下,少阳枢机开阖失常,阖大于开,气血郁结、湿热、痰浊、瘀血及毒素内蓄,不得排泄,久之则可导致肿瘤的形成。着眼于枢机之开阖是孙桂芝教授治疗肿瘤的又一亮点。少阳枢机开阖失常的原因很多,如外邪入侵,传于少阳,少阳枢机不利,开阖失常而形成往来寒热之少阳证;饮食不节,脾胃损伤,升降失常,痰浊内生,阻于中焦,影响少阳之枢机,亦可使其开阖失常;肝与胆相表里,情志抑郁,肝气郁结,也可导致少阳枢机不利,开阖失常。孙教授认为,无论外感抑或内伤,只要少阳枢机开阖失常,阖大于开,日久不解,均可促使肿瘤的形成。经方鳖甲煎丸不仅能治疗疟母,同时也是一张治疗肿瘤的良方,不仅对于肝脾肿大、肝硬化有良效,而且对于肝癌也有确切效果。清代医家邹润安云:"夫鳖甲煎丸,其意在攻坚,坚去而枢机不转,则病邪与气血相溷,必复结于他所为患"。清代医家周岩认为:"鳖甲煎丸攻坚消积,飞走灵动,已略具矣,其拔本塞源,则系柴胡……"。孙桂芝教授师其意而不泥其方,从少阳枢机开阖失常角度出发,根据具体病情,常以小柴胡汤、逍遥散、丹栀逍遥散、鳖甲煎丸等方灵活加减,柴胡、赤白芍、牡丹皮、凌霄花、鼠妇、露蜂房、鳖甲已成为一组较为固定的常用药,与其他治法方药相配合,对各种肿瘤尤其是乳腺癌、肝癌以及消化道肿瘤等,疗效颇为理想。

### (十)证候虚实莫相混

肿瘤是正常组织之外的异常新生物,属于"邪气",肿瘤细胞与机体免疫系统之间的消长贯穿于肿瘤发生、发展的始终。孙教授非常重视正邪关系在肿瘤发生、发展中的作用,并精练而又形象地将之比喻为"敌我矛盾"。目前,邪正消长之于肿瘤的意义有一种颇为流行的观点,即认为肿瘤发生、发展的关键在于正虚,肿瘤属于虚证,治疗肿瘤的关键在于补。然而从临床实际看,多数肿瘤患者患病前体质非但不虚,反而较一般人更强壮,平时很少生病。即使患病之后,在早、中期,多数患者机体状况良好,真正表现为虚证者也不多见。虚象的显露往往在肿瘤的晚期,而且其实质基本属于因实致虚(肿瘤的消耗)。孙桂芝教授认为,肿瘤发生的关键在于痰热、湿热、痰毒、热毒、湿毒等邪气的停留、蓄积以及气血郁滞、升降失常、气机紊乱、阴阳失调,本质上属于实而非虚。关于祛邪的重要性,前人也有论述,如清代医家李中梓曾言:"若大积大聚,不搜而逐之,日进补汤无益也。"当然,这并非意味着正气不重要。相反,孙教授非常重视顾护正气在肿瘤治疗中的意义,认为既不能一味地呆补以闭门留寇、助长邪气,也不能一味地以毒药、剧药猛攻、猛下,大伤元气,而使患者速亡。她认为,在肿瘤的早期以实证居多,患者除了肿瘤局部病灶外,往往没有特殊的不适,治疗应以祛邪为主;中期虚实夹杂,治疗应扶正与祛邪并重;晚期则虚象较为突出,治疗应以扶正为主。肿瘤是一种慢性病，病程长，肿瘤与正气的消长贯穿于疾病始终。据此，孙教授认为，肿瘤治疗的总体方针是打持久战。尽管在不同时期各有侧重，但扶正与祛邪并举的策略应贯穿于肿瘤治疗的始终。具体而言，在祛邪方面，不主张速攻、痛击，不主张滥用大毒、剧毒之品，片面地以毒攻毒，以免瘤未见消，正气先衰。她主张用较为和缓中正的药物，认为只要用药恰当，就会有效，而且可收到祛邪而不伤正及举重若轻的效果。

### （十一）复方大剂建奇勋

作为一类错综复杂、顽固凶险的疾病，肿瘤的病机可谓盘根错节、千头万绪。根据肿瘤的这一特点，认为肿瘤的治疗应采取复方大剂以全面地兼顾病情。在一张方子里，往往寒热并用、补泻同施、气血并调、数脏兼顾，集众味于一方，融数法为一炉，一张方子的药物往往多达20余种。然而法度森严，井然有序，不同药物之间既相辅相成，又相互制约，扬长避短，从而收到常法难以企及的效果。病情复杂，药必繁多，千变万化，裁制由心，真可谓医病如医国，用药如用兵。复方大剂是孙桂芝教授治疗肿瘤的又一特色，也是她对肿瘤的独到认识以及遣方用药功夫的全面体现。

## 二、医案荟萃

### 1. 食管癌（一）

任某，男，50岁。

病史：1983年9月在北京肿瘤医院诊断为食管癌，行手术治疗，开胸后发现肿瘤侵出食管壁，与周围组织粘连，纵隔淋巴结肿大，予以剥离和姑息切除。病理诊断：鳞状细胞癌，纵隔及贲门周围、食管旁多处淋巴结肿大，淋巴结转移17/25。手术后1个月来我院诊治。

症状：心悸气短，胸胁闷痛，能进少量半流食，食欲不振，反酸烧心，口苦口干，大便少且干，体质虚弱，消瘦，舌质红，苔黄微腻，脉弦细数。

［辨证］肝胃不和，气滞上焦。

［治则］益气养血，疏肝和胃，行气化滞，佐以抗癌。

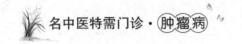

[处方] 黄芪当归汤合逍遥散加味。

生黄芪 30g　当归 10g　炒柴胡 10g　白芍 10g　赤芍 10g　郁金 10g　茯苓 15g　生白术 30g　莪术 12g　石见穿 15g　威灵仙 15g　沉香 6g　炒槐花 10g　香茶菜 15g　草河车 15g　鸡内金 15g　生麦芽 15g　每日 1 剂,连服 7 剂。

二诊:心悸气短好转,胸闷胁痛减轻,反酸烧心、口干苦、大便均有所改善,原方去炒槐花、沉香,加枸杞子 15g,女贞子 15g,太子参 15g,并加服梅花点舌丹,每次 3g,每日 3 次,饭后服,连用 3 周。患者诉症状有明显改善,精神体力恢复,惟近日腰膝酸软,据张景岳"噎膈反胃,益当脾肾"的理论,改用健脾补肾抗癌之品。

[处方] 党参 15g　白术 15g　茯苓 15g　枸杞子 15g　女贞子 15g　桑寄生 15g　生黄芪 30g　当归 10g　莪术 10g　郁金 10g　白花蛇舌草 3g　半枝莲 30g　每日 1 剂,加服人工牛黄散,每次 2 粒,每日 3 次。

为防止复发,在本院行化疗,用 CFB 方案:CTX 800mg 第 1 天静脉滴注 5-Fu 100mg 第 2～6 天静脉滴注;博莱霉素 15mg 肌注,隔日 1 次,共 3 次。21 天为 1 疗程。同时服用中药,连用 6 个周期。患者恢复较快,化疗副反应不重,经全面复查,未发现复发和转移征象。患者体力良好,肝功能、生化检查正常,纳食增加,睡眠佳,舌质微胖,淡红,苔薄黄,脉沉细,稍数。此期间曾动员患者放疗,患者拒绝,带药回当地治疗。

[处方] 党参 15g　白术 12g　土茯苓 15g　生苡仁 15g　枸杞子 15g　女贞子 15g　天花粉 10g　山豆根 8g　瓜蒌皮 15g　清半夏 15g　何首乌 15g　莪术 15g　威灵仙 15g　香橼 15g　石见穿 15g　白花蛇舌草 30g　天龙 6g　草河车 15g

加味牛黄散(人工牛黄、制乳没、三七粉、山慈姑、内金、砂仁、沉香粉),共为细末,黄米饭为丸,服药,每半年复查 1 次,修改方药。患者服药 3 年,可坚持工作 8 小时,无不适,11 年后退休。

[按] 中药治疗肿瘤起效慢,但对那些已失去手术和放化疗机会的晚期患者,只要辨证准确,用药得当,坚持服用,可调整整体功能,调动自身抗病能力,起到稳定或缩小瘤体的作用。一些被认为失去治疗机

会或治疗价值的晚期患者,通过中医药的治疗可以达到挽回生命、改善症状、提高生活质量的效果。

## 2. 食管癌(二)

李某,男性,54岁。1989年3月20日来诊。

主诉:近3个月以来吞咽困难,并呈进行性加重。患者既往有饮酒史,且量较大,同时喜食热饭。1989年3月28日在某医院行X线钡餐造影及细胞学拉网诊断,显示:食管中段6cm充盈缺损,刷检发现鳞状癌细胞。当即行放射治疗(加速器),在治疗过程中出现咽干痛、咳嗽、白黏痰,吞咽时胸骨后不适,全身乏力。1989年5月15日来诊,症见脉弦细,舌质黯红,苔灰黄微腻。

中医诊断:噎膈。

[辨证]脾虚痰湿,气滞血瘀。

[治则]健脾理气,祛瘀化痰,佐以清热解毒。

[处方]太子参15g 生白术15g 茯苓15g 清半夏10g 陈皮10g 生苡仁15g 郁金10g 威灵仙15g 石见穿15g 莪术15g 丹参15g 白花蛇舌草30g 夏枯草15g 每日1剂,配合放射治疗。

二诊:上述症状有所好转,仍乏力,纳差,大便稍干,在原方基础上加生黄芪30g,当归15g,女贞子15g,枸杞子10g。并加服加味西黄胶囊,每次2粒,每日3次。放疗后坚持中药治疗,病情好转,睡眠正常,大便不干。患者每3~4个月复诊更方,随症加减,同时加服中成药二术玉灵丹、梅花点舌丹、扶正解毒饮等。随诊5年,病情稳定,坚持半日工作。随访12年,患者仍健在。

[按]食管癌早中期手术治疗是首选方法,放疗亦为治疗的主要方法之一,国内报道其5年生存率为31.6%左右,但放疗后复发及转移率较高,因此目前多采用综合治疗。中药具有减轻放疗毒副反应、增加放疗疗效的作用。实验证明,扶正中药可提高患者免疫力,同时抑制肿瘤复发和转移。活血化瘀中药具有降低患者血液高凝状态的作用。治疗中晚期肿瘤不是一朝一夕就能取得效果的,所以一定要持之以恒,坚持中西医综合治疗。

### 3. 食管癌(三)

任某,男性。

病史:1979 年 9 月因食管癌在北京肿瘤医院行切除术。手术时发现癌组织与周围组织粘连,纵隔淋巴结肿大,手术剥离,姑息切除。病理诊断为食管鳞状细胞癌,纵隔及贲门周围有淋巴结转移。术后 1 个月来诊。

症状:胸闷胁痛,进食不顺,纳食不香,返酸烧心,口干苦,大便秘结,脉细,苔薄黄,舌质红。

[辨证] 肝胃不和,气滞上焦。

[治则] 疏肝和胃,行气化滞,佐以抗癌。

[处方] 逍遥散加味。

柴胡 10g  赤芍 10g  白芍 10g  郁金 10g  白术 10g  三棱 6g
莪术 10g  威灵仙 15g  天花粉 15g  沉香 6g  广木香 10g  川芎 10g
玫瑰花 10g  绿萼梅 10g  每日 1 剂,连服 7 天。

二诊:胸闷胁痛减轻,返酸烧心、口干苦、大便秘结均有所好转。原方加枸杞子 15g,女贞子 15g,太子参 15g。并给予梅花点舌丹,每次3g,每日 3 次,饭后服。共服 2 周。

三诊:胸痛明显好转,大便调,精神体力恢复较快,唯近日腰膝酸软。根据张景岳"噎隔反胃,益当脾肾"的理论,改用健脾益肾,佐以抗癌。

[处方] 党参 15g  白术 15g  茯苓 12g  枸杞子 15g  女贞子 15g
桑寄生 15g  生黄芪 30g  莪术 15g  郁金 10g  菟丝子 10g  白花蛇
舌草 15g  半枝莲 15g  每日 1 剂,并服梅花点舌丹和人工牛黄散,每次 2 粒,每日 3 次,交替服用。

半年后复查,未见异常改变,体力恢复良好。带药回当地继续治疗。在此期间,家属多次动员患者放疗或化疗,均被其拒绝。患者一直坚持中药治疗。

[处方] 党参 15g  白术 12g  土茯苓 15g  生苡仁 15g  枸杞子
15g  女贞子 15g  天花粉 12g  山豆根 12g  瓜蒌 15g  清半夏 10g
生何首乌 15g  僵蚕 10g  莪术 15g  威灵仙 15g  白花蛇舌草 15g

半枝莲 15g　郁金 10g

另予加味牛黄散 1 料(人工牛黄 15g,乳香、没药、三七粉、生何首乌、僵蚕、山慈姑、急性子、珍珠粉、鸡内金、砂仁各 30g 共为细末,黄米饭为丸,如绿豆大小),每次 3g,每日 3 次。坚持服药,每年检查 1 次,修改处方。患者服药 3 年后恢复上班,坚持工作 8 小时,无特殊不适,自觉体力尚好。现患病已 11 年之久,仍健在。

　　[按] 自古以来,历代医家治疗"噎膈"证无不重视疏肝解郁,如张景岳就曾说过"噎膈证,必忧愁思虑,积劳积郁",李中梓也认为"大抵气血亏损,复因悲思忧患",故孙教授十分重视疏肝解郁在治疗食管癌中的作用。由于食管癌早期症状不典型,往往出现症状就诊时,多已发展到中晚期,特别是食管上段病变手术切除比较困难,有相当一部分患者只能采用放射治疗,效果欠佳,患者往往出现复发或远处转移,因此影响患者情绪,导致悲观、失望,挫伤生存信心。孙教授针对这种情况,除予以一定药物治疗外,尚需予以适当心理疏导,给予患者适当的同情与安慰,鼓励患者以积极的心态接受治疗,强调心情舒畅有利于疾病预后,使患者自觉发挥主观能动性,积极配合药物治疗。药物方面,孙教授喜用逍遥散合二术郁灵丹化裁,或于补益脾胃主方中酌加郁金、延胡索、香橼、佛手、苏木、莪术之类,以行气活血、疏肝解郁,取得较好疗效。

### 4. 食管癌(四)

李某,女,59 岁。

病史:1982 年 5 月 26 日因进行性吞咽困难、胸骨后隐痛在当地医院治疗,未改善,遂来我院就诊。1982 年 5 月 28 日行食管镜活检,诊断为鳞状细胞癌。X 线食管钡餐造影见食管中段管腔狭窄,充盈缺损长 7.5cm。诊为:食管中段癌(髓质型、晚期)。

症状:进食后发噎,水送方可咽下,胸背及上腹部隐痛,口苦,时吐黏痰,量多,只能进半流食,舌质紫黯,脉沉细。

[辨证] 气滞血瘀。

[治则] 理气活血,解毒抗癌。

[处方] 二术玉灵丹加味。

莪术 10g　生白术 15g　郁金 10g　威灵仙 15g　丹参 15g　天龙

8g　石见穿 15g　急性子 10g　生苡仁 15g　白花蛇舌草 15g　草河车 15g　焦三仙各 15g　每日 1 剂。

同时给予小剂量化疗：CTX 600mg，第 1 和第 8 天静脉滴注；博莱霉素 15mg，第 2，第 4，第 6 天肌内注射。21 天为 1 周期，6 周期为 1 疗程。化疗中恶心、呕吐，上方加橘皮 10g，竹茹 10g，姜半夏 6g。白细胞及血红蛋白下降，加生黄芪 30g，当归 10g，阿胶珠 20g，鸡血藤 30g。治疗后患者自觉吞咽明显好转，胸背疼痛消失，可以进软食，如米饭、面条、水饺等，精神好，体力恢复。1983 年 3 月 30 日 X 线食管钡餐造影示：食管中段充盈缺损明显好转，食管壁局限性狭窄，扩张度欠佳。食管镜刷检未见鳞状癌细胞。带中药回当地继续治疗，除以上汤药外，加服加味西黄丸，每次 3g，每日 2～3 次。

1983 年 9 月 24 日二诊：除咳吐少许黏痰外，无明显症状，进食偶有发噎，二便调，能做家务活，生活起居如常人。食管镜检示：食管黏膜轻度充血，稍粗糙，刷检见鳞状癌细胞，上皮细胞有明显退变。患者拒绝放疗，只服中药及加味西黄丸和梅花点舌丹。1984 年 3 月发现左锁骨上淋巴结肿大，约 1.5cm×1.2cm，咳吐黏痰，声音嘶哑，大便干燥，活检证实淋巴结转移性鳞癌。因体质下降，患者拒绝再行化疗。予501 注射液 80ml，加入 5％葡萄糖 500ml 内静脉滴注，每日 1 次。

［处方］全瓜蒌 15g　清半夏 10g　黄连 10g　生黄芪 30g　丹参 15g　莪术 10g　生白术 30g　当归 10g　肉苁蓉 15g　石见穿 15g　威灵仙 15g　白花蛇舌草 15g　天龙 6g　草河车 15g　代赭石（先煎） 30g　鸡内金 15g　生麦芽 15g　郁金 10g　生甘草 10g　每剂药煎 2 次，合并药液，分 2 天服，每日 2 次。

治疗 1 个月后，患者自觉体力有所好转，食欲增加，黏痰减少，大便通畅，要求出院回家治疗。

除上述汤药继续服用外，加服西黄克癥胶囊，休息 1 个月后继续中药针剂静滴 1～2 个月，定期复查。1985 年 2 月随访时，患者病情稳定，锁骨上淋巴结明显缩小，可以操持家务，带瘤无症状生存。

［按］食管癌的放化疗中辅以中药治疗，不仅可以减轻放化疗的副作用还可加强其治疗效果，增强体质。从本例患者可看出中西医结合

治疗可明显提高患者生存期。

### 5. 食管癌(五)

牛某,男性,56岁。

病史:1978年2月出现进食发噎,症状时隐时现,有时进普食需饮水送下,并未在意。2个月后自觉进食发噎频繁,伴有胸骨后微痛。1978年5月在当地医院行食管造影,发现食管中上段充盈缺损约7cm,病变上端扩张,确诊为食管癌。转郑州某医院行食管镜检查,发现距门齿25cm处食管壁充血糜烂,呈结节状,易出血,刷检找到鳞状癌细胞。1978年6月在北京肿瘤医院行放疗,总量4000Gy,症状缓解,此后未行进一步治疗。1981年5月再次出现胸骨后疼痛,口干苦,进食发噎明显,日渐加重,胸骨疼痛,当地医院考虑食管癌复发,故来诊。

症状:进食发噎,只能进流食,呕吐黏液,胸背烧灼样疼痛,消瘦明显,大便干,1周未解,舌质红,有裂纹,苔少剥脱,脉弦数。

[辨证] 瘀毒内阻,津液亏虚。

[治则] 活血化瘀,滋阴润燥,佐以抗癌。

[处方] 桃红四物汤合二术玉灵丹加减。

桃仁10g 生地12g 当归10g 莪术15g 白术10g 郁金10g 丹参10g 蜂房6g 枸杞子15g 女贞子15g 石见穿15g 半枝莲15g 火麻仁15g 水煎浓缩,每日1剂,分3次口服,连服7剂。

二诊:呕吐黏液较前好转,大便已解,量少,干黑,仍胸背疼痛,舌红,苔剥,脉弦细。原方加全瓜蒌30g,急性子15g,制大黄5g。连服14剂,并予加味西黄散3g,加蜂蜜少许调匀,含服,每日1剂。

1981年10月20日三诊:进食发噎比以前好转,能进软食,胸骨后疼痛减轻,大便已解,精神好转,体力较前有所增强,舌红,苔黄,脉弦细。患者要求带药回当地治疗。拟人工牛黄散1料,药用人工牛黄15g,乳香15g,没药30g,三七粉30g,山慈姑30g,僵蚕30g,珍珠粉15g,生苡仁30g,苏木15g。共为细末。

[处方] 生黄芪60g 生何首乌100g 半夏30g 威灵仙60g 香橼60g 半枝莲100g 莪术10g 夏枯草60g 蒲公英60g 白花蛇

舌草100g　蜂房30g　枸杞子30g　太子参10g　水煎浓缩成膏,将人工牛黄散加入药膏内,再加蜂蜜800g搅匀,每次2茶匙,每日3次。

3个月后症状大有好转,患者来信询问是否继续服用,建议按原方服药。现患者已带瘤生存7年,并能操持家务。

[按]该患者中药治疗食管癌取得明显疗效,其生存期及生活质量的明显提高得益于坚持服用中草药,孙教授三诊建议其继续服用原方治疗,正是体现了其坚持守方的思想。孙教授认为,相对于患者,临床医生需要建立一种正确的观念,即肿瘤是一个需要长期防治和调理的疾病,即使患者通过手术、放化疗治疗效果很好也需要长期坚持用药,增强抗病能力,防复发,抗转移,这样才能在长期的治疗中给予患者最有效的指导和支持。

### 6. 胃癌(一)

马某,男,56岁。

患者1983年初无明显原因出现进行性消瘦、贫血、胃脘胀满,进食后加重,暖气陈腐,厌食肉类食物,大便发黑、有时溏泄,明显乏力、腿软,于同年5月去某医院就诊。查体贫血,Hgb 80g/L,大便潜血(＋＋)。胃镜检查:胃窦小弯侧肿物,表面溃烂出血。病理活检:胃腺癌。收住院行开腹探查术,术中发现肿瘤与周围组织及胰腺粘连,无法剥离,即行胃空肠吻合术。1983年7月转来门诊治疗,症见:心悸气短,纳差便溏,四肢无力,夜寐不宁,面色苍白无华,舌质淡胖,苔白,脉沉细数。

[辨证]心脾两虚,正虚邪实。

[治则]补益心脾,扶正解毒。

[处方]人参归脾汤加味。

生晒参10g　炒白术15g　生黄芪30g　远志10g　茯苓15g　当归10g　龙眼肉10g　炒枣仁15g　阿胶珠10g　仙鹤草15g　白花蛇舌草15g　大枣5枚　焦三仙各15g　血余炭10g　每日1剂,水煎分3次服,连服7天。

二诊:睡眠好转,心悸减轻,大便成形,纳食改善,脉象、舌象如前。原方加白屈菜10g,藤梨根15g,虎杖12g,加服梅花点舌丹3g,每日

2 次。同时,给予肿瘤科中药制剂 501 注射液 4ml 肌注,每日 2 次。服药 4 周后病情明显好转,精神体力好转,食欲增加,血红蛋白恢复到 105g/L。收住院治疗,入院检查:消瘦乏力,无黄疸,腹水,上腹部触及 10cm×8cm 包块,质硬,活动度差,生化及肝功能正常,白细胞 45×$10^9$/L,血色素 105g/L,血小板 120×$10^9$/L。1983 年 10 月行小剂量化疗,方案:第 1 天 MMC6mg,静脉点滴中冲放,5-Fu 500mg 静脉点滴,隔日 1 次,连用 2 周(总量 3 克)。化疗同时配合健脾益肾冲剂(党参、白术、女贞子、枸杞子、补骨脂、菟丝子),28 天 1 周期,连用 5 周期。化疗间歇期给予 501 注射液 4ml 肌注,每日 2 次。改用中药养胃抗瘤方:太子参 15g,杭白芍 15g,炒白术 15g,茯苓 15g,生黄芪 30g,仙鹤草 15g,败酱草 15g,香茶菜 15g,凌霄花 15g,藤梨根 15g,白花蛇舌草 15g,半枝莲 15g,白芷 10g,蜂房 4g,血余炭 10g。每日 1 剂,水煎服。患者无不良反应,自述胃脘部重压感、嘈杂感好转,食欲有所增加,精神体力大为改善,要求带药回家治疗。出院前 B 超复查:上腹部肿物(胃部)缩小为 6cm×3.5cm。进食通畅,睡眠好转,大便一日两解,有时不成形,小便尚可,夜尿 3～4 次,肝功能、生化指标基本正常,Hgb 100g/L,白细胞 40×$10^9$/L 左右。带中药和加味西黄丸,在家自煎"藤虎膏"(藤梨根、虎杖、白芷、蜂房、血余炭、草河车、七叶一枝花、香茶菜等),加水煎 3 次,合并药液浓缩成膏状,加蜂蜜 500g 调匀。每次 2 茶匙,每日早晚 7～8 点各 1 次,同时加服加味西黄丸 2 粒,3 次/日,病情稳定,体重增加,精神恢复。1983 年 10 月至 1985 年 7 月带瘤存活,尚可做些家务,其间先后 3 次住院,化疗 3 个疗程。

[按] 本例病属胃癌Ⅳ期,肿瘤侵犯周围脏器与胰腺,又因体质虚弱,大便潜血持续阳性,没有手术机会而采取中医治疗。经小剂量化疗配合扶正解毒中药治疗,在生活质量比较好的情况下带瘤生存 3 年半,说明中药在治疗晚期肿瘤、改善症状、提高生活质量、延长生存期方面发挥了积极的作用。一般情况下,肿瘤晚期侵及其他脏器而不能手术者多在 1～2 年内死亡,而经孙教授治疗的 80 多例Ⅳ期胃癌生存期均不同程度的延长,有的生存时间达 7～8 年,甚至更长,提示中医治疗肿瘤虽起效较慢,但疗效稳定。

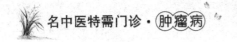

### 7. 胃癌(二)

李某,男,71岁。

2001年1月起进食不畅,饭量尚可,进食后饱胀呃逆、胃脘隐痛,时好时坏,并未重视。同年3月出现黑便,如柏油状。2001年5月到某医院行胃镜检查,发现贲门、胃底大面积溃疡和糜烂。病理活检示:胃低分化腺癌,部分黏液腺癌,临床Ⅳ期。因患者既往患心梗,不能手术,在某部队医院给予优福定化疗,3片/次,3次/日。服药期间出现食欲下降、恶心、厌油腻、胃脘不适或隐痛,大便不成形,2~3次/日。2001年6月来诊。

[治则]和胃降逆止呕,佐以益气解毒。

[处方]橘皮10g 竹茹10g 清半夏10g 太子参15g 炒白术15g 茯苓15g 生蒲黄(包煎)10g 白芷10g 血余炭10g 石见穿15g 威灵仙15g 蜂房4g 虎杖12g 藤梨根15g 代赭石15g 生麦芽30g 每日1剂。

服药第2天,患者自觉胃满不适有缓解,恶心稍有减轻,遂以此方配合化疗药。3个月后症状明显好转,返回初诊医院复查:病变明显好转,渗出物明显减少,建议继续口服优福定,剂量未减。进食通畅,胃脘不适好转,大便好转,口干减轻。

[处方]沙参15g 黄芩10g 清半夏10g 炒柴胡8g 玉竹10g 女贞子15g 太子参15g 莲子肉10g 香茶菜10g 白芷10g 蜂房4g 血余炭10g 代赭石15g 鸡内金30g 生麦芽30g 虎杖12g 石见穿15g 藤梨根15g 炙甘草10g 2日1剂,煎好后分成4份,1份/次,约150ml,早、晚服。此后坚持治疗,每3~4个月调方。

2003年12月复诊:病变好转,疼痛、嘈杂和胸闷消失,逆气反酸明显好转,大便偶不成形,不易排出,舌苔黄,脉细数。

[治则]益气养胃,化瘀软坚解毒。

[处方]太子参15g 炒白术15g 茯苓15g 生黄芪30g 杭白芍15g 玉竹10g 女贞子10g 知母10g 牛膝10g 麦冬10g 白芷10g 蜂房4g 血余炭10g 凌霄花15g 虎杖10g 藤梨根15g 山甲珠6g 龟板10g 炙甘草10g

同时间断服用优福定。带瘤生存,自由活动,生活能自理,进食通畅,二便调,自发病存活 6 年余。

[按] 该案系晚期胃癌Ⅳ期老年患者,既往有心梗及高血压史,根据其病情采用顾护脾胃、清热解毒、化瘀软坚法调治,辨证到位,用药合理,故能带瘤生存 6 年。

### 8. 胃癌(三)

梁某,男,41 岁。

1988 年 1 月因上消化道出血而急诊入院,经外科剖腹探查发现胃体部巨大肿物,与胰腺、腹主动脉粘连,无法切除。1988 年 2 月转来我院保守治疗。症见:气短乏力,胃脘部胀痛,嗳气陈腐,口泛清水,喜温怕凉,纳差便溏,腰膝酸软。查体:面色苍白无华,腹部稍隆,刀口愈合良好,上腹部轻度触痛,肝脾触及不清,无腹水征,脉细稍弦数,苔黄,舌红淡胖有齿痕。证属:脾肾阳虚,气血不足。

[治则] 温补脾肾,补气养血,佐以解毒抗瘤。

[处方] 党参 15g　炒白术 15g　茯苓 15g　枸杞子 15g　菟丝子 10g　炮附片 6g　山药 15g　补骨脂 10g　生黄芪 30g　当归 10g　生蒲黄 10g(包煎)　白芷 10g　血余炭 10g　藤梨根 15g　鸡内金 15g　代赭石 15g　白花蛇舌草 15g　焦三仙各 15g　每日 1 剂,连服 2 周。

症状有所改善,食欲增加,怕凉、腰膝酸软有所好转,大便成形,原方继服。加服加味西黄丸,2 粒/次,3 次/日,与饭同服。同时给予中药制剂 501 注射液 4ml 肌注,2 次/日。治疗期间无不良反应,体力逐渐恢复,精神佳,食欲增加,左上腹肿块缩小变平。住院 1 个半月后复查胃镜:胃内大片糜烂,充血有吸收,渗血消失。生化、肝功能及血象基本正常。开始小剂量化疗,阿霉素 30mg,第 1 天,静脉给药,5-Fu 500mg 静脉点滴,每日 1 次,连用 5 天。化疗间歇给予中药制剂 501 注射液 4ml 肌内注射,2 次/日,同时服用汤剂:太子参 15g,炒白术 15g,女贞子 15g,枸杞子 15g,生黄芪 30g,仙鹤草 15g,败酱草 10g,白芷 10g,蜂房 6g,血余炭 10g,竹茹 10g,清半夏 10g,生甘草 10g。每日 1 剂,浓煎,分 2 次服,连续治疗 6 周。

复诊:无特别不适,食欲好,二便正常,上腹肿块明显缩小,患者拒绝做胃镜,带药回家继续治疗。拟方:①人工牛黄散1料:人工牛黄、炙乳没、三七粉、山慈姑、水红花子、珍珠粉、西洋参、何首乌、炮山甲等共为细末,待用。

[处方]生黄芪100g　当归30g　太子参50g　生苡仁50g　枸杞子30g　女贞子30g　夏枯草50g　白花蛇舌草10g　草河车50g　白芷50g　蜂房30g　血余炭30g　清半夏30g　郁金20g　大枣10枚　香橼30g

上药3料,加水煎煮3次,回收药液,蒸发回流,浓缩成膏状,冷后将人工牛黄散1料药粉加入,再加蜂蜜500g搅匀,装瓶,每次2茶匙,3次/日。

6个月后随访:病情稳定,食欲好,睡眠正常,大便有时不成形,嗳气,能自行活动,可做些工作。1989年3月再次住院化疗,方案同上,连续6周期,恢复良好。曾一度怀疑复发,行胃镜检见:仍有溃疡,活检未找见癌细胞,胃黏膜细胞部分不典型增生。患者经过长期中药及中成药治疗,同时间断小剂量化疗,带瘤无症状存活3年8个月。

[按]孙教授指出,五脏六腑中脾肾作为先后天之本,发挥着重要作用。肾为真水、真火之脏,真水滋养肝木而生心火,真火扶助脾土而生肺金,因此无论滋阴、温阳都以肾为根本;而脾为水谷运化之所、气血化生之源,脾肾功能旺盛,气血有源,则生命存根。脾肾两脏是人体正气之本,而两者之间还存在着相互滋养的密切关系,即脾之健运需要肾阳的温煦和推动,肾阴、肾气也需脾所运化的水谷精微来不断充养。若脾胃亏虚,气血生化乏源,则脾肾二者都会受损,人的抗病能力就会随之减弱。张景岳指出:脾肾不足及虚弱失调之人,多有积聚之病。孙教授在总结前人经验及多年临床研究的基础上,认为补脾益肾、顾护先后天之本是调节人体生理机能、提高抗病能力的有效途径,临床常用此法配合相应的解毒抗癌药物以扶正祛邪,多获良效。根据胃癌术后本虚标实的病机特点,提出以健脾益肾、解毒抗癌为主的治疗原则,并在多年临床经验的基础上总结出经验方——健脾益肾解毒方,临床应用显示出良好效果。实验研究结果显示,健脾益肾解毒方可明显提高荷瘤小鼠术后肺转移灶和局部复发灶中小鼠前胃癌细胞的凋亡指数,究其

机制是此方能增强凋亡信号转导基因 Fas 蛋白表达,增强促细胞凋亡调控基因 Bas 蛋白表达,增强 Bas/Bcl-2 比值,降低 Fasl 蛋白表达,从而起到诱导肿瘤细胞凋亡和预防复发转移等功效。

### 9. 胃癌(四)

郑某,男,59 岁。

患者素有胃脘不适、嗳气陈腐,近 3 个月消瘦明显,体重下降 3kg。1989 年 8 月 12 日因"急腹症",住当地某医院,经检查发现胃幽门及十二指肠水平部有一肿物,因梗阻引起上下不通。手术探查胃窦幽门部与十二指肠及胰头粘连,剥离后姑息切除。病理诊断:中分化腺癌,部分印戒细胞癌,伴胃周围淋巴结转移,远侧断端癌细胞浸润。术后 1 个月转来北京,同年 10 月就诊,症见:胃脘烧灼,不思饮食,进食后饱胀、嗳气,乏力自汗,大便溏,四肢酸软,脉细稍数,苔白微腻,舌质淡红,有齿痕。证属脾虚气滞,中阳不振,治宜健脾理气,重振中阳。

[处方]党参 12g　炒白术 12g　茯苓 15g　黄芪 30g　当归 10g　补骨脂 10g　炒陈皮 6g　广木香 6g　血余炭 10g　鸡内金 15g　炮附片 8g　白芷 10g　炒蜂房 10g　砂仁 10g　姜半夏 10g　生麦芽 15g　白花蛇舌草 30g　炙甘草 10g　每日 1 剂,连服 2 周。

同年 11 月 15 日二诊:患者症状明显好转,体力恢复,食纳好收住院。中药配合小剂量化疗(AFC 方案):阿霉素 50mg 静脉滴注中冲入,第 1 天;5-Fu 500mg 静脉点滴,第 2~6 天;四氢叶酸钙 200mg 静脉点滴,第 2~6 天。21 天为 1 疗程,化疗中配合健脾益肾方加味:党参 15g,白术 15g,茯苓 15g,女贞子 15g,枸杞子 15g,菟丝子 10g,补骨脂 10g。恶心呕吐加橘皮 10g,竹茹 10g,姜半夏 10g。大便溏泄加莲子肉 10g,芡实米 10g。每日 1 剂,水煎服。连用 6 个周期,中间血象下降,白细胞低于 $40 \times 10^9$/L,血小板低于 $80 \times 10^9$/L,血色素低于 80g/L,汤药中加生黄芪 30g,当归 10g,鸡血藤 10g,阿胶(烊化)10g。患者顺利完成化疗,除乏力、腿酸软外,纳食、睡眠、二便均较稳定,感觉良好。

1990 年 3 月 25 日带药回当地巩固治疗,以健脾益肾方加生蒲黄(包煎)10g,白屈菜 10g 白芷 10g,蜂房 5g,血余炭 10g,虎杖 12g,藤梨根 30g,凌霄花 15g,白花蛇舌草 30g,七叶一枝花 15g,焦三仙各 15g。

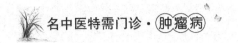

每日 1 剂,配合加味西黄散 3g,3 次/日。

1990 年 7 月回院复查,症见嗳气打嗝、胃满,偶有烧灼感,余无不适,有食欲,消化慢,二便尚正常。复查:生化、肝功能、血常规正常。B超:肝、胆、脾、肾未见异常。胃镜:胆汁反流入胃,黏浅表性炎症,吻合口尚通畅,轻度水肿。建议带药继续治疗。

[处方] 生黄芪 15g　杭白芍 15g　太子参 15g　茯苓 15g　炒白术 15g　旋复花 10g(包煎)　代赭石 15g　鸡内金 30g　生麦芽 30g　生蒲黄(包煎)10g　香茶菜 15g　勒草 15g　蜂房 5g　血余炭 10g　凌霄花 15g　九香虫 5g　焦山楂 10g　焦槟榔 10g　草河车 15g　白花蛇舌草 30g　炙甘草 10g　补骨脂 10g　枸杞子 10g

每日 1 剂,同时配合西黄克癌胶囊,2 粒/次,3 次/日。连续治疗 2 个月,随访患者,诉症状好转,无不适。后改服扶正防癌口服液和征癌片。随访 3 年半,已无症状。

[按] 胃癌是临床常见的消化道恶性肿瘤,占人类癌症的 10%～23%。本病预后较差,死亡率较高。由于术后复发、转移是临床大多数患者的致死因素,故人们一直在寻求手术之后治疗胃癌的方法,以改善胃癌患者的预后。孙教授认为,胃癌是一种治疗难度很大的疾病。它起病隐匿,难以及早发现并手术根除;发病后进展迅速,难以用一般手段阻止;目前公认的一些治疗手段疗效尚比较有限,副作用较大;易于复发和转移,难于预防与控制。因此,胃癌治疗难求速胜,尤其是发现时间晚且年老、体质比较差的患者,更需树立一种顽强的持久防治的信念,才能获得较长时间的生存期。

**10. 大肠癌(一)**

刘某,女,48 岁。

主诉:大便反复带血 1 年余,加重 6 个月。

病史:1 年前大便反复带血,曾按痔疮治疗,时好时差。近半年便血越来越多,在某医院做乙状结肠镜检查,发现乙状结肠和直肠交界处肿物,有溃烂和肠腔狭窄。病理活检诊断为腺癌,遂转某医院手术治疗。术中发现肿物与大血管黏连,无法剥离,未切除肿物,行降结肠造瘘术。术后恢复良好。

1982 年 2 月 2 日就诊,现症:大便稀,每日 5～6 次,原肛门下坠胀痛,时有血性黏液分泌物,胸闷心悸,失眠体倦,食少懒言,舌质红胖,苔白,脉象细数。

中医诊断:肠蕈,心脾两虚,血不养心。

[治则]健脾益气,养心安神,解毒消痈。

[处方]归脾汤加减。

党参 15g 炒白术 10g 黄芪 30g 龙眼肉 10g 远志 10g 茯苓 10g 当归 10g 炒枣仁 15g 马齿苋 15g 槐花 15g 地榆 12g 柴胡 6g 广木香 10g 大枣 5 枚 藤梨根 15g 焦六曲 30g 诃子肉 10g 每日 1 剂,连服 15 日。

1982 年 2 月 19 二诊:睡眠好转,心悸减轻,进食增加,大便稀,每日 2～3 次或 3～5 次,不规律,肛门坠胀,舌红胖,苔薄白,脉细结代。原方加郁金 10g,儿茶 10g,炒黄柏 10g,加服加味西黄散,每次 2 粒,每日 3 次,饭后服。

1982 年 3 月 3 日三诊:患者恢复良好,面色红润,精神比前好转,大便不规律,次数减至每日 2 次,肛门分泌物较前减少,舌红苔黄,脉细。

[处方]党参 10g 白术 10g 茯苓 10g 薏苡仁 15g 黄芪 30g 败酱草 12g 秦皮 10g 木香 10g 黄连 5g 炒黄柏 10g 苍术 10g 白花蛇舌草 30g 草河车 15g 升麻 3g 甘草 10g 每日 1 剂,配合加味西黄散。

患者相信气功,每天晨起坚持锻炼。每半年去手术医院复查 1 次。带瘤生存 6 年。

[按]本例结肠癌因便血日久而致心悸失眠、体倦食少,证属心脾两虚,气血不足,兼有湿热内蕴。治以党参、黄芪、白术、大枣补脾益气,木香理气醒脾,使补而不滞,龙眼肉、远志、炒枣仁养心安神,马齿苋、槐花、地榆、柴胡、藤梨根、诃子肉清热除湿涩肠。全方健脾益气,养心安神,解毒消痈。患者带瘤生存 6 年,期间能操持家务,生活质量较好。

### 11. 大肠癌(二)

师某,男,52 岁。

1991 年来诊。患者素有慢性肠炎史,大便秘结和腹泻交替发作。1989 年 10 月开始大便持续燥结,2～3 天一解,需润肠泻下方能解出,伴有腹痛,肛门坠胀。自以为是痔疮,在当地治疗半年,时好时坏,黏液便增多,大便变形、有血。1992 年 8 月在当地市医院确诊为直肠癌,病理报告:中分化腺癌,部分黏液腺癌。双腹股沟淋巴结肿大,伴左锁骨上淋巴结转移。已属晚期,不能手术切除,行降结肠造瘘术。曾接受化疗,AFC 方案,6 个疗程。症状有缓解,但肛门坠痛,小便不畅。大便不规律,骶尾部胀痛,原肛门时有黏液及血性分泌物排出,小便不利。症见:面色苍白,表情痛苦,乏力短气,纳差,腰酸腿软,失眠多梦。

[辨证] 脾肾亏虚,气血不足。

[治则] 健脾补肾,补气养血,佐以清肠祛瘀解毒。

[处方] 党参 15g　白术 15g　茯苓 15g　补骨脂 10g　菟丝子 10g 鸡血藤 30g　红藤 12g　秦皮 10g　黄连 10g　赤石脂 6g　生蒲黄(包煎)10g　生甘草 10g　每日 1 剂。

服 7 剂后症状有所缓解,在原方基础上去赤石脂,加当归 10g,马鞭草 15g,香茶菜 15g。继服 10 剂,体力精神好转,食欲增加,原肛门分泌物减少。住院治疗:采用 FMV 方案(5-Fu 500mg,静脉滴注,1 次/周;MMC 8mg,VCR 1mg 小壶冲入,每周 1 次),配合健脾益肾冲剂,化疗 6 周。1993 年 3 月至 5 月行局部放疗,出现严重放射性皮肤炎、阴道炎,见臀部红肿破溃,小便频数,尿急尿痛等湿热下注证候,治以清热利湿、凉血解毒。

[处方] 龙胆草 12g　炒山栀 10g　黄芩 10g　黄柏 10g　泽泻 15g 生地 15g　车前草 15g　紫草 6g　瞿麦 15g　滑石 15g　生甘草 10g 银柴胡 10g

每日 1 剂,水煎,分 4 服,配合外涂生肌玉红膏。皮肤愈合、湿热消除后带药回当地继续治疗,拟方:生黄芪、太子参、白术、土茯苓、黄精、秦皮、广木香、黄连、当归、焦槟榔、杭白芍、地榆炭、红藤、凌霄花、虎杖、藤梨根、焦三仙、炙甘草。配合西黄克癌胶囊。

1994 年 1 月回门诊复查,未见病情发展,症状基本消失,可承担部分工作。继续服优福定(每次 150mg,每日 3 次,3 个月,配合扶正防癌口服液(2支/次,3次/日)和西黄克癌胶囊。1995年随访时仍存活,并可工作及操持家务。

[按]该患者因误诊按痔疮治疗近1年,待病情发展到晚期才明确诊断。其大便脓血、里急后重、骶部胀痛乃气血瘀阻,湿热壅塞,气血双亏,属邪盛正衰,故采用清热凉血、祛瘀止痛、健脾利湿、涩肠止泻治法,服汤药7剂后症状明显缓解。二诊以健脾补肾、益气养血为主,佐以抗癌,与化疗药合用取得理想疗效。说明若方法得当,用药合理,可增效减毒,预防复发转移。晚期带瘤者能无痛苦的生活或工作,无疑是对患者及家属的安慰。

### 12. 大肠癌(三)

赵某,女,67岁。

1997年8月18日初诊。患者体质硬朗,活动正常,素有大便秘结,常服泻药。近半年来时有大便带血,或便后有乳液,无其他不适症状,以为是痔疮,并未在意。近2个月以来少腹坠胀,大便时肛门疼痛,便中夹带血性黏液,里急后重。在附近医院诊为痢疾。给予抗炎治疗,用痢特灵、庆大霉素和支持疗法后症状缓解,但便血仍在。因年龄大,体质已有下降,转来我院治疗。症见:大便下血,血多粪少,夹带脓液,气味异常,里急后重,少气懒言,口干喜饮,食欲一般。查体:形体稍瘦,精神欠佳,慢性病容,体温不高,小腹按痛,舌质红,苔厚腻,脉弦滑数。肛门指诊:直肠7~8cm处肠腔狭窄,高低不平,周围固定不动。怀疑直肠癌,经病理诊断明确为直肠腺癌。

[辨证]湿热下注,气机瘀滞,损伤血络。

[治则]清热化湿,凉血解毒,行气导滞。

[处方]芍药汤合白头翁汤加减。

秦皮10g 广木香10g 黄连10g 当归10g 焦槟榔10g 杭白芍15g 马齿苋10g 白头翁15g 炒黄柏10g 地榆炭10g 炒槐花10g 制大黄10g 儿茶10g 红藤10g 14剂,每日1剂,水煎浓缩,分早、晚2次服。

1997年9月6日二诊:服药后症状明显减轻,精神好转,食欲增加,大便次数减少,黏液血便消失,唯有肛门胀痛,骶部及髋部疼痛,舌黯红,苔薄黄微腻,脉弦细稍数。原方去制大黄、白头翁,加白花蛇舌草15g,草河车15g,七叶莲15g。继服15剂,病情稳定,症状基本消失。由于年事已高,家人不明病情,拒绝继续服药,半年以后出现明显腹胀,肝区疼痛。1997年5月初,在北京某医院行B超检查,见肝内多发低回声影,疑为直肠癌肝内转移。住院化疗。3个周期后出现消化道反应及四肢末梢神经炎,患者拒绝继续化疗,出院。来我院门诊,见肝内病灶明显缩小。

[处方] 党参15g　生白术15g　土茯苓15g　女贞子15g　凌霄花15g　八月札15g　红藤12g　炮山甲6g　九香虫5g　金荞麦15g　代赭石15g　鸡内金30g　生麦芽30g　草河车15g　蚤休15g　香橼15g　乌药10g　炙甘草10g

同时加服参莲胶囊,3粒,每日3次,与饭同服。连续服用3个月,病情无明显变化,仅大便燥结,原方生白术改为40g,加火麻仁15g,生地30g,藤梨根30g。连续服用3个月,患者无明显不适,纳食、睡眠、二便可,同时可操持家务。复查B超:肝内占位病变基本稳定,部分消失,未见其他部位转移。到2000年4月就诊时,患者病情稳定,生活质量尚可,可操持家务,已带瘤生存3年半。

[按] 大肠癌是我国常见的恶性肿瘤之一,其发病率和死亡率较高,而且我国大肠癌的发病特点为年轻人居多。低位病灶多,恶性程度高。虽然本病较易手术切除,但即使是根治性切除术,仍有40%～70%的病例术后发生局部复发或远处转移。因此,术后配合全身综合疗法,可以减少复发转移,提高生存质量,有效地延长生存期。

《外科正宗》曰:"蕴毒结于脏腑,火热流注肛门,结而为肿。其患痛连小腹,肛门坠重,大便乖违,或泻或秘,肛门内蚀,串烂经络,污水流通大孔,无奈饮食小餐,作渴之甚。犯此未得见其有生。"由于本病主要由湿热蕴结,气滞血瘀,肠毒内生而发病。因此清热解毒、行气化滞、泄浊散结是祛除病邪的主要治法。常用药物红藤、败酱草、藤梨根、白花蛇舌草、虎杖、八月札、半枝莲等,本类药物经现代药理证实均有抗癌作用。孙教授认为红藤专入大肠经,有清热解毒、消痈止痛之功,为治肠癌首选药。配合虎杖、藤梨根祛瘀通经、解毒抗癌,能防止肠癌的腹腔及盆腔转移。大肠癌约有 8%～10% 的患者最终发生肝脏转移,以八月札疏肝理气散结,既能通过加强肝的疏泄功能,疏通肠道瘀滞,有利于祛除肠道邪毒;又可防止土旺侮木,阻滞肝转移的发生。

### 13. 肝癌(一)

肖某,男,49 岁。

**主诉:**腹胀、肝区疼痛、纳差、里急后重 8 个月。

**病史:**患乙型肝炎、肝硬化 5 年。2 个月前因腹胀、胁痛在某医院诊断为肝癌,因出现大量腹水,辗转多个大医院,无特殊治疗,遂求治于中医。

1972 年 4 月 6 日来我院门诊,症见:腹胀,肝区疼痛,纳差,小便少而黄,里急后重,面色晦黯,腹大如蜘蛛,腹水征阳性,肝肋下触诊质硬,表面结节状,剑下 9cm 处可触及肝脏,巩膜黄染,下肢凹陷性浮肿。口干不欲饮,苔黄腻,舌质红绛,脉象弦数,重取无力。

中医诊断:积聚,鼓胀。

[辨证]肝胆湿热,水湿内停。

[治则]清热利湿,疏肝健脾,消积散聚。

[处方]茵陈蒿汤合五苓散加味。

茵陈 30g　炒山栀 15g　猪苓 30g　茯苓 15g　泽泻 15g　杏仁 10g　车前子 15g(包煎)　大腹皮 10g　鳖甲 15g　炮山甲 10g　桃仁 10g　木香 10g　半边莲 15g　延胡索 10g　赤芍 10g　郁金 10g　广木香 10g　甘草 6g　每日 1 剂,水煎,分 2 次服,连服 15 剂。

5 月 9 日二诊:服药后腹胀减轻,小便增多,大便好转,下肢浮肿减轻,有饥饿感,食量增加,精神好转,但仍有腹胀纳差,脉弦细稍数,舌质红绛、苔黄腻。原方加枳壳 10g,川朴 10g,蝼蛄 1 对,商陆 10g。继服 14 剂。

5 月 23 日三诊:已能自己走进诊室,但仍面色晦黯,腹水中等,小便黄,大便每日 2～3 次。

[处方]党参 12g　白术 10g　土茯苓 30g　厚朴 10g　枳壳 10g　薏苡仁 30g　八月札 12g　水红花子 10g　猪苓 30g　车前子 15g(包煎)　鳖甲 15g　龟板 15g　凌霄花 15g　代赭石 15g　鸡内金 30g

生麦芽 30g　半边莲 15g　虎杖 15g　藤梨根 15g　每日 1 剂,另予鳖甲煎丸 1 丸,每日 2 次,加强软坚散结、活血祛瘀之功。

治疗 1 个月后,病情大有好转,腹水减少,肝区疼痛,小腹冷痛,喜按喜温,下肢怕冷,舌红绛,苔褐黄。此为上热下寒症状,原方加肉桂 8g。合龟龄散(每次 2g,每日 2 次),加味西黄散(每次 2 粒,每日 3 次),饭后服。病情稳定,食量增加,体质大有好转,下肢浮肿消退,能自行活动。

1973 年 4 月 18 日四诊:服药后病情稳定,食量增加,体质大有好转,下肢浮肿消退,能自行活动。去西医院复查,曾被否定原诊断,认为是肝硬化腹水。患者自行停药 3 个月,既往症状再次出现,再次来诊。症见腹水增加,巩膜黄染,小便短赤,大便发黑,每日 2～3 次,肝区疼痛,失眠纳差。予中药平肝饮:太子参 15g,白术 10g,土茯苓 30g,陈皮 10g,广木香 10g,郁金 10g,柴胡 10g,茵陈蒿 30g,猪苓 30g,赤小豆 30g,八月札 15g,凌霄花 12g,生山楂 12g,白花蛇舌草 30g。每日 1 剂。另予克癥坚丸(本院制剂,每次 1 丸,每日 2 次)、龟龄散(每次 2g,每日 2 次)。症状逐渐好转,患者已带瘤存活 18 年。

[按]《诸病源候论》认为,癥瘕积聚的病因是"寒温不调,饮食不节,阴阳不和,脏腑虚损,并受风邪留滞而不去"。肝积已成,肝失疏泄条达,脾胃运化失职,水液失调而成胀,久则生热,故以茵陈蒿、炒山栀、半边莲、猪苓、茯苓、泽泻清热利湿,桃仁、赤芍、郁金、延胡索、广木香、甘草疏肝理气健脾,鳖甲、龟板软肝散结、平肝潜阳,全方共奏清热利湿、疏肝健脾、消积散聚之功。

肝癌发展迅速,晚期者一般存活 3～6 个月,平均 3.9 个月。本案患者带瘤生存 10 余年,乃因中医治疗扶正而不伤正,能提高机体免疫功能而增强抗癌作用。

### 14. 肝癌(二)

张某,男,45 岁。

既往有慢性肝炎史。1987 年 8 月健康查体时,B 超发现右肝内 11cm×10.5cm 低回声区,周围有回声晕。在某医院急查 AFP,结果为阳性,火箭电泳＞1000ng/ml,肝缘在肋下 8cm,有少量腹水。1987 年

9月来诊,患者面色晦黯,乏力腹胀,时大便溏,余无不适。脉象细小弦,舌胖有齿痕,质黯红,苔白。

[辨证] 脾虚夹瘀。

[治则] 健脾益气,活血化瘀。

[处方] 枳实消脾汤合平肝饮加减。

生黄芪 30g　党参 15g　白术 10g　茯苓 15g　杭白芍 15g　八月札 12g　凌霄花 12g　枳实 10g　厚朴 10g　水红花子 10g　鳖甲 15g　薏苡仁 30g　败酱草 15g　桃仁 10g　郁金 10g　仙鹤草 15g　水煎浓缩,每次 100ml,每日 2 次。

另予软肝口服液(药用桃仁、杭白芍、狼毒等),每次 10ml,每日 2 次;抗癌 1 号注射液 4ml 肌内注射,每日 2 次;克癥坚丸 1 丸,每日 2 次。治疗后病情稳定,食欲增加,腹胀减轻。2 个月后 B 超检查见:右肝内占位性病变缩小为 8cm×7cm。患者要求住院治疗,住院后除继续服以上药物以外,予清开灵 20ml,加在 5% 葡萄糖 500ml 内静脉点滴,隔日 1 次。其间精神好转,食欲增加,病情稳定,AFP 仍为阳性,火箭电泳 1000ng/ml。3 个月后无特殊不适,天气变化或情绪波动时偶有肝区疼痛,出院。

出院后中药治疗 1 年半,于 1989 年底自服偏方,疗效不佳,病情加重。因腹胀腹水、恶心乏力,伴有咳嗽,再次住院,给予太子参 15g,白术 10g,茯苓 15g,猪苓 30g,青蒿 30g,鳖甲 30g,泽泻 15g,八月札 12g,莪术 15g,清半夏 10g,淡竹茹 10g,白花蛇舌草 15g,郁金 10g,焦山楂 15g,焦槟榔 15g。每日 1 剂。另予清开灵 20ml 静脉点滴,每日 1 次;加味西黄胶囊 2 粒,每日 3 次,饭后服。

[按] 本案属肝癌晚期,未经化疗和放疗,用中医治疗存活 2 年,且肿瘤一度缩小,持续稳定 3 个月以上,提示单用中药治疗肝癌有一定疗效。

### 15. 肝癌(三)

徐某,男,66 岁。

1961 年患急性黄疸型乙型肝炎,治疗后好转,无不适,乙肝 5 项检查为"小三阳",未进一步治疗。1997 年 5 月查体发现肝内占位病变,在中国医学科学院肿瘤医院经 CT 及 MRI 检查诊断为肝癌。因年事已高,拒绝介入或创伤性治疗,开始应用中药及生物治疗。

[处方]以益气活血、软坚解毒为主,配合疏肝理气。基本药物:太子参、生白术、土茯苓、炒枳壳、凌霄花、藤梨根、炮山甲、龟板、川厚朴、鸡内金、白花蛇舌草、半枝莲、水红花子、桃仁、甘草等。西药用免疫核糖核酸。在治疗过程中,患者 AFP 曾一度高至 $2000\mu g/L$ 以上,但经中西医结合保守治疗后逐渐下降。肿瘤生长缓慢,1997 年约 4cm×3cm,2001 年为 7.3cm×6.5cm,2003 年达 8.3cm×8.1cm。至 2003 年 3 月,患者累计带瘤生存 5 年 10 个月,可自行活动,无明显不适。

[按]乙肝感染及其引起的肝硬化是我国发生肝癌的主要诱因,配合中药治疗可取得明显疗效。

**16. 肝癌(四)**

孙某,男,45 岁。

患者既往有乙型肝炎、肝硬化病史,HBsAg 持续阳性。2001 年 3 月出现右肝区胀痛,在山东省肿瘤医院确诊为原发性肝癌(巨块型),肿瘤大小 14.2cm×8.5cm,甲胎蛋白 2000ng/L 以上。由于癌灶太大,易引起肝破裂,医生不主张做介入化疗,遂来诊。治以益气活血、软坚解毒为主,配合疏肝理气,药用:太子参、生白术、土茯苓、炒枳壳、凌霄花、藤梨根、八月札、炮山甲、龟板、鳖甲、鸡内金、白花蛇舌草、金荞麦、败酱草、水红花子、桃仁、甘草等。3 个月后患者症状减轻,腹胀缓解,原方加焦山楂、槟榔、九香虫、生麦芽。继续服用半年,CT 显示病灶缩小一半左右。在山东省肿瘤医院介入治疗 1 次,药物为 DDP90mg,MMC12mg,5-Fu 1000mg,栓塞剂用碘化油。1 个月后复查,病灶未见缩小。后未再做介入治疗,一直服用中药。2007 年 5 月随访时,病情仍稳定,无明显症状,纳可、眠可,坚持正常工作和生活。

[按]肝癌病情进展快,用药不当可加速发展,故难治。此患者在其他治疗无效情况下坚持服用中药。中药培土生金,金旺则生水,水盛可滋木制火,肝火下降,故肝之功能平和,症状好转,正气恢复,邪不得侵而退。本案的治疗过程验证中医了"见肝之病,知肝传脾,当先实脾"和"实脾者,补肝也"的理论,所以患者可以长期存活。值得注意的是,

中医药治疗乃长期调理,并非一朝一夕之事。

**17. 肺癌(一)**

沙某,男,43 岁。

主诉:反复感冒、咳嗽、发热 6 月余。

病史:1982 年 3 月反复感冒、咳嗽、发热,经抗炎治疗症状缓解后时常反复,痰中偶有血丝。同年 4 月在当地医院拍片,发现右肺门处阴影,边缘不整,肺纹理增粗。给予抗结核治疗 1 个月,再行拍片时肿物未见缩小,症状亦无缓解,疑为肺癌。同年 7 月,支气管镜活检证实为肺腺癌(中心型)。因无法手术切除,在北京某医院行化疗,用"MFV 方案"。化疗后症状有所缓解,咳嗽减轻,痰中血丝消失,胸片提示肺门阴影缩小,稳定出院。1983 年 8 月发现右锁骨上有肿物、胸闷气短、咳嗽加重,吐白黏痰。1983 年 8 月 15 日来诊。

现症:胸闷气短,咳吐白黏痰,纳差便溏,面色苍白,舌质淡红,苔白腻,脉沉细数。右锁骨上肿块明显,约 4cm×3cm,多个淋巴结融合在一起。听诊:右肺呼吸音低,无干湿啰音。

中医诊断:肺痈。

[辨证]肺脾气虚,痰湿凝聚。

[治则]健脾益气,清肺化痰,散结消积。

[处方]党参 12g　白术 10g　茯苓 15g　山药 20g　陈皮 10g　清半夏 10g　生苡仁 15g　浙贝母 10g　桔梗 12g　夏枯草 15g　草河车 15g　败酱草 12g　白花蛇舌草 15g　甘草 10g　鳖甲 15g　每日 1 剂,水煎,分 2 次服,14 剂。

二诊:食欲增加,咳痰好转,二便正常,仍有咳嗽胸闷,眠差梦多,舌质淡红有齿痕,苔白,脉象细数。原方加杏仁 10g,僵蚕 10g,远志 10g,14 剂。另予加味西黄丸,每次 2 粒,每日 3 次。

1983 年 11 月收住院行中药加化疗治疗。化疗用 AFM 方案,同时配合中药补肺健脾、益气升血,用生黄芪 30g,当归 10g,生地 10g,党参 15g,白术 10g,土茯苓 15g,清半夏 10g,桔梗 10g,百合 30g,杏仁 10g,冬虫夏草 6g,甘草 10g。每日 1 剂,浓煎,分 2 次服。化疗过程中反应不明显,咳嗽等症状减轻。化疗后胸片提示:肺部阴影无明显改变,右锁骨上淋巴结稍缩小。患者要求带药回当地治疗。

[处方]芦根30g 桃仁10g 杏仁10g 冬瓜仁10g 生苡仁15g 鱼腥草30g 僵蚕10g 百部15g 桔梗12g 浙贝母12g 太子参15g 仙鹤草15g 白花蛇舌草15g 草河车15g 30剂。又予人工牛黄散,每次2粒,每日3次。

2个月后患者精神好转,食量增加,右锁骨上淋巴结明显缩小,大者1.5cm×1cm,小者1cm×0.5cm,质硬,不痛,不影响颈部活动,能坚持工作。此后一直服中药或中成药,带瘤存活4年零2个月。1987年10月死于肺炎。

[按]肺合皮毛,司呼吸,为娇脏,不耐寒热,故外邪首先犯肺。"肺为贮痰之器",无论寒热虚实、阴阳表里,凡病必见痰闭肺络,见咳嗽、胸闷、气短、咯血;"脾为生痰之源",脾虚不能散精,因之更虚,故肺脾气虚、痰湿阻肺是肺癌常见的临床证型。方中太子参、白术乃甘润之品健脾,使肺清肃之令得行,陈皮、清半夏、浙贝母、桔梗、甘草化痰止咳,夏枯草、草河车、败酱草、白花蛇舌草抑制肿瘤细胞生长,提高机体抗病能力。本案攻补兼施,充分调动机体的抗病能力,故效佳。

### 18. 肺癌(二)

左某,男,51岁。

主诉:胸痛、胸闷、咳嗽3个月。

病史:1984年春节后,无明显诱因出现胸内刺痛,时发时止,夜间加重。服止痛药可缓解,按冠心病治疗无效。日渐消瘦,2个月内体重减轻5kg。疲乏无力,咳嗽,痰中带血。在当地医院拍X线片发现右肺中外部有阴影,周围毛刺状,并有肺门淋巴结肿大。在北京肿瘤医院行支气管镜检查,病理活检诊断为:右肺小细胞性未分化癌。患者因恐惧化疗出院,要求用中医药治疗。既往有有毒化学物质长期接触史。

1984年7月22日初诊症见胸痛胸闷,咳嗽无痰,消瘦乏力,心悸失眠,舌质红,苔黄腻,脉细稍数。

中医诊断:肺痛。

[辨证]痰热互结,邪气凌心。

[治则]清热涤痰,宣肺宁心。

[处方]瓜蒌 15g 清半夏 10g 黄连 5g 杏仁 10g 橘红 10g 桔梗 10g 浙贝母 10g 款冬花 10g 夏枯草 15g 鱼腥草 15g 郁金 10g 草河车 15g 莲子心 3g 甘草 10g 远志 10g 炒枣仁 30g 每日 1 剂,水煎浓缩,分 2 次服,连服 15 剂。

1984 年 8 月 16 日二诊:服药后胸痛好转,胸闷减轻,眠可,食欲增加,精神改善。收住院,予中药加化疗。8 月 19 日开始化疗,第 1 疗程 VEP 方案:VCR 1mg 静脉点滴中冲入,Endoxan 800mg 静脉滴注,二者均为每周 1 次。强的松 30mg,每日 2 次,每周递减 10mg 共用 6 周。X 线检查见肿瘤明显缩小,CT 提示肿块缩小 10%。又放射治疗 5 周后,因白细胞 $31×10^9$/L,血小板 $68×10^9$/L,ALT 增高,恶心、食欲不振,口干咽燥加重,咳黄痰,遂停止放疗。完全服用中药:沙参 15g,麦冬 15g,金银花 15g,连翘 10g,板蓝根 15g,生黄芪 30g,生苡仁 30g,生地 12g,枸杞子 15g,清半夏 10g,淡竹茹 10g,甘草 10g。每日 1 剂。7 周后 X 线复查显示:肿物基本消失,两肺纹理增粗。为巩固治疗,予千金苇茎汤合百合固金汤加味:苇茎 30g,桃仁 10g,杏仁 10g,冬瓜仁 10g,生苡仁 15g,百合 10g,生地黄 12g,沙参 15g,百部 15g,川贝母 12g,鱼腥草 15g,桔梗 12g,生黄芪 30g,紫菀 10g,败酱草 12g,草河车 15g。配以加味西黄丸,先后化疗 3 个疗程。治疗 2 年后,患者开始工作。治疗 5 年后,患者移居国外,身体状况良好,生活如常。

[按]本案病机属痰热互结,邪气凌心,故用黄连、款冬花、夏枯草、鱼腥草、草河车、败酱草、莲子心苦寒泻心清热,瓜蒌、清半夏、橘红、桔梗、苏梗、浙贝母清热化痰,宽胸开结。在化疗、放疗期间配以气阴兼顾、清热化痰之中药,因治疗得当,故能长期存活,收效较好。

### 19. 肺癌(三)

王某,男,66 岁。

2005 年 5 月 19 日初诊。左肺癌术后 2 年 9 个月,病理示乳头状腺癌。CT 示:肺外缘、左肺门小结节。CEA:919$\mu$g/L,AFP:913$\mu$g/L,CA19-9:18kU/L,CA125:23kU/L。刻诊:咳嗽,咳少量黏痰,色黄,咽部不适,纳可,眠可,腹不胀,脉沉细,舌红,苔黄燥。

[辨证]肺燥津伤,肺失清肃,兼气阴两伤,痰瘀互结。

［治则］清肺润燥，益气养阴，兼以清热解毒，软坚散结。

［处方］清燥救肺汤加减。

沙参15g　桑叶10g　枇杷叶　10g　麦冬12g　生石膏30g　旋复花10g　海浮石10g　莲子心3g　百合30g　浙贝母10g　桑椹30g炒杜仲10g　金荞麦15g　鱼腥草15g　白花蛇舌草30g　生黄芪30g紫草根10g　菊花10g　石斛15g　炙甘草10g　14剂，2天1剂。上药煎2次合在一起约500ml，分4次服，每日2次。

［按］方中石膏甘寒，若西方之白虎，清肺燥，布清肃；沙参、麦冬、石斛、百合养阴、生津、保肺；枇杷叶、旋复花、菊花平肺降逆，斡旋气机；海浮石乃石之能浮者，善入肺化燥痰，软坚散结；川贝母呈瓣状而像肺，善清热化痰，散结开郁，颇合肺气膹郁之病机，二药合用，对肺癌而见燥痰、热痰以及痰瘀互结者，颇为相宜；金荞麦、白花蛇舌草、紫草根清热解毒，善化肺热过甚之癌毒；生黄芪益气散结，桑椹、炒杜仲补肾，炙甘草崇土，调和诸药。诸药合用，共奏清燥救肺、化痰散结、清热解毒、益气养阴之效。

2005年11月21日，患者自述，服上药半年后，感咳嗽、咳痰较前明显减轻，憋气明显好转，痰色转白，纳可，大便调，舌红，苔薄黄，脉沉细。燥热已减，重点攻破痰瘀热毒之结，拟以小陷胸汤合千金苇茎汤化裁。

［处方］瓜蒌皮15g　薤白10g　清半夏10g　桃仁5g　沙参15g海浮石10g　川贝母10g　百合30g　枇杷叶15g　芦根30g　杏仁10g　生薏苡仁15g　金荞麦15g　桔梗10g　旋复花10g　白花蛇舌草30g　草河车15g　鸡内金30g　生麦芽30g　鱼腥草15g　炙甘草10g　14剂，2天1剂。

上药煎2次合在一起约500ml，分4次服，每日2次。方中小陷胸汤清热化痰、宽胸理气，千金苇茎汤清热生津散结，鸡内金、生麦芽开胃进食散结。

2006年6月26日：左肺癌术后3年多，CT示肺外缘、左肺门小结节与前比无明显变化。已不咳嗽，晨起有少量黏痰，上腹胀，舌红，苔少黄，脉沉细。病情稳定，上方加鳖甲、炮山甲以加强软坚散结消瘤之效。

14 剂。2 天 1 剂。上药煎 2 次合在一起约 500ml,分 4 次服,每日 2 次。

2009 年 4 月 29 日:左肺癌术后 6 年 4 个月。复查双肺小结节灶无明显变化。现有时前胸、后背间断性疼痛,咳嗽,少量白痰,右腰部酸痛,纳可,眠可,尿频。脉弦细,舌红,苔薄黄。药用:百合 30g,浙贝母 10g,鼠妇 10g,生地 10g,熟地 10g,桔梗 10g,杭白芍 15g,金荞麦 15g,炮山甲 10g,鳖甲 15g,灵芝 10g,橘核 10g,乌药 10g,僵蚕 10g,桑寄生 15g,桑螵蛸 10g,代赭石 15g,鸡内金 30g,生麦芽 30g,白花蛇舌草 30g,14 剂。2 天 1 剂。上药煎 2 次合在一起约 500ml,分 4 次服,每日 2 次。

方中僵蚕、鼠妇皆虫类药之轻清者,善入肺化痰逐瘀散结;患者有前列腺肥大症,桑螵蛸、桑寄生补肾,橘核、乌药、灵芝理下焦,愈尿频。现患者已术后 6 年余,仍在治疗中。

[按] 本例患者肺癌术后肺外缘、左肺门小结节,CEA 高于正常值,辨证为肺燥津伤,肺失清肃,兼气阴两伤,痰瘀互结。治疗给予清肺润燥、益气养阴,兼以清热解毒、软坚散结等治疗,之后根据病情变化随证用药,坚持治疗 4 年(术后 6 年),病情一直稳定,收到了延长寿命、改善生活质量的理想效果。

### 20. 乳腺癌(一)

患者,女,80 岁。2003 年 8 月初诊。

患者于 2002 年 6 月行左乳腺癌改良根治术。术后病理诊断为:浸润性导管癌,腋下淋巴 6/16,雌激素受体,孕激素受体。因患者高龄未行化疗。2003 年 7 月左锁骨上及左颈部淋巴结转移,转移灶最大 2.5cm×3.0cm。在某肿瘤医院行放疗,后病灶缩小为 1.0cm×1.5cm。于 2003 年 8 月来诊。初诊时见患者神情忧郁,面色萎黄,眼睑色淡。心烦易怒,口干口苦,夜不能寐,纳差喜呕,大便干结,舌黯淡苔黄,脉弦细。辅助检查:血常规:白细胞 $3.8×10^9$/L,嗜中性白细胞 58%,血红蛋白 82g/L,便潜血试验(一)。

[辨证] 肝郁脾虚,郁而化热,气血不足,邪毒凝滞。

[治则] 疏肝健脾,扶正祛邪。

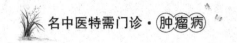

[处方] 丹栀逍遥散化裁。

丹皮 10g　炒山栀 10g　炒柴胡 10g　赤白芍各 10g　生龙骨 15g　生牡蛎 15g　三七 5g 生蒲黄 10g　黄芩 10g　黄连 10g　浙贝母 10g　炮山甲 10g　鳖甲 15g　山慈姑 10g　夏枯草 12g　知母 10g　合欢皮 30g　桑螵蛸 10g　蜂房 5g　鸡内金 30g　生山楂 10g　炒草决明 10g　荷叶 10g　草河车 15g　炙甘草 10g　每 2 日 1 剂,每天分 2 次服用。

以后随症加减,经治 5 年余,症状明显缓解,精神转好,胃纳,夜寐改善,大便通畅,情绪稳定,多次复查血常规在正常范围。

2008 年 6 月复查浅表淋巴结超声示:左锁骨上及左颈部淋巴结转移病灶,最大者缩小为 0.8cm×1.2cm,目前仍在治疗中。

[按] 乳腺癌俗称乳癌、乳岩,是女性常见的恶性肿瘤之一。据资料统计,其发病率约占全身各种恶性肿瘤的 7%～10%,在妇女仅次于宫颈癌,45 至 50 岁之间绝经期前后的妇女发病率较高,绝经后发病率更持续上升,到 70 岁左右达到最高峰,仅约 1% 的乳腺癌患者为男性。

孙教授针对乳腺癌病因拟定辨证主方,根据病机变化随症加减,且尤重视"女子以血为用"、易于忧愁抑郁而肝气不疏等特点,每予兼顾。因肝脾郁怒患者,常常肝郁化热,急躁易怒,夜不能寐或睡不安稳,且脾胃不和,心烦喜呕,故常以丹栀逍遥散加沙参、黄芩、清半夏以清热除烦、和胃止呕;气血亏损患者,予归脾汤化裁,主药为黄芪、远志、太子参、炒白术、茯苓、莲子肉、龙眼肉,酌加白芍、当归;气阴两虚患者,予生脉饮化裁,主药为太子参、麦冬、五味子,酌加沙参、天门冬、生地、当归、何首乌、女贞子;脾肾不足患者,予六味地黄丸合当归补血汤化裁,主药为生熟地、山萸肉、山药、茯苓、生黄芪、当归、白芍药,酌加女贞子、枸杞子、覆盆子、菟丝子、桑寄生、牛膝、补骨脂、杜仲、桑螵蛸、桑椹子等。

**21. 乳腺癌(二)**

张某,女,52 岁。

1984 年 6 月因乳癌在某医院行左侧乳房改良手术,腋下淋巴结转移 4/17。术后接受 CAF 方案 6 个疗程。服三苯氧胺 5 年后出现双侧腹股沟淋巴结、骨、脑转移,因拒绝接受进一步化疗,而于 1989 年 5 月就诊。

就诊时双下肢肿胀、不能行走,上肢疼痛,胃纳可,大小便正常,体胖,舌淡苔白,脉沉细。

[辨证]脾肾亏虚,瘀阻络脉。

[处方]仙茅 10g　仙灵脾 10g　骨碎补 10g　菟丝子 15g　女贞子 12g　旱莲草 12g　巴戟天 10g　太子参 10g　白术 10g　地龙 10g　当归 10g　川芎 10g　桃仁 10g　蜈蚣 2 条　皂角刺 10g　猪苓 30g　扁豆 10g

服用 15 剂后下肢肿胀减轻,嘱其以药渣煎水洗下肢,更觉轻松。此后患者一直在孙教授处间断治疗 5 年,每年春季服药 3～4 个月,均以初诊时处方为基础加减,病情稳定。

[按]本案患者患病日久,脾肾亏虚为本,瘀阻络脉为标,以仙茅、仙灵脾、骨碎补、菟丝子、女贞子、旱莲草、巴戟天、太子参、白术健脾补肾,当归、川芎、桃仁活血通络,蜈蚣、皂角刺、地龙疏通经络,猪苓、扁豆淡渗利湿。全方攻补结合,标本兼治,疗效显著。

## 22. 乳腺癌(三)

肖某,女,38 岁。

主诉:乳腺癌术后 5 年复发。

病史:1977 年 6 月发现左乳腺肿物,同年 8 月行左乳腺癌改良根治术,病理诊断为腺癌。术后未进行其他治疗。1982 年 3 月发现手术部位皮下多个肿块隆起,边界不清,中等硬度,小者 0.5cm×0.5cm,大者 1.0cm×1.5cm,病理活检证实为转移性腺癌。因恐惧化疗而求中医治疗。

1982 年 4 月 8 日初诊:心烦急躁,纳食少,胸胁胀痛,脉弦细,苔薄黄。

中医诊断:乳岩。

[辨证]肝郁气滞,软坚散结。

[治则]疏肝理气。

[处方]炒柴胡 7g　当归 10g　杭白芍 12g　香附 7g　郁金 10g　青陈皮各 9g　草河车 15g　夏枯草 15g　白花蛇舌草 15g　山慈姑 10g　生牡蛎 15g

另予加味西黄胶囊,每次 2 粒,每日 2 次。服药半年,肿物未长大,症状缓解,自行停止治疗。

1983 年 2 月 5 日二诊:自 1 月开始咳嗽胸疼、腰疼,活动后加重,心烦面赤,阵发潮热,小便短赤,舌质黯、有瘀斑,脉弦数。正侧位胸片示:双肺转移癌。

[辨证]瘀毒壅肺。

[治则]活血化瘀,清热解毒。

[处方]桃红四物汤合银花甘草汤加减。

桃仁 10g　红花 10g　赤芍 12g　延胡索 12g　郁金 12g　银花 30g　甘草 3g　浙贝母 10g　鼠妇 6g　蒲公英 15g　草河车 15g　半枝莲 15g　水煎服,24 剂。

1983 年 3 月 5 日三诊:服药 24 剂后疼痛减轻,但仍有咳嗽气促,痰稀色白,浮肿,腹胀便溏,四肢无力,舌质黯红,苔厚,脉濡。

[辨证]肺脾两虚。

[治则]益肺健脾,解毒去邪。

[处方]党参 30g　白术 12g　茯苓 15g　清半夏 12g　桔梗 6g　生苡仁 15g　莛茎 15g　冬虫夏草 3g　草河车 12g　川贝 12g　焦神曲 15g　焦山楂 15g

同时给予加味西黄丸胶囊,每次 2 粒,每日 3 次。服药半年病情稳定,拒绝化疗。

1985 年 2 月 3 日四诊:停药 12 个月后,1984 年 12 月开始头痛、恶心呕吐。脑 CT 报告:颅内占位病变。全脑放射治疗过程中口干头晕、纳呆便干、脉数苔黄,伍用扶正解毒冲剂养阴清热,凉补气血,反应暂时减轻,放疗顺利完成。放疗后肿瘤缩小,症状缓解,但仍有头晕目眩、心悸气短、神疲乏力、腹胀纳少、舌质淡、脉沉细无力。

[辨证]气血双亏。

[治则]补气养血,佐以抗癌。

[处方]益气养荣汤合当归补血汤加减。

党参 15g　炒白术 12g　茯苓 15g　炙甘草 3g　陈皮 9g　当归 10g　地黄 12g　杭白芍 10g　香附 6g　川贝 12g　黄芪 30g　全蝎 5g

蜈蚣 2 条　白花蛇舌草 15g　山慈姑 10g

嘱服加味西黄丸，每次 2 粒，每日 3 次。连续服药 2 年，带瘤生存 5 年。

［按］此患者在乳腺癌术后 5 年复发转移时开始接受中医治疗，双肺转移后生存 4 年，脑转移后生存 25 个月，给我们的启示是：乳腺癌即使早期做根治术，也应定期检查。许多中晚期患者经中医治疗后能带瘤生存多年，或在姑息术后生存多年而未见复发或转移，但也有患者在术后或放化疗后不久即出现复发或转移。这除与手术的彻底性、肿瘤的病理类型和生物学特性有关外，与患者自身防御机能或整体机能的下降也有关。所以，有效防止复发和转移，除了做彻底的根治术，尽可能使瘤细胞无残留外，更重要的是提高机体抗病能力和保持内环境的稳定，采用中医药进行辨证施治可取得较理想的效果。

## 参 考 文 献

[1] 花宝金,侯炜,鲍艳举 . 名中医经方时方治肿瘤[M] 北京:中国中医药出版社,2008.10:197～238

[2] 孙桂芝 . 孙桂芝实用中医肿瘤学[M]. 北京:中国中医药出版社,2009.10:103～309

[3] 何立丽 . 孙桂芝关于恶性肿瘤病因病机"二本"学说[J]. 中国中医药信息杂志,2010,1,17(1):88～89

[4] 何立丽 . 孙桂芝辨治胃癌经验[J]. 上海中医药杂志,2009,43(2):5～6

（王耀焓）

郁仁存，原籍浙江绍兴会稽人。1934 年出生于江西南昌市，自幼好学，1955 年毕业于江西医学院，1959 年 3 月参加北京市西医离职学习中医班，研读中医理论与临床专业知识，1961 年毕业后调至北京中医医院、北京中医研究所工作，先后任内科主治医师、肿瘤及肾病重点研究室主任、内科副主任等职务，1981 年 4 月被评为副研究员，同年 5 月被市高评委破格评为中西医结合主任医师、北京中医研究所硕士生导师，1996 年被国家中医药管理局评为全国名老中医。作为国内著名的中西医结合肿瘤专家，现担任中国抗癌协会理事兼传统医学委员会副主任委员、中国中西医结合学会肿瘤专业委员会副主任委员、北京中西医结合学会理事兼肿瘤专业委员会主任委员、北京抗癌协会副理事长。

郁仁存教授在 30 余年的中西医结合肿瘤防治工作中，积累了丰富的临床经验，形成了别具特色的学术思想，为我国中西医结合防治肿瘤的研究做出巨大贡献。郁教授学识渊博，成就卓著，享誉海内外。他曾数十次主持参加国内重大的中西医结合肿瘤防治学术会议，1984 年及 1988 年两次应邀赴日本参加东方医学会学术会议并发表演讲，1989 年 8 月应邀参加美国生药学会第 30 届年会，在大会上宣读"中医药免疫调节剂在癌症治疗上的应用"的论文，受到与会者的热烈欢迎。他先后主持 30 余项不同级别的科研课题，获得国家级、省部级及市局级科研成果奖 20 余项，发表论文百余篇，撰写不同种类的专业著作 10 余本；1989 年以来，先后多次应邀赴美国、日本及东南亚、香港等地为当地著名人士会诊治疗，以其渊博的学识、高尚的医德、卓著的疗效而享誉海内外，为中医药走向世界做出了巨大的贡献，他本人也因此而被英美等传记研究中心选为世界名人，被新加坡同济医药研究学院聘为名誉教授及永久顾问，被香港保健协会聘为高级医药顾问。

# 一、医论医话

## （一）内虚学说

### 1. 内虚与肿瘤的发生

《灵枢·百病始生》指出："风雨寒热，不得虚，邪不能独伤人。卒然逢疾风暴雨而不病者，盖无虚，故邪不能独伤人。此必因虚邪之风，与其身形，两虚相得，乃克其形。"郁仁存教授对肿瘤发病提出内虚学说，即外邪、饮食、七情等均与肿瘤的发病密切相关，而脏腑亏虚是肿瘤发生发展的根本原因。其认为"内虚"是疾病发生的关键，如果正气充实，外在致病因素则无法侵入体内导致疾病的发生，如果正气虚弱无法驱邪外出，使邪气留于机体内，影响脏腑经络气血津液等的正常功能，使机体内环境发生改变，从而导致疾病的发生。所谓"内虚"是指由于先天禀赋不足或后天失养引起脏腑亏虚，或由于外感六淫、内伤七情等引起的气血功能紊乱，脏腑功能失调。由于机体长期处于"内虚"的紊乱功能状态，导致气血不生、饮食不化、正气失充，一方面不能有效地抵御外邪的入侵；另一方面，不化之食、不去之湿日久演变成积聚、痰浊。而气虚不摄血、不运血是血瘀证形成的重要病机，由于痰浊、瘀血内生，久而不去，交阻搏击日久，可演变为肿块恶肉，肿瘤即成，阻滞经脉，耗损气血，使各脏腑功能失调，正气日趋不足，即"内虚"日见加重。由此而认为"内虚"与肿瘤互为因果，是一种恶性循环。

从现代肿瘤病因学的观点看，虽然已确定了多种致癌因素，如环境因素、饮食因素等，但它们对机体致癌的作用方式，最终必须引起机体本身的变化和反应。现代分子生物学的研究已经发现越来越多的肿瘤特异基因，所以许多学者认为肿瘤潜在基因是癌症发生的基础。各种肿瘤的共同特点就是细胞异常增生造成全身消耗性疾病。这种细胞的异常增生是由于个体本身有潜在的肿瘤基因，当受到外部因素的刺激时，使基因突变导致细胞异常增生。从上述观点分析，以外因论为主的观点不能解释为什么在外界环境条件大致相同、接触的致癌物质的作用也大致相同的人群中，有人患癌，有人不患癌；另外，在一些病例中可见到二重癌，甚至三重癌。说明决定的因素还是在于机体的内在环境和因素，即使外界存在致癌因子，如果机体内环境稳定正常，也不易发生癌症。正如中医所说的"正气存内，邪不可干"，故郁教授从中、西医病因学角度提出了肿瘤发病学的"内虚学说"。

### 2. 内虚与健脾补肾

人体自身及其与内外环境之间，始终维持着动态平衡，即"阴平阳秘"，这也是维持正常生理状态的基础。肿瘤的发病，是一个长期的渐进过程。每个人自出生以后，由于体质、性格、生活方式、生存环境的不同，本就存在脏腑虚损、阴阳偏颇、气血失调的内环境；而且每时每刻都产生或痰浊、或水湿、或积滞、或瘀血等病理产物，五脏功能正常尤其是脾肾功能正常时，可通过自身的清除、调整而达到平衡；随着年龄增长，五脏功能衰退，后天失养，先天匮乏，这些病理产物逐渐蓄积增多，日久蕴毒，或感受外界毒邪与之搏结，形成癌肿。在此过程当中，脾肾功能尤为重要。

古代医家有关肿瘤病因病机的论述较多，如明《景岳全书》说："脾肾不足及虚弱失调之人，多有积聚之病。盖脾虚则中焦不运，肾虚则下焦不化，正气不行则邪滞得以居之，若此辈者，无论其有形无形，但当察其缓急，皆以正气为主……若饥饱无论，饮食叠进以致阳明胃气一有所逆，则阴寒之气得以乘之，而脾不及化，故余滞未消，乃并肠外汁沫传聚不散，渐成瘤积矣。"清代医家沈金鳌在《杂病源流犀烛·脾病源流》中提出："盖脾统四脏，脾有病，必波及之；四脏有病，亦必待养于脾，故脾气充，四脏亦赖煦育；脾气绝，四脏不能自生……肾之蛰藏，必藉土封之力，《内经》所以谓肾合精，其主脾，不曰克而反曰主也。"李杲《脾胃论》"……则元气之充足，皆由脾胃之气无所伤，而后能滋养元气；若胃气之本弱，饮食自倍，则脾胃之气既伤，而元气亦不能充，而诸病之所由生也。若胃气一虚，脾无所禀受，则四脏经络皆病。或因饮食失节，起居不时，妄作劳役，及喜怒悲愉，伤胃之元气，使营运之气减削，不能输精皮毛经络，故诸邪乘虚而入，则痰动于体，而成痛疾，致真气弥然而内消也。"所以脾胃健运、肾气充盛则五脏六腑经络营运畅通,所谓"此二脏乘,则百疾作,二脏安,则百脉调,而病自息。"说明脏腑虚损、气血亏虚或先天禀赋不足是产生肿瘤的内在因素。郁教授"内虚学说"即指肿瘤的发生由于脏腑的虚损,而脏腑虚损,尤以脾肾不足为主。中医学理论认为,脾胃为后天之本、气血生化之源。在五脏之中,脾胃功能尤为重要,对其他四脏起滋养作用,脾胃强健则四脏皆健,机体功能活动维持正常,脾胃衰败则四脏亦衰,百病由生。由此,郁教授指出脾虚在肿瘤发病过程中具有关键作用,脾虚则气血生化无源,气血亏虚则导致机体抗病能力下降;另外脾虚则水湿运化失常,痰浊内生,阻碍气血运行,导致气滞血瘀,痰瘀互结日久,发为癌瘤。

肾气虚弱也是肿瘤发生发展的重要因素。中医学发现,年龄越大,癌的发病率越高。明代申斗垣在《外科启玄》论癌发中指出:"癌发四十岁以上,血亏气衰,厚味过多所生,十全一二。"明代赵养葵在论噎膈时指出:"惟男子高年者有之"。张景岳指出:"少年少见此症,而惟中年丧耗伤者多有之",说明年龄因素的意义。中医理论认为"肾"为先天之本,是人体生命的泉源,是全身各脏腑组织功能的动力所在。郁仁存教授认为人过中年以后,肾气逐渐衰弱,机体开始进入衰老过程,这时全身脏腑经络气血功能失调,机体处于"内虚"状态,容易受致癌因素的影响而发病。

脾与肾,生理上相互资助与促进。脾主运化水谷精微,有赖于肾中阳气的温煦,肾中精气有赖后天水谷精微的不断补充与化生。病理上互为因果、相互影响。脾虚则气血乏源,化生痰湿,久病伤肾,即"五脏之伤,久必及肾"。肾虚失其温化,而水湿泛滥,影响脾之运化。脾肾两虚,抗邪无力,邪气亢盛,久踞体内,积聚成形而发为癌肿。特别是癌症晚期患者,脾肾两虚表现尤为明显。

在临床中郁仁存教授观察到,多数恶性肿瘤患者存在疲乏无力、形体消瘦、面色无华、纳食减少等脾虚症状,而且手术后耗气伤血使消化功能减退;以及化疗及放疗严重损伤脾胃,造成营养障碍;或大剂量长时间的苦寒中草药使脾胃受伤。所以,在治疗肿瘤时一定要考虑到这些方法对脾胃功能的影响,在治疗的各个阶段,都应注意保护脾胃功能。只有在脾胃功能正常的基础上，才能进行其他抗肿瘤的治疗。另外，脾胃功能减退，除会导致营养不良外，还会影响患者的睡眠状态，即所谓"胃不和则卧不安"。睡眠不良会影响患者的精神状态，使患者出现精神委靡、疲乏无力等症状，导致生活质量的下降。郁教授在癌症中医辨证治疗中，无论是补虚扶正，还是清热解毒、活血化瘀、软坚散结，均尽量选用药性平和之品，避免大辛大热、大苦大寒或过于滋腻，以防伤及脾胃功能。他常说："在正常时要小心维护它的功能，在患肿瘤之后，更要极力扶持它。"

一些研究表明，补肾可以提高和调节内分泌功能，特别是垂体-肾上腺皮质功能及性腺内分泌功能，还可以增强肿瘤患者的细胞免疫功能和免疫监视作用，此外也可以防治放射线治疗、化学药物治疗对骨髓造血机能的损伤。所以，郁仁存教授指出补肾也是治疗肿瘤的重要原则之一。

郁教授在临床中非常注重健脾补肾，有胃气则生，无胃气则死，即便应用抗癌解毒药亦顾护脾胃，以不伤正气。而健脾不只是一味温补，而是以调畅脾胃气机为本，如木香、砂仁、厚朴花、佛手等，即脾健不在补而在运。脾阳需升发，肾阳需蒸腾温煦，因而临床上常采用黄芪、党参、升麻、葛根等一类升阳益气药，以治疗阳气不升之证，使中气得以鼓舞，达升发清阳之功。在治疗中不一定有肾虚症状，但应用补肾中药滋养五脏，可以促进脾胃功能恢复，郁教授在应用肉桂、鹿角胶等滋腻温热助阳之峻品时，别具匠心地用鸡内金、砂仁、焦三仙顾护脾胃，补命火而不伤中阳；而配伍六味地黄丸为主大队养阴之品时，则防其滋腻有碍中州之运化。有时配合生谷芽、生麦芽升发胃气。肾为水火之脏，阴常不足，临床上又常用女贞子、枸杞子、山萸肉以养阴益肾，治疗肾虚阴亏之证。

补脾与补肾孰轻孰重、孰先孰后，自古以来就有不同的见解。有主张"补肾不如补脾"者，如李东垣所说"元气之充足，皆由脾胃之气无所伤，而后能滋养元气。若胃气本弱，饮食自倍，则脾胃之气既伤，而元气亦未能充，而诸病之由生也。"并指出"养生当实元气，欲实元气，当调脾胃"的著名论点。亦有主张"补脾不如补肾"者，如赵献可所倡肾命学说,认为命门是人身脏腑之主,命门之火为人身之至宝,人之生机全部取决于命门之火的强弱,养身、治病无不以此为理。许叔微、李中梓、张景岳等著名医家则主张脾肾并重,认为脾胃乃人生死之所系,肾为一身精气之根本,二者相互资生,以维持人体的生命活动。郁教授在前人脾肾理论的基础上,以"内虚学说"为指导,进一步提出在治疗肿瘤过程中应遵循扶正固本的原则,健脾(保后天之本)与补肾(固先天之本)并用,并根据患者的具体情况,或以健脾为主,兼以补肾,或以补肾为主,兼以健脾,或健脾补肾并重。

郁教授常以健脾补肾法为基础,根据患者的病情及肿瘤治疗的不同阶段进行加减化裁,创立健脾补肾方(生黄芪、党参、茯苓、白术、女贞子、枸杞子、菟丝子、鸡血藤、山萸肉、焦三仙、鸡内金、砂仁)。针对化疗患者普遍出现脾肾不足的中医证候这一特点,运用健脾补肾法配合化疗对患者作了长期临床观察,发现健脾补肾法能减轻化疗引起的消化道反应,保护患者的免疫功能,特别是能提高患者巨噬细胞吞噬功能和T辅助细胞的比例,对患者 NK 细胞结合和杀伤功能亦有增强作用。该法还能增强患者肾上腺皮质功能,改善小肠吸收功能,调节胃肠排空运动。对 81 例胃癌患者长期追访发现健脾补肾法配合化疗患者的平均生存期、3 年生存率、5 年生存率显著高于单纯化疗的患者。因此可以认为健脾补肾法提高患者远期疗效的重要机理是调节和保护了患者的消化系统、造血系统、神经内分泌系统及免疫系统的功能,即调整和稳定了患者的内环境,从而起到好的治疗作用,从实践上证实了郁教授中医治疗肿瘤的优势和精华,即扶正固本学术思想的临床价值。

### (二)平衡学说

**1. 平衡学说与疾病的发生与发展**

中医理论认为,无论何种疾病其基本病机都属于体内阴阳平衡失调,如《素问·生气通天论》所云:"阴平阳秘,精神乃治;阴阳离决,精气乃绝。"阴阳平衡的具体表现为以五脏为中心的各个系统(包括脏腑、经络、精气神等)功能的协调与平衡。保持平衡,机体的内在环境保持相对稳定的状态(内稳态),就会处于健康状态。反之,平衡失调,机体内

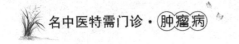

环境出现紊乱，则会发生病理变化，导致疾病甚至死亡。

**2. 平衡学说与肿瘤的病因病机**

肿瘤的发生、发展与转移是诸多的失衡所致（如癌基因与抑癌基因失衡、增殖与分化失衡、增殖与凋亡失衡、机体免疫力与肿瘤侵袭力失衡等）。正常细胞演变为恶性细胞一般都是多种基因（癌基因、抑癌基因）的点突变和缺失性突变的积累。在其后的发展过程中还会发生许多基因（转移抑制基因、黏附分子受体基因）表达的改变，导致在可见的肿瘤出现以后进一步发生浸润和转移。可见，肿瘤是一个多基因改变的积累过程，即促癌基因与抑癌基因之间平衡发生改变的过程。

肿瘤是细胞增生和死亡调控异常导致其平衡失调的综合性结果，表现为增生过度和死亡过低。促转移因子与抗转移因子失衡使恶性肿瘤具有侵袭转移能力，其侵袭转移的过程是一种高度选择性的非随机的过程，其间涉及肿瘤与肿瘤之间及肿瘤与宿主组织之间一系列复杂的相互作用，目前已知肿瘤转移是个复杂的多步骤的连续过程，整个过程有多种基因产物参与，如多种细胞黏附分子、基质分解酶、细胞运动因子、血管新生因子、生长因子等。它们在肿瘤的转移中发挥重要的作用。

肿瘤的发生与发展，在某种程度上取决于机体的免疫力与肿瘤的侵袭力之间的比势。如果把肿瘤发生、发展、侵袭及转移过程中的肿瘤促进因子归为阳，将肿瘤抑制因子归为阴，将这些因子的表达升高归为实，表达下降归为虚，则可将肿瘤从发生、发展到转移的全过程用"正邪阴阳虚实"来概括，即正邪阴阳平衡失调（内环境的紊乱）是肿瘤发生发展的根本原因。其病理表现可反映为脏腑、经络功能的失调，气血津液的运行障碍，并产生气滞血瘀痰凝湿阻等一系列病理产物。因此，在肿瘤治疗中应以平衡阴阳、扶正祛邪为根本原则。

肿瘤的传统治疗手段是手术、放疗、化疗，这些手段在杀灭肿瘤的同时，也会伤及机体的正气，如手术会伤气耗血，使脏腑、经络等功能失调；放疗则根据部位的不同可造成皮肤黏膜溃疡、放射性肺炎、肺纤维化、放射性肠炎、心肌损害，增加心梗及心血管疾患的发生等；化疗可导致免疫功能下降，骨髓造血功能障碍，恶心、呕吐以及脱发等不良反应。

其治疗的结果,往往不能使机体恢复"平衡状态",有时反而加重机体的"失衡状态"。免疫功能低下患者反复出现细菌及病毒感染,或肿瘤的恶性发展,转移扩散等。骨髓造血功能障碍可出现粒细胞缺乏性发热、贫血、出血等。胃肠功能紊乱出现恶心、呕吐、纳少、便秘、腹泻等症状以及消瘦、恶液质等。化疗可加重肿瘤患者的血液高凝状态,表现为舌质紫黯、有瘀点和瘀斑、唇甲及面色晦黯等"血瘀证";同时出现乏力、疲倦、出汗等"气虚证",形成常见的"气虚血瘀证"。

### 3. 平衡学说指导下的肿瘤综合治疗原则

根据中医学的平衡学说,治疗目的就是要调节阴阳,使之归于平衡。无论治疗任何疾病,都应综合分析天时、地理、病情等全部情况,制定相宜的治疗措施。例如,《素问·阴阳应象大论》所云:"谨察阴阳所在而调之,以平为期",指出治疗疾病的总原则就是要使人体内的阴阳恢复平衡。另如,《伤寒论》第58条云:"凡病,若发汗、若吐、若下、若亡血、亡津液,阴阳自和者,必自愈",指出治病求本,本于阴阳,阴阳不和则病,使其阴阳自和则愈。无论使用任何治疗方法,在祛除病邪的同时,都应注意保护正气。只有保住人体正气,祛除病邪才有意义,也只有保护好正气,才更有利于祛除病邪。《素问·五常政大论》说:"大毒治病,十去其六,常毒治病,十去其七,小毒治病,十去其八,无毒治病,十去其九。谷肉果菜,食养尽之,无使过之,伤其正气",即指出无论使用什么药物治病,尽管是最平和的药物,也只能祛除病邪的十分之九,便应停药。其中心意思就是治疗不能太过,以免伤及正气。除药物治疗之外,患者保持心态平衡及膳食营养均衡也是平衡阴阳的重要手段。

从西医治疗肿瘤的历程中可以看出,其治疗的理念正在发生转变。从20世纪50年代的"破坏患瘤器官,力求机体生存"转变为"在根治肿瘤的同时,保存机体功能和患者外形"。手术方式的转变如乳腺癌手术由扩大根治术转变为保乳手术,腋淋巴结清扫转变为前哨淋巴结活检等。胃MALT淋巴瘤的治疗也由全胃切除转变为首选胃保留性非手术治疗。传统方式的放疗逐渐被修改,如局部晚期的肿瘤,传统方式的常规分割放疗由于效果不明显,而代之以超分割或加速超分割放疗及适形放疗,在减少正常组织照射的同时,使肿瘤受到更高剂量的照射。

乳腺癌术后内乳淋巴结的放射治疗,由于增加心梗及心血管损伤,并不能改善生存而被否定。对某些化疗欠敏感的肿瘤如大肠癌、非小细胞肺癌等,大剂量的化疗只能增加毒性,而不能提高疗效、改善生存期,反而会降低患者的生存质量。尤其对于高龄患者,使用毒性较低的单药化疗,可明显改善生存质量。

上述西医治疗理念的转变证实了"平衡学说"的正确性及其指导肿瘤综合治疗的重要性。在"平衡学说"指导下,合理的综合治疗模式应该是在根治肿瘤的同时采用低创伤的手术治疗,配合必要的合理剂量的放化疗,并以平衡阴阳为前提,在辨病与辨证相结合的基础上,制定相应的"扶正祛邪"治疗法则,维护机体内环境的相对稳定,建立新的平衡状态,最大限度地抑制肿瘤的生长,同时保护机体的正气,改善患者症状,提高生存质量,延长生存期。

以平衡学说为指导,根据癌症患者病情、邪正消长的状态可采取分阶段战略:①确诊邪盛时尽可能地利用中西医各种手段(手术、放化疗、中药)打击和杀灭肿瘤(攻邪为主),这时要注意保护正气(辅以扶正),伍用中药以减毒增效。②待肿瘤负荷大大减低以后,即将治疗重点转为扶正为主,最大限度地促进造血功能和免疫功能的恢复(重建正气)。③经过免疫功能和骨髓造血功能的重建,必要时还可转入以打击肿瘤为主的第三阶段,巩固治疗,尽可能地清除潜在残存癌细胞。④转入长时间的扶正抗癌治疗(扶正为主,抑癌为辅),防止肿瘤复发和转移。实践证明这样能延长生存期,改善生存质量,一定程度上提高了肿瘤的治愈率。

**4. 平衡学说在肿瘤综合治疗中的应用**

低度恶性肿瘤其侵袭能力不强,增殖速度较慢,机体的免疫功能也未受到严重的损伤,正邪之间处于一种相对的平衡状态,放化疗的有效率低,往往不能获得满意的疗效,反而会因其毒副作用伤及人体正气,破坏正邪之间的平衡,加速病情的发展。应用中医药治疗扶助正气,可使病情相当长的时间处于稳定状态。残存肿瘤的治疗经放化疗后肿瘤缩小但未完全消失,但如加大剂量必然加重机体免疫功能破坏,加深正邪失衡。此时使用中医治疗,给予扶正祛邪的药物,使正邪之间处于相对的平衡状态,以获得长期的带瘤生存。对于年迈、体虚以及肝肾等主要脏器功能不全的患者,很难承受手术、大面积放疗、高剂量化疗和一些能引起高热的生物治疗,此时使用毒副作用较低的中医药治疗是较好的选择。对复发转移风险低的肿瘤术后患者,一般不主张手术后使用放化疗,因其不能使患者获得生存益处,相反还会给机体造成损伤,影响生存质量。此种情况可用中医药治疗,调整机体的内环境,平衡阴阳,扶助正气,达到预防复发转移的目的。中药＋手术治疗,如用益气养血、健脾和胃法,可促进患者术后身体恢复,改善胃肠功能等,为进一步放、化疗打好基础。中药＋放化疗配合使用能增加疗效、减少毒性。①增效作用:有关中医药治疗对放化疗增效作用的研究和报道较多,其疗法大致可归纳为益气养阴、活血化瘀、化痰散结、清热解毒等;②减毒作用:使用中医药治疗配合放化疗,以期减低其毒副反应的研究亦较多,且在临床广为使用。如用益气养阴、清热解毒、活血化瘀法治疗放射性炎症;宽胸理气、益气活血法防治放疗引起的心肌损伤;健脾补肾、补气养血方药保护骨髓造血功能;健脾和胃、降逆止呕中药防治消化道反应等。

## (三)益气活血

### 1. 气虚血瘀证

气虚血瘀证可见于许多疾病的不同阶段,由于体质差异,表现也不尽相同,从传统中医理论看,气虚血瘀证主要包括头晕目眩,气短懒言,神疲乏力,甚则心悸自汗,纳呆便溏等气虚症状和疼痛、痛处固定不移,夜间或劳累后加剧,经久不愈,可触及包块,舌质淡紫或有瘀斑,或舌底青筋暴露等血瘀症状。郁教授认为:气虚血瘀症状在肿瘤患者中普遍存在,气虚最为典型的症状是疲劳,血瘀典型特征为固定部位的疼痛、包块和特殊的舌象表现,而肿瘤患者中,疼痛、病理性肿块、疲劳是最为普遍存在的症状。

从中医角度分析:气是人体一切生命活动的动力,具有推动、温煦、防御、固摄及气化等多种作用;血有营养和滋润全身的功能,必须在脉中运行,才能发挥其生理效应,人体各种机能活动均依赖于气血的运行。典型的气虚证有气短乏力、自汗懒言、面色㿠白等症状表现,虽然五脏的气虚表现各有特征,但其中最核心、最基础的症状为疲劳,它的病理机制是作为生命动力的气的缺乏,由于疲劳无力,患者自然少动懒言,倦怠气短,表现出一派气的推动力量不足的证候。血瘀是指血液的循行迟缓和不流畅的病理状态,血瘀阻滞在脏腑、经络等某一局部时,则发为疼痛,痛有定处,得寒温而不减,甚则形成肿块。肿瘤患者疼痛的原因,可能亦有寒热、痰凝等其他因素,但大多数是固定部位的疼痛并伴有肿块,这符合血瘀疼痛的特点。郁教授在大量的临床病例观察的基础上,提出气虚血瘀证在肿瘤患者中普遍存在。

气虚及血瘀是肿瘤发展过程中具有重要意义的两个病理机制。"邪之所凑,其气必虚",肿瘤的形成是正气先虚,然后客邪留滞,引起一系列病变的结果。正气不足是肿瘤发生的内在的根本原因。现代医学的"肿瘤的发生与免疫抑制、肿瘤的遗传易感性、正常细胞转化成肿瘤细胞过程中抑癌基因的突变与缺失"等从多角度验证了肿瘤发生的"内虚学说"。肿瘤形成后,由于其生长、发展的速度超过了正常组织,消耗了大量机体正常组织赖以荣养的气、血、津液,从而引起正气的进一步损伤;现代肿瘤治疗中的手术伤气血、放疗耗津气、化疗损脾胃肝肾之气,这些也是导致肿瘤患者正气不足的重要原因。瘀是另一个重要的有关肿瘤的病理机制,"瘤,即留而不去",血流不畅、血液瘀滞最终成为"留而不去"的病理产物。另外,肿瘤的特点是起病的过程漫长(从正常细胞到恶变细胞最终发展到肿瘤往往需几年甚至几十年时间),其病因的作用时间较长,从久病入络的观点分析,肿瘤患者应该存在不同程度的血瘀表现;作为有形之物,肿瘤压迫、阻滞脉络,使气血运行不畅,加重了血瘀症状;晚期肿瘤患者的疼痛与血瘀证存在密切联系。

肿瘤的正气不足与瘀血内存并非孤立的两个现象,而是互相联系、互相作用的两个病理机制,古有"气为血帅、血为气母"、"气行则血行"之说,《张氏医通》谓之:"气与血两相维附,气不得血,则耗而无统;血不得气,则凝而不流"。说明血液的运行赖于气的推动;而气亦需血的滋养、载运方不致耗散亏损。由于肿瘤消耗,久病失养,年老体衰,营养不良,引起元气不足,使气帅血的功能减弱,导致气虚乏力,无以帅血,气不行血,血滞留瘀,所谓"元气既虚,必不能达于血管,血管无气,必停留于瘀"(《医林改错》);而气虚不固,血溢脉外成瘀,"离经之血不与好血相合,是谓瘀血"(《血证论》);元气虚则生化无源,血涸或黏滞成瘀。而血瘀形成后,停留体内,使血对气之载运、滋养作用发生障碍,且有形之物阻滞经络,使五脏六腑赖以相互依存、相互联系的经气无法正常地传递,导致脏腑功能紊乱,表现为正气内虚之象。可见,正气内虚可导致瘀血内存,瘀血又进一步损伤机体的正气,两者相互作用而形成一个恶性循环,其证候一旦形成,则气虚是其本,血瘀为其标,二者互为因果,构成本虚标实、虚实夹杂的病理特点。这也可能是肿瘤患者病情进展、治疗困难的重要原因之一。

郁教授通过多年来对气虚血瘀证的研究,证实了气虚证与人体免疫功能低下、内分泌紊乱存在密切关系;血瘀证与血液凝固系统异常、微循环障碍、血液高凝状态有必然的联系。气虚血瘀证患者同时出现血液流变学及免疫学指标异常的机会显著大于非气虚血瘀证者;郁教授发现在 85 例患者中有气虚血瘀证者同时存在血液流变学及免疫功能指标异常的比率为 89.57%,非气虚血瘀证者这一比率为 38.24%。肺癌气虚血瘀证患者的血栓素($TXB_2$)及纤维蛋白原显著高于正常值,而其 T 辅助细胞与 T 抑制细胞的比值(Th/Ts)以及 NK 细胞的活性低于正常值。由此提出血液高凝状态及免疫抑制是癌症气虚血瘀证的重要病理基础。

现代研究表明,血液高凝状态以及免疫功能低下是导致肿瘤复发及转移的重要原因。免疫功能低下,使体内免疫活性细胞在数量和质量上均处于低水平,无法对瘤细胞进行有效的攻击;血液高凝状态的存在,有利于肿瘤细胞的转移扩散:①在高黏血液中,血液流速较慢,肿瘤细胞易形成癌栓,且易与血管壁接近和黏附。②在高黏状态下,肿瘤细胞与血小板的作用变得极为活跃,肿瘤细胞分泌的血小板凝集活性因子促进血小板在肿瘤细胞表面聚集、变形和脱颗粒,肿瘤细胞表面被血小板遮掩,肿瘤特异性抗原更不易被宿主免疫监控系统识别,保护了肿瘤细胞不被宿主免疫细胞破坏。③高黏血液可以减少由于微血管挤压引起肿瘤细胞或癌栓的机械损伤。因此血液高黏状态是癌转移、复发的重要条件和因素之一。由此可见，气虚血瘀证的本质是血液高凝状态及免疫抑制状态，它与肿瘤发生、发展、复发及转移存在密切联系。

**2. 益气活血法**

郁教授根据其对气虚血瘀证的认识，将扶正培本与活血化瘀两大法则有机结合，并应用于临床，在取得良好疗效的同时，运用现代研究手段深入研究，证明益气活血法有改善机体免疫功能、改善内分泌、改善血液流变及微循环等多方面的综合作用，即能改善气虚血瘀证的病理基础，这于气虚血瘀证患者面临的高风险的肿瘤复发、转移的病理状态具有减轻和清除作用，对于抑制肿瘤的发展、提高抗肿瘤的疗效具有十分重要的意义。表明益气活血法抗肿瘤的科学性和可行性，为益气活血法在抗肿瘤治疗中的应用注入了新的内涵。

郁教授及其领导的工作组经研究证明益气活血法对肿瘤的治疗作用在于：①减轻患者疼痛、舌瘀斑、指甲色素沉着等血瘀证的症状和体征；②减少气虚血瘀证的出现几率；③降低晚期非小细胞肺癌的 6 个月转移率，提高化疗的近期有效率；④改善患者的一般状况，提高卡氏积分；⑤减轻化疗毒副反应，提高化疗完成率。在临床观察的同时，实验研究结果亦证明益气活血法对免疫及血液流变学指标的改善作用及对动物肿瘤的直接抑制作用，具体结果：①益气活血法能改善患者的纤维蛋白原、血浆黏度、血小板黏附率、血栓素 $\beta_2$ 等血液流变学指标；②益气活血法对患者 T 辅助细胞与 T 抑制细胞之比值（Th/Ts）及 NK 细胞活性均有不同程度的提高作用；③益气活血法（固本抑瘤 Ⅱ 号）对 La795 瘤株、U14 瘤株的抑瘤作用均超过 30%；④益气活血法（固本抑瘤 Ⅱ 号）对实验动物的生命有延长作用，生命延长率超过 30%；⑤益气活血法能提高荷瘤动物的免疫功能，表现在 NK 细胞活性、红细胞免疫功能、淋巴细胞花环率、巨噬细胞吞噬活性等免疫指标均有不同程度的提高。⑥固本抑瘤 Ⅱ 号方能对某些化疗药物在荷瘤实验动物上有增加抑瘤效果作用（增效作用）。以上研究证实益气活血法在改善患者血瘀证、提高化疗疗效、防治肿瘤转移、预防化疗毒副反应、减少气虚血瘀证出现机会等方面的良好作用。与此同时，患者血液流变学及细胞免疫的指标也获得一定的改善。动物实验的研究结果亦进一步佐证了临床的结果,提示益气活血法治疗肿瘤的作用机制与该法提高荷瘤机体免疫功能有关。

郁教授强调对于益气活血法的应用,首先应以辨证为基础,即"有是证,用是药"。发现有气虚血瘀证,即可用益气活血法。对于放化疗患者,有乏力、纳差、舌质瘀斑、舌下脉络游张、指甲色素沉着等症状,可应用益气活血法。亦可于诸症出现之初,预防性应用,以减轻化疗、放疗毒副反应,提高疗效。另外,由于该法攻补兼施,在祛邪的同时又扶助了正气;可用于晚期肿瘤的中医药治疗,又可用于存在一定气虚血瘀证征象而转移的危险较大的肿瘤,如Ⅱb期乳腺癌、Ⅱ期低分化肺腺癌及鳞癌等。

益气活血法治疗肿瘤最关键的问题是选择什么样的益气药和活血药,益气药用量及活血药用量的比例也是成败的关键。原则上是选择经现代科学研究证明有提高细胞免疫功能及调理脏腑功能的益气药为君药;活血药则选择已证明对肿瘤细胞有抑制作用、而且对免疫系统功能无明显抑制的活血化瘀药。益气药的份量应大于活血药(7∶3～6∶4),这样才符合"气行则血行"的益气活血法的根本宗旨。同时如果没有有效抗肿瘤的治疗(化疗或生物靶向治疗)时,则要加上已证实有抗肿瘤作用的其他抗癌中草药。在选择活血化瘀药物时,应避免应用对免疫系统有较强抑制作用的中药(如丹参、赤芍等),如果不得不选择免疫抑制药物,就更应注意加强扶正固本中药的选择应用。

郁教授喜用的扶正益气药,如生黄芪、人参、仙灵脾、白术、茯苓、苡仁、山药等,多为经现代药理研究证明的对细胞免疫有增强和促进作用的药物。郁教授平素多用的活血化瘀药物,往往为现代药理研究证实有抗癌作用的活血药,最常用的有莪术、鸡血藤、姜黄等。

## 二、医案荟萃

### 1. 胃癌

温某,男,77 岁。

初诊日期:2002 年 3 月 1 日。

主诉:贲门癌确诊 40 天。

现病史:2002年1月因进食哽噎感,在当地医院胃镜检查发现贲门占位病变。病理报告:(贲门)腺癌,部分呈印戒细胞癌。2002年1月24日行剖腹探查术,术中发现食管变硬,长约3cm,肝左叶可及大小不一圆形结节,0.2～0.8cm,术中由于血压下降终止探查。术后诊断:食管下段贲门腺癌,肝转移。术后由于患者高龄而未行放化疗。

2002年3月来诊。症见:进食哽噎感,食后胸闷不适,纳少乏力,二便正常,舌黯红,苔黄,脉弦细。

中医诊断:噎膈。

[辨证]脾虚肝郁,瘀热互结。

[治则]健脾和胃,疏肝清热。

[处方]生黄芪30g 白术10g 茯苓10g 太子参30g 枸杞子12g 鸡血藤30g 焦三仙各30g 鸡内金10g 砂仁10g 小叶金钱草20g 姜黄12g 白英30g 龙葵15g 白花蛇舌草30g 土茯苓15g 草河车15g 水煎服,每日1剂。

2002年3月29日复诊:诸症减轻,舌黯红,苔转薄白,脉细、偶结代。上方去土茯苓、白花蛇舌草、鸡血藤,加麦冬、五味子、蛇莓、藤梨根。药用:生黄芪30g,太子参30g,麦冬15g,五味子10g,白术10g,白英30g,龙葵20g,枸杞子10g,焦三仙各30g,鸡内金10g,砂仁10g,蛇莓15g,草河车15g,藤梨根20g,姜黄12g,土茯苓15克。

2002年5月17日三诊:患者病情平稳,纳食正常,无哽噎,二便调,舌黯红,苔薄白,脉沉细。予生黄芪30g,白术10g,茯苓10g,太子参30g,枸杞子10g,鸡内金10g,砂仁10g,焦三仙各30g,白花蛇舌草30g,土茯苓15g,大枣6枚,白英30g,龙葵20g,蛇莓15g,藤梨根20g,姜黄12g。

2002年6月14日四诊:病情平稳,无特殊症状。药用:沙参30g,太子参30g,生黄芪30g,鸡血藤30g,女贞子15g,枸杞子10g,姜黄12g,白术10g,茯苓10g,藤梨根20g,白英30g,龙葵20g,蛇莓15g,白花蛇舌草30g,焦三仙各30g,鸡内金10g,砂仁10g,炒枣仁20g。

2002年10月8日五诊:纳可,眠安,二便调,舌黯红,苔薄白,脉沉细。予白英30g,龙葵20g,蛇莓15g,藤梨根15g,白术10g,茯苓10g,

土茯苓 15g,草河车 15g,生黄芪 30g,太子参 30g,女贞子 15g,枸杞子 10g,焦三仙各 30g,鸡内金 10g,砂仁 10g,姜黄 12g。

2002 年 12 月 6 日六诊:患者病情稳定。予白英 30g,龙葵 20g,蛇莓 15g,藤梨根 20g,白术 10g,茯苓 10g,土茯苓 15g,草河车 15g,延胡索 15g,姜黄 12g,冬凌草 15g,太子参 30g,生黄芪 30g,女贞子 15g,枸杞子 10g,焦三仙各 30g,鸡内金 10g,砂仁 10g。

2003 年 4 月 18 日七诊:予藤梨根 15g,白英 30g,龙葵 15g,蛇莓 15g,冬凌草 15g,土茯苓 15g,八月札 15g,延胡索 15g,肿节风 15g,草河车 15g,生黄芪 30g,鸡血藤 30g,女贞子 15g,枸杞子 10g,太子参 30g,焦三仙各 30g,鸡内金 10g,砂仁 10g。

2003 年 6 月 27 日八诊:贲门癌 1 年半,已无吞咽困难,纳食正常,二便调。

[处方] 生黄芪 30g　太子参 30g　鸡血藤 30g　女贞子 15g　枸杞子 10g　藤梨根 15g　白英 30g　龙葵 15g　蛇莓 15g　冬凌草 15g　土茯苓 15g　肿节风 15g　八月札 15g　焦三仙各 30g　鸡内金 10g　砂仁 10g

2003 年 9 月 26 日九诊:贲门癌探查术后 1 年 8 个月,一般情况好,细胞免疫功能正常,舌黯红,苔黄,中剥,脉弦细滑。

[处方] 沙参 30g　太子参 30g　生黄芪 30g　女贞子 15g　枸杞子 10g　枳壳 10g　姜黄 10g　白英 30g　龙葵 15g　土茯苓 15g　半枝莲 15g　焦三仙各 30g　鸡内金 10g　砂仁 10g

2004 年 11 月 4 日十诊:复查胃镜:齿状线下贲门小弯侧可见隆起型新生物,边界溃烂,边界不清,上界达齿状线,质脆,易出血。诊断:贲门癌(Borrmann Ⅰ 型)。患者一直坚持服药治疗,病情平稳,多次复查胃镜均提示贲门癌,活检为中分化腺癌。

2006 年 7 月 14 日十一诊:贲门癌探查术后已 4 年半,病情稳定,一般情况好,纳可,精神佳,二便正常,舌黯红,苔薄白,脉弦细滑。仍守上法．

[处方] 生黄芪 30g　太子参 30g　鸡血藤 30g　女贞子 15g　枸杞子 10g　姜黄 10g　白英 30g　土茯苓 15g　半枝莲 15g　藤梨根

20g 冬凌草 15g 肿节风 15g 八月札 15g 焦三仙各 30g 鸡内金 10g 砂仁 10g

[按]《灵枢·邪气脏腑病形》说:"胃病者腹胀,胃脘当心而痛……隔咽不通,食饮不下。"元代朱丹溪称:"其槁在上,近咽之下,水饮可行,食物难入,名之曰噎。其槁在下,与胃为近,食虽可入,良久复出,名之曰隔。"《医宗金鉴·杂病心法要诀》说:"三阳热结……则纳入水谷之道路狭隘,故食不能下,为噎塞也。"本例来诊时进食哽噎,为中医噎病,食后胸闷不适、纳少乏力、舌黯红、苔黄、脉细弦等说明脾虚肝郁,痰热互结,故根据扶正祛邪相结合原则,以生黄芪、太子参、白术、茯苓健脾益气,枸杞子滋养肝肾,两者合而扶正,提高患者免疫功能和抗病能力;以白英、龙葵、土茯苓、草河车、白花蛇舌草清热解毒,抗癌祛邪;小叶金钱草、姜黄、鸡血藤疏肝利胆通络;焦三仙、鸡内金、砂仁导滞开胃。患者服药后症状迅速消失,三诊时(即两个半月后)哽噎症状消失,胸闷不适亦除,苔转薄白,脉显沉细,故去金钱草,加藤梨根、蛇莓解毒。效不更方,持之以恒,守法治疗。为了加强先天之本,在四诊时加女贞子以增强补肾力量。

本例中医药治疗一直未间断,数年来一直用生黄芪、太子参、白术、茯苓等健脾益气,焦三仙、鸡内金、砂仁等醒脾和胃,使脾胃后天之本得以培植;女贞子、枸杞子等补肾气以固先天之本。脾肾双补,故病情迅速得到控制。患者带瘤生存,生活质量良好。

本例清热解毒、抗癌祛邪之品都是针对噎证的热结而用,同时也参考了现代实验研究成果。针对胃肠道腺癌,选用龙蛇羊泉汤(龙葵、蛇莓、蜀羊泉即白英)、藤梨根、肿节风、半枝莲、白花蛇舌草、土茯苓、草河车、冬凌草等祛邪,与扶正相结合,体现了治疗肿瘤扶正祛邪的总原则。

### 2. 肺癌(一)

高某,男,58 岁。

初诊日期:1976 年 9 月 6 日。

主诉:胸疼、咳嗽、汗出,肺癌开胸探查术后 1 周。

现病史:患者于 1976 年 7 月 19 日因咳嗽、"上感"行胸部透视,发现右肺阴影。7 月 25 日胸片证实为右肺中叶不张。次日行纤维支气管镜检查,发现右肺中叶开口有肉芽组织,病理活检证实为"腺癌"。
1976年8月31日在某医院做右侧开胸探查术,术中发现右肺中叶与
心包部分粘连,右肺尖有陈旧性结核病灶,右肺中叶及下叶肺门有肿大
之淋巴结,质地坚硬。术中将右肺上叶之动脉及肺上动脉及肺上静脉
游离,发现在右支气管后方及总气管隆突下有坚硬之淋巴结与气管后
壁紧密相连,且延伸至左侧纵隔,其界线难以确定。由于肺门及纵隔有
广泛的淋巴结转移,即使切除亦难以彻底,故于淋巴结表面放置不锈钢
标记,以备日后行放射治疗,未行切除即关胸。

既往史:20余年来胃部经常不适,腹胀、便稀,曾有低血压、贫血、
营养不良。经常感冒,易患肺炎。吸烟史20年,1963年停止吸烟。
1973年起患完全性右束支传导阻滞。

舌象:舌淡有齿痕,苔薄白。

脉象:脉细滑,稍数。

中医诊断:肺积,咳嗽。

[辨证]脾肺气虚,痰毒内结。

[治则]益气固表,化痰散结。

[处方]生黄芪30g  炒白术10g  防风10g  浮小麦30g  锻龙
牡各30g  炙前胡12g  马兜铃10g  枇杷叶10g  草河车30g  夏枯
草15g  川贝母10g  北沙参15g  五味子10g  6剂。

1976年9月13日二诊:药后咳痰见少,汗出亦减,食欲尚好,舌脉
同前。仍守前法,上方去枇杷叶,加紫菀12g,半枝莲30g,白花蛇舌
草30g。

1976年9月27日三诊:已开始放射治疗7次,每次200cGy。食欲
稍差,咳嗽不多,舌淡红有齿痕,苔薄白,脉细滑。为配合放疗,改用健
脾补肾、化痰散结法。

[处方]生黄芪30g  党参15g  白术10g  茯苓12g  神曲10g
天冬15g  女贞子15g  菟丝子10g  鸡血藤30g  贝母10g  前胡
12g  夏枯草15g  石韦30g  半枝莲30g

1976年10月18日四诊:放疗中手心热,夜尿多,大便正常,舌淡
红、有齿痕,脉细滑数。上方去天冬、神曲、前胡、夏枯草、石韦,加沙参

15g,生熟地各 10g,丹参 15g,芡实 12g,首乌藤 30g,益智仁 12g。

1976 年 11 月 15 日五诊：放疗已结束，用$^{60}$Co 及加速器共 7000cGy，无明显反应。睡眠差，手心热，舌淡红、有齿痕，苔薄，脉左沉细滑，右弦滑。因放疗伤阴耗气，改以益气养阴，解毒抗癌。

［处方］沙参 30g　生地 10g　生黄芪 30g　鸡血藤 30g　女贞子 30g　枸杞子 12g　瓜蒌 30g　贝母 10g　前胡 12g　桃仁 10g　山豆根 15g　草河车 30g　龙葵 30g　半枝莲 30g　炒枣仁 15g

1976 年 12 月 20 日至 1977 年 4 月：期间曾感冒发热 1 次，合并放射性肺炎，经抗生素与中药治疗后缓解。口服 CCNU，隔日 1 次，20 次总量共 20g，后用 5-氟尿嘧啶化疗，隔日 1 次。化疗同时继服中药，毒副作用不大，化疗过程顺利。

1977 年 4 月 11 日复诊：一般情况好，食纳、精神均好，舌淡有齿痕，脉细滑稍数。为巩固疗效，用健脾益气、解毒散结法。

［处方］生黄芪 20g　党参 15g　白术 10g　生山药 18g　半夏 12g　砂仁 6g　夏枯草 15g　贝母 10g　海藻 10g　焦三仙各 10g　沙参 18g　半枝莲 30g　白花蛇舌草 30g　龙葵 30g　前胡 10g　紫菀 10g

患者从 1977 年 5 月起学习郭林新气功，每日坚持练功 4～5 小时，自觉精神、体力、食欲不断改善。同时坚持服扶正祛邪中药，每日 1 剂。每年复查胸片及全面检查，均未见复发或转移。1979 年初恢复工作。1979 年 10 月 11 日查心电图，完全性右束支传导阻滞消失。

1980—1983 年 4 月，病情稳定，守方加减。用生黄芪 30g，党参 15g，白术 10g，茯苓 10g，焦三仙各 10g，山药 10g，炮姜 6g，白英 30g，龙葵 30g，女贞子 10g，首乌藤 30g，藤梨根 30g，石见穿 30g。

1983 年 4 月～1984 年 7 月，偶有心率快及大便偏稀，舌淡红、有齿痕，苔薄白，脉细滑。

［治则］健脾益气，解毒抗癌。

［处方］生晒参 5g(另煎)　沙参 30g　太子参 20g　生黄芪 20g　白术 10g　茯苓 10g　山药 10g　焦三仙各 10g　五味子 10g　麦冬 15g　川贝母 10g　夏枯草 15g　白花蛇舌草 15g　野菊花 10g　马尾连 10g

1985年1月住院做全面检查,结果:血沉,肝、肾功能正常,血糖7.26mmol/L,胰岛素释放试验水平高于正常,诊为非胰岛素依赖型糖尿病;胸片两肺纹理增粗,右侧胸壁有胸膜肥厚;痰癌细胞检查阴性;免疫球蛋白偏低;E-玫瑰花结活性24,总数2900,均偏低;腹部B型超声检查未发现异常;血、尿、便常规正常;24小时心电监测有室上性早搏,42次/24小时,用药物可控制。继服中药及练习气功。

1985年5月～1986年3月:反复感冒,咳嗽,两次肺部感染,右中肺不张,经抗感染治疗后炎症消失。免疫功能检查:IgG 125g/L,IgA 123g/L,IgM 72.5g/L,C₃补体测定为99g/L,总补体测定33.5g/L,E-玫瑰花结形成率测定总数3600,活性12%,淋巴细胞转化率5000。改用健脾补肾、化痰止咳中药,用生黄芪30g,太子参30g,沙参30g,茯苓10g,党参15g,白术10g,仙灵脾10g,女贞子15g,枸杞子10g,麦冬15g,紫菀10g,桔梗10g,焦三仙各10g,陈皮10g。每日1剂,常服。

末次门诊为1986年10月25日,即探查术后10年零2个月。患者病情稳定,心脏情况亦稳定,食欲、大小便正常,舌淡红,苔薄白,脉细滑,各项检查无明显异常,故嘱暂停服中药汤剂。

随访:患者每数月来诊1次,整体情况良好,面色红润,精神、食纳均佳,每日坚持练功。曾被评为北京抗癌乐园抗癌明星。曾患口腔癌,治疗后控制。1999年死于心脏疾患,时年81岁。术后存活23年。

[按]很多患者在根患肿瘤之初出于对手术和放化疗的恐惧而选择单纯中药治疗,这可能使一部分有根治机会的病例错失时机。本例之所以能够成功地进行放疗,与术中在肿瘤及转移淋巴结放置不锈钢标记,使放疗部位更为精确有很大关系。

患者术后1周即开始服益气固表、化痰散结中药,故恢复很快,并为进一步放疗做好准备。本例放疗的成功缘于:①手术时作的标记使放射部位准确;②及时服中药调理,术后恢复较快,放疗得以在术后两周开始;③在健脾补肾、活血养阴的中药配合下,放疗的毒副作用少,顺利达到根治量;④虽然放疗对腺癌不太敏感,但在中药的配合下有可能起到增效作用,显示了中西医结合治疗的优越性。

患者在放疗结束后不久学习郭林新气功。气功是一种整体疗法,能调整阴阳、疏通经络，促进气血运行和新陈代谢，增强免疫力，对身心康复有很大帮助。同时，患者一直坚持服用中药达 10 年。郁教授根据每阶段的病情采用辨证与辨病相结合的原则，扶正以益气健脾、养阴补肾为主，抗癌则应用清热解毒、软坚散结、化痰利湿、活血化瘀、消肿攻毒等中药。同时，局部治疗（如放疗）与整体治疗相结合。放疗后虽病情控制，但免疫功能低下，表现为脾肾双亏，故每次处方中扶正培本、益气补肾中药比例较大。本例前后用过的中草药如下。

①扶正药：黄芪、生晒参、太子参、党参、沙参、天门冬、麦门冬、五味子、女贞子、枸杞子、菟丝子、生熟地、芡实、益智仁、炒枣仁、桑螵蛸、仙灵脾、首乌藤、白术、茯苓、山药、白芍。

②清热解毒药：蒲公英、半枝莲、白花蛇舌草、龙葵、石见穿、白英、蛇莓、金银花、马尾连、藤梨根、山豆根、草河车、土贝母、鱼腥草。

③化痰散结药：夏枯草、瓜蒌、贝母、杏仁、前胡、桔梗、马兜铃、紫菀、陈皮、半夏、僵蚕、海藻、蛇六谷、生牡蛎等。

④活血化瘀药：桃仁、蟾蜍、地龙、土鳖虫、赤芍、水蛭、丹参、鸡血藤等。

⑤消肿止痛药：徐长卿、蟾蜍。

本例患者始终以科学态度积极与医生配合，还将自己病情对有病的妻子隐瞒多年，从未用过所谓民间偏方和贵重药物，身心同治，定期检查，故获得良效。

### 3. 肺癌（二）

赵某，女，58 岁。

初诊日期：1998 年 7 月 31 日。

主诉：左上肺低分化腺癌确诊 15 天。

现病史：1998 年 7 月 14 日发现左锁骨上淋巴结肿大，局部淋巴结病理活检诊断：转移性低分化腺癌。通过查找原发病灶，确诊为左上肺低分化腺癌，左锁骨上淋巴结转移。因失去手术机会，即行同步放化疗。应用顺铂、威克等化疗药，同时放疗 10 次，注射核糖核酸。现咽痒咽痛，纳可，眠差，舌尖红，苔薄黄，脉弦细。

既往史：发现 HBsAg（＋）10 余年。

[辨证]气阴两虚,瘀毒内结。

[治则]益气养阴,活血散结。

[处方]沙参30g　麦冬30g　太子参30g　五味子10g　天花粉15g　女贞子15g　枸杞子10g　山萸肉10g　鸡血藤30g　生黄芪30g　焦三仙各10g　鸡内金10g　砂仁10g　竹茹10g　丹参15g　莪术10g

1998年11月13日二诊:复查CT,见左肺上叶结节病灶有所缩小,纵隔淋巴结转移。换用诺维本、顺铂化疗1周期。查血象示白细胞减少,用升白药后为$2.8\times10^9/L$,故停止化疗。现症:纳可,眠安,乏力,无咳嗽,二便调,舌红,苔薄白,脉沉滑细数。药用:党参15g,生黄芪15g,白术10g,茯苓10g,鸡血藤30g,女贞子15g,枸杞子10g,山萸肉10g,仙灵脾10g,紫河车10g,鸡内金10g,焦三仙各10g。

1998年11月27日三诊:复查血象,白细胞上升至$4.1\times10^9/L$,开始化疗。舌淡红,苔薄白,脉沉细滑。

[处方]沙参30g　生黄芪15g　白术10g　太子参30g　鸡血藤30g　女贞子15g　枸杞子10g　山萸肉10g　仙灵脾10g　紫河车10g　鸡内金10g　焦三仙各10g　丹参15g

1999年2月12日四诊:化疗2周期结束。白细胞$2.6\times10^9/L$。纳可,眠安,大便稀,舌淡红,苔薄白,脉细滑。

[处方]陈皮10g　半夏10g　白术10g　茯苓10g　党参10g　生黄芪30g　鸡血藤30g　女贞子15g　枸杞子10g　紫河车10g　大枣5枚　焦三仙各10g　鸡内金10g　地骨皮15g　前胡10g　浙贝母10g

1999年3月5日五诊:复查见病灶明显缩小,白细胞$8.0\times10^9/L$,症见:咳吐白痰,质不黏,纳可,眠安,大便稀,尿少,舌淡红有齿痕,苔白,脉弦滑。

[处方]生黄芪30g　太子参30g　白术10g　茯苓10g　陈皮10g　半夏10g　鸡血藤30g　女贞子15g　枸杞子10g　紫河车10g　大枣6枚　焦三仙各10g　鸡内金10g　石韦15g　白花蛇舌草30g　草河车15g

1999年6月25日六诊:化疗已完成,升白治疗后白细胞 3.2×10⁹/L。症见:痰白,纳差,眠可,二便调,舌淡红,苔薄白,脉沉细滑。药用:生黄芪 30g,党参 15g,鸡血藤 30g,女贞子 15g,枸杞子 10g,山萸肉 15g,焦三仙各 10g,砂仁 10g,鸡内金 10g,生苡仁 15g,白花蛇舌草 30g,浙贝母 10g。

2000年1月14日七诊:发现左上肺低分化腺癌 1 年半,因有左锁骨上淋巴结转移,未行手术,同步放化疗配合中药,PDD/VP-16 口服,放疗 30 次。其后以 NP 方案化疗,有 I 度白细胞下降,此后间断化疗,方案 MMC/PDD,CBP/VP-16 等,末次化疗为 10 天前。症见:时感面胀、身胀,纳食尚可,眠安,二便调,舌边尖红,苔薄白,脉沉细滑。近日查血象:白细胞 5.4×10⁹/L,血红蛋白 99g/L,血小板 132×10⁹/L。药用:生黄芪 30g,白术 10g,太子参 30g,茯苓 10g,陈皮 10g,仙灵脾 10g,女贞子 15g,枸杞子 10g,山萸肉 10g,焦三仙各 10g,当归 10g,鸡内金 10g。

2000年4月14日八诊:病情稳定,食纳尚好,生气后胸闷,全身胀已减,大便不成形,日 2～3 次,舌淡红,苔薄中黑,脉沉细弦。

[处方]生黄芪 30g  白术 10g  党参 15g  茯苓 10g  草河车 15g  白花蛇舌草 30g  车前草 15g  焦三仙各 10g  当归 10g  砂仁 10g  鸡内金 10g  枳壳 10g  枸杞子 10g  鸡血藤 30g

2001年2月20日九诊:胸部 CT 示病灶无明显变化。症见:乏力,眠差,心悸,无明显胸闷,偶有咽痒,咳嗽,纳可,大便不调,舌尖红,苔薄白,脉沉细弦。

[处方]沙参 30g  太子参 30g  麦冬 15g  桔梗 10g  草河车 15g  白花蛇舌草 30g  五味子 10g  生黄芪 30g  生甘草 6g  鸡血藤 30g  女贞子 15g  枸杞子 10g  焦三仙各 10g  鸡内金 10g  白术 10g  茯苓 10g

此后一直坚持服用中药。

2003年4月11日十诊:CT 示右下肺类结节,其内见小空洞。该病变较前越来越具体,有增大趋势,应警惕第二次肺癌可能。症见:无咳嗽,但有痰,色白易咯出,无喘憋,纳可,眠安,二便调,舌尖红,苔黄,脉沉细弦。药用:沙参 30g,太子参 30g,麦冬 15g,五味子 10g,生黄芪 30g,鸡血藤 30g,女贞子 15g,枸杞子 10g,草河车 15g,龙葵 20g,白英 20g,苦参 15g,焦三仙各 10g,鸡内金 10g,砂仁 10g,生甘草 6g。

[按]患者确诊时已有锁骨上及纵隔淋巴结转移,而且低分化腺癌恶性程度比较高,属于Ⅲb 期,已失去手术机会,故采取放疗、化疗和中医综合治疗。放化疗的不良反应很多,但患者一开始即配合中医治疗,这就为发挥中医药对放化疗减毒增效作用创造了条件。

本案辨证为气阴两虚,瘀毒内结,放化疗的作用是祛邪解毒,化瘀散结,方中生脉饮(太子参、麦冬、五味子)、沙参、女贞子、天花粉、山萸肉益气养阴;生黄芪、太子参、枸杞子补气;鸡血藤、丹参、莪术是为放化疗增敏而设;竹茹、焦三仙、鸡内金、砂仁和胃醒脾,助消化,补益气阴而有助放化疗。复诊时因放化疗引起白细胞下降及乏力,故将生脉饮及养阴之品减少,加强补养气血及健脾益肾。党参、白术、茯苓、生黄芪补气健脾,女贞子、枸杞子、山萸肉、仙灵脾滋补肝肾,紫河车大补气血,鸡血藤活血,焦三仙、鸡内金助消化。本方是郁教授常用于配合化疗的经验方。因放疗已结束,故不用养阴生津之品。放化疗结束后,在健脾益肾方基础上加用草河车、白英、龙葵、苦参等解毒抗癌药,持之以恒,故取得了很好疗效。近 5 年未复发或再转移。

### 4. 肺癌(三)

孔某,男,40 岁。1999 年 10 月 20 日初诊。

主诉:左肺癌术后 7 个月。

现病史:患者于 1999 年 3 月 15 日在石家庄行左全肺切除术,手术过程顺利,术后病理诊断为:腺鳞癌,纵隔淋巴结转移 1/4,$T_3N_1M_0$。术后化疗 3 周期,用环磷酰胺及顺铂,未作放疗。目前化疗刚结束,症见乏力气短,动则加剧,咳嗽不多,二便调。

既往史:吸烟 20 余年,每日平均 30～40 支。

舌脉:舌淡黯,苔薄白,脉沉细滑。

西医诊断:左肺腺鳞癌切除术后,$T_3N_1M_0$。

中医诊断:肺积。

[辨证]气阴两虚,瘀毒内蕴。

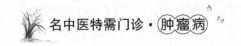

[治则] 益气养阴,化瘀解毒。

[处方] 北沙参 30g  麦冬 15g  五味子 10g  太子参 30g  生黄芪 30g  山豆根 6g  草河车 15g  鸡血藤 30g  女贞子 15g  枸杞子 15g  白花蛇舌草 30g  龙葵 15g  焦三仙各 10g  鸡内金 10g  砂仁 10g

2000年4月4日二诊:服上药后一般情况好转,午后稍热,体温不高,大便不爽,舌黯淡,苔薄白,脉细。治则同上,处方:太子参 30g,沙参 30g,生地 15g,麦冬 15g,鳖甲 15g,地骨皮 15g,青蒿 15g,龙葵 20g,白英 30g,猫爪草 10g,焦三仙各 10g,鸡内金 10g,砂仁 10g。

2000年4月29日三诊:一般情况好,午后有热感,眠差,舌黯红,苔薄白,脉细滑。药用:生黄芪 30g,太子参 30g,赤芍 10g,莪术 10g,麦冬 15g,五味子 10g,白英 30g,龙葵 20g,蛇莓 15g,草河车 15g,女贞子 15g,枸杞子 15g,牡丹皮 12g,地骨皮 15g,焦三仙各 10g,鸡内金 10g,砂仁 10g。

2001年12月21日四诊:服上方后不久,午后身热感逐渐减退,一直坚持服中药,自我感觉尚可,复查CT,B超等均未见明显异常。时有大便不爽,饮食、睡眠尚可,舌淡,苔白,脉细滑。药用:太子参 30g,沙参 30g,生黄芪 30g,草河车 15g,白花蛇舌草 30g,龙葵 20g,半枝莲 15g,枸杞子 10g,鸡血藤 30g,浙贝母 15g,焦三仙各 10g,砂仁 10g,桔梗 10g,生甘草 6g。

2002年2月1日五诊:近日失眠,大便不畅,舌淡红,苔薄白,脉沉细滑。上方去桔梗、生甘草、浙贝母、半枝莲,加白英 30g,蛇莓 15g,炒枣仁 30g,首乌藤 30g。

2002年7月5日六诊:左肺腺鳞癌切除术后3年余,化疗3周期。近期复查,未见明显异常。目前无明显不适,纳可,便溏,1~2次/日,夜寐安,舌淡黯有瘀斑,苔薄白,脉沉细滑。

[处方] 生黄芪 30g  太子参 30g  麦冬 15g  五味子 10g  草河车 15g  白花蛇舌草 30g  白英 30g  石见穿 15g  土茯苓 15g  女贞子 15g  枸杞子 10g  焦三仙各 10g  鸡内金 10g  砂仁 10g

2002年10月11日七诊:9月胸部CT复查未见异常。夜梦多,舌黯有瘀斑,苔薄白,脉细滑。上方加龙葵 15g。

2003 年 2 月 14 日八诊:一般情况好,大便不爽,眠差,舌黯红,苔薄白,脉细弦。

[处方]沙参 30g　太子参 30g　生黄芪 30g　麦冬 15g　五味子 10g　草河车 15g　白花蛇舌草 30g　白英 30g　龙葵 20g　石上柏 15g　女贞子 15g　枸杞子 10g　鸡血藤 30g　焦三仙各 10g　砂仁 10g

2003 年 9 月 26 日九诊:术后已 4 年半。近期复查未见异常,纳食可,大便同前,眠差,舌黯,苔白,脉细弦。

[处方]生黄芪 30g　沙参 30g　太子参 30g　鸡血藤 30g　女贞子 15g　枸杞子 10g　天花粉 15g　石上柏 15g　山豆根 6g　草河车 15g　炒枣仁 30g　首乌藤 30g　鸡内金 10g　砂仁 10g

2004 年 3 月 19 日十诊:左肺腺鳞癌切除术后已 5 年。近期复查无异常,纳可,二便调。舌黯有瘀斑,苔薄白,脉沉弦。上方去沙参、首乌藤,加莪术 10g,焦三仙各 10g。

2004 年 10 月 15 日十一诊:近 3 个月来眠差,排便不爽,汗出,自觉身热,舌黯红,苔薄白,脉沉弦滑。

[处方]沙参 30g　生黄芪 30g　太子参 30g　麦冬 15g　五味子 10g　鸡血藤 30g　女贞子 15g　枸杞子 10g　山萸肉 10g　浮小麦 30g　山豆根 6g　草河车 15g　石上柏 15g　白花蛇舌草 30g　焦三仙各 10g　砂仁 10g　炒枣仁 20g

2005 年 2 月 18 日十二诊:纳可,眠安,汗出已好,排便不畅,舌黯红,苔薄白,脉沉细滑。上方去山豆根、浮小麦、炒枣仁、鸡血藤,加半枝莲 15g,瓜蒌 15g,郁金 10g。

2006 年 8 月 4 日十三诊:左肺腺鳞癌切除术后 7 年半,有时用干扰素。近查胸片、B 超及肿瘤标志物,均正常。一直服上方,正常工作至今。2003 年后发现血糖高,已服药控制。眠仍差,舌黯红,苔薄白,脉沉细小滑。

[处方]沙参 30g　生黄芪 30g　太子参 10g　鸡血藤 30g　女贞子 15g　枸杞子 10g　浙贝母 10g　生苡仁 15g　山药 10g　草河车

15g　白花蛇舌草 30g　丹参 15g　麦冬 15g　焦三仙各 10g　鸡内金 10g　砂仁 10g　每周 3～4 剂,水煎,分 2 次温服。

[按]本例为腺鳞癌,而且有纵隔淋巴结转移 1/4,左全肺切除术后半年开始中医药治疗。诊时见舌上瘀斑,有吸烟史 20 余年,每日平均 30～40 支,说明早已有肺气不足、瘀毒内结。术后长期表现舌质黯红等气虚血瘀之证,故一直予益气补肺、解毒祛瘀之剂,所选抗癌方药包括针对腺癌及鳞癌的龙蛇羊泉汤、土茯苓、山豆根、草河车、石上柏及半枝莲、白花蛇舌草之类。

在中西医结合治疗下,该患者已存活了 7 年半,未见复发与转移,且生存质量好,正常工作,体质尚佳。

### 5. 肺癌(四)

王某,男,61 岁。2004 年 6 月 15 日初诊。

主诉:右下肺腺癌术后 6 年余,血小板减少半年。

现病史:患者右下肺腺癌术后 6 年余。当年同时作右颌下腺癌切除术,术后行颌下放疗 40Gy,血象下降明显,未行化疗。术后即开始服中药治疗,5 年多来病情一直平稳。近半年发现血小板减少,多次骨髓检查均大致正常,因服用血液科医生中药而停用抗肿瘤中药,至今已 8 个月,血小板一直为 $30 \times 10^9$～$50 \times 10^9$/L,无明显升高。2004 年 6 月 8 日 CT 示:左肺内多个结节,约 2～10mm,倾向多发转移,右肺内未见明确结节影。因血小板减少,无法化疗,口服强的松 20mg。复查:WBC $4.9 \times 10^9$/L,PLT $52 \times 10^9$/L。2004 年 3 月血小板抗体 438ng/107PA(正常<128ng/107PA);T 细胞亚群:$CD_4$ 降低,$CD_8$ 升高。

既往史:既往体健,否认高血压、糖尿病、冠心病史,否认肝炎、结核等传染病史,无烟酒嗜好。

舌脉:舌淡胖,苔白腻,脉沉细滑。

西医诊断:右下肺腺癌术后,左肺内转移;自身免疫性血小板减少症;右颌下腺癌切除术后。

中医诊断:肺积。

[辨证]肺肾气虚,瘀血内生。

[治则]补气活血。

[处方] 柴胡10g　当归10g　赤芍10g　丹参15g　鸡血藤30g
女贞子15g　枸杞子10g　生黄芪30g　太子参30g　山萸肉10g　夏
枯草15g　浙贝母10g　草河车15g　茜草15g　石韦15g　大枣6枚
鹿角胶(烊化)10g

2004年6月29日二诊:血小板上升至64×10$^9$/L,咳嗽,憋气,胸
痛,纳可,大便干,舌黯有瘀斑,苔黄白,脉沉细滑。仍守上法。

[处方] 杏仁10g　橘红10g　柴胡12g　当归10g　鸡血藤30g
枸杞子10g　生黄芪30g　太子参30g　山萸肉10g　草河车15g　茜
草15g　石韦15g　夏枯草15g　大枣8枚　焦三仙各10g　鸡内金
10g　砂仁10g　鹿角胶(烊化)10g　升麻8g　雷公藤15g

2004年7月20日三诊:服前方后 PLT 升至 85×10$^9$/L,WBC
10.3×10$^9$/L。咳嗽,憋气,胸痛,纳可,大便调,舌黯,齿印明显,苔黄
白,脉沉细滑。

[治则] 补肾疏肝,化痰祛瘀。

[处方] 杏仁10g　前胡10g　太子参30g　生黄芪30g　桃仁10g
当归10g　柴胡10g　茜草15g　山萸肉10g　石韦15g　大枣8枚
升麻10g　雷公藤15g　焦三仙各10g　鸡内金10g　砂仁10g　草河
车15g　龙葵20g　鹿角胶(烊化)10g

2004年9月24日四诊:近日查CT,提示肿瘤有缩小。PLT 82×
10$^9$/L。现症:咳嗽,痰白,量中等,纳可,二便调,舌淡红,苔薄白,脉沉
细滑。继守上法,药用:前胡10g,杏仁10g,百部10g,桔梗10g,生甘草
6g,柴胡10g,当归10g,山萸肉10g,升麻10g,雷公藤15g,石韦15g,大
枣6枚,浙贝母10g,夏枯草15g,焦三仙各10g,鸡内金10g,砂仁10g,
草河车15g,鹿角胶(烊化)10g,太子参30g,生黄芪30g。

2004年10月15日五诊:近日 PLT 53×10$^9$/L,WBC 4.0×
10$^9$/L,Hb 147g/L。现症:咳嗽减轻,流稠涕,前额痛,晨起为主,纳可,
眠可,便略干,舌淡红,苔薄白而干,脉沉细滑。加重化痰药物力量,用
前胡10g,杏仁10g,紫菀10g,当归10g,生黄芪30g,柴胡10g,生甘草
8g,茜草15g,夏枯草20g,浙贝母10g,石韦15g,大枣8枚,草河车
15g,山萸肉10g,雷公藤15g,鹿角胶(烊化)15g,焦三仙各10g,鸡内金

10g,砂仁 10g。

2004 年 11 月 2 日六诊:右下肺癌术后 7 年余,右颌下腺癌术后近 7 年,左肺转移 4 月余。PLT $61×10^9$/L,WBC $4.2×10^9$/L,既往有糖尿病史。现症:咳嗽阵作,痰黏难出,咽痒,牙龈肿痛,舌淡红有裂纹,苔白,脉沉细滑。

[治则]益气养阴,通宣肺气。

[处方]前胡 10g　杏仁 10g　浙贝母 10g　沙参 30g　升麻 10g　柴胡 10g　生黄芪 30g　太子参 30g　茜草 15g　石韦 15g　大枣 6 枚　雷公藤 15g　草河车 15g　焦三仙各 10g　砂仁 10g　鹿角胶(烊化) 10g　炙甘草 6g

2004 年 12 月 28 日七诊:血小板(40~50)$×10^9$/L,血小板抗体阳性。复查血常规:WBC $4.3×10^9$/L,Hb 148g/L,PLT $59×10^9$/L。胸部 CT 复查(2004 年 11 月 30 日):左胸膜下多发转移瘤,较前进一步缩小、减少,双肺未见新病灶出现。现症:咳嗽,痰不多,眠差,舌黯红,苔白,脉沉细滑。药用:夏枯草 15g,浙贝母 12g,雷公藤 15g,川芎 10g,柴胡 10g,赤芍 10g,茜草 15g,石韦 15g,大枣 8 枚,生黄芪 30g,太子参 30g,鹿角胶(烊化)10g,草河车 15g,白花蛇舌草 30g,焦三仙各 10g,鸡内金 10g,砂仁 10g,前胡 10g,杏仁 10g,百合 10g。

2005 年 1 月 25 日八诊:目前单纯用中药治疗。现 WBC $3.6×10^9$/L,Hb 142g/L,PLT $65×10^9$/L。咳嗽痰白,偶有发作性心绞痛,眠差,口干,二便调,舌黯红有裂纹、少津,苔薄黄,脉左沉细弱,右反关。药用:石韦 15g,茜草 15g,雷公藤 15g,柴胡 10g,紫菀 10g,浙贝母 10g,夏枯草 15g,草河车 15g,白花蛇舌草 30g,女贞子 15g,枸杞子 10g,山萸肉 10g,大枣 6 枚,焦三仙各 10g,鸡内金 10g,砂仁 10g,炒枣仁 30g,首乌藤 30g。

2005 年 2 月 22 日九诊:现 WBC $4.5×10^9$/L,Hb 146g/L,PLT $45×10^9$/L。咳嗽,时有腹胀,纳可,眠差,不易入睡,二便调,舌黯红,苔黄白,脉左细滑,右反关。药用:柴胡 10g,赤芍 10g,升麻 10g,紫河车 10g,夏枯草 15g,浙贝母 10g,草河车 15g,女贞子 15g,枸杞子 10g,山萸肉 10g,生黄芪 20g,炙甘草 6g,太子参 30g,陈皮 10g,大枣

6枚,焦三仙各10g,鸡内金10g,砂仁10g,鹿角胶(烊化)10g。

2005年4月26日十诊:近期复查,WBC 4.8×10⁹/L,Hb 135g/L,PLT 54×10⁹/L。胸部CT与2004年11月30日的相仿,双肺未见新病变出现。现症:无咳嗽,偶有关节疼痛,纳可,眠安,二便调,舌黯红,苔白,脉沉细弱。药用:柴胡10g,升麻10g,生黄芪30g,太子参30g,丹参15g,赤芍15g,山萸肉10g,女贞子15g,夏枯草15g,草河车15g,茜草15g,石韦15g,大枣6枚,焦三仙各10g,砂仁10g,鹿角胶(烊化)10g。

2005年8月2日十一诊:复查,WBC 4.6×10⁹/L,Hb 145g/L,PLT 72×10⁹/L。2005年6月胸部CT示:病灶有好转,原4个结节已减少至2个,小于1cm。血小板抗体升高。现症:偶有咳嗽,纳可,眠安,舌黯红有齿痕,根苔黄白腻,脉沉细,右反关。

[处方]夏枯草15g　草河车15g　浙贝母10g　茜草15g　石韦15g　大枣6枚　生牡蛎30g　柴胡10g　升麻10g　女贞子15g　生黄芪30g　当归10g　鸡血藤30g　焦三仙各10g　鸡内金10g　砂仁10g　山萸肉10g　紫河车10g

[按]本案为右肺腺癌切除术同时行右颌下腺癌切除术,除术后颌下行放疗外,未作化疗,一直服用中药,维持尚好,未见复发或转移。2003年下半年发现血小板减少,但多次骨髓检查均大致正常,郁教授考虑与血小板抗体升高有关,嘱其检查血小板抗体,并建议患者去血液科诊治而停服抗肿瘤中药。2004年6月8日CT见左肺内多个小结节,停服抗肿瘤中药8个月即出现转移灶。从2004年6月15日开始,郁教授以免疫抑制中药(如柴胡、大枣、砂仁等)配合益气活血药(如生黄芪、当归、赤芍、生甘草、太子参、丹参、鸡血藤等),辅以补肾填精之女贞子、枸杞子、山萸肉、鹿角胶、紫河车等,加上软坚散结的夏枯草、浙贝母、草河车以及升血小板的茜草、石韦、大枣等。服用2周后血小板即有回升,又加入升麻、雷公藤等升血小板药及抗肿瘤的龙葵,使左肺胸膜下多发转移瘤较前进一步缩小,双肺未见新病灶。随访至2007年1月,患者病情稳定,血小板维持在64×10⁹/L,血小板抗体仍高,肺部转移灶有好转,一般情况好,生活质量较高,可正常工作。目前,仍在服药治疗中。

### 6. 肺癌（五）

何某，女，69 岁。2002 年 4 月 26 日初诊。

主诉：发现左肺肿物 4 个月。

现病史：2001 年 12 月发现左上肺肿物，直径 1.8cm，因有支气管扩张、肺气肿，肺功能极差，无法行肺穿或纤维支气管镜检查，亦无法行手术治疗，故用中药治疗。现症：腰背劳累后不适，咳嗽，痰少色黄。

既往史：支气管扩张合并肺气肿近 40 年，曾有反复大量咯血史，已近 10 年未发作。

舌脉：舌质黯，苔薄黄，脉沉细滑。

西医诊断：左肺肿物。

中医诊断：肺积。

［辨证］肺肾气虚，痰热毒结。

［治则］益气活血，清热化痰。

［处方］沙参 30g　太子参 30g　麦冬 15g　五味子 10g　草河车 15g　白花蛇舌草 30g　前胡 10g　杏仁 10g　草苗子 15g　浙贝母 10g　百部 10g　赤芍 15g　益母草 15g　鱼腥草 30g　地龙 10g　鸡内金 10g　焦三仙各 10g　砂仁 10g

2002 年 5 月 10 日二诊：服上方后咳嗽明显好转，双侧腰背仍胀痛不适，劳累后加重，梦多，纳可，二便调，舌黯，苔薄白，脉沉细滑。既已取效，仍守上法，改浙贝为川贝，去地龙，加大枣 6 枚。

2002 年 5 月 31 日三诊：咳嗽减少，痰少，腰酸胀，声音嘶哑，鼻窦蝶窦炎，无头痛，纳可，眠安，梦多，二便调，舌黯，苔薄黄白，脉沉细滑。药用：沙参 30g，太子参 30g，麦冬 15g，五味子 10g，草河车 15g，白花蛇舌草 30g，前胡 10g，杏仁 10g，紫菀 10g，桔梗 10g，生甘草 6g，葶苈子 15g，川贝母 10g，枳壳 10g，赤芍 15g，益母草 15g，焦三仙各 10g，砂仁 10g，鸡内金 10g。

2006 年 6 月 28 日四诊：患者多年来一直服用中药，肺内肿物逐渐增大，2003 年 1 月在协和医院确诊为肺癌（无病理）。2005 年 11 月复查 CT：肿物 4.7cm×3.4cm，不规则，分叶状，边缘毛刺，右下肺叶前基底段 8cm×0.8cm 结节影，纵隔淋巴结肿大。症见：咳嗽，偶有痰中带血,左胸上部、右颈部不适感,纳可,二便调,舌淡黯有齿痕,苔薄白,脉沉细滑。药用:夏枯草 15g,浙贝母 10g,石上柏 15g,太子参 30g,麦冬 15g,五味子 10g,生黄芪 30g,丹参 20g,鸡血藤 30g,草河车 15g,白鲜皮 10g,女贞子 15g,枸杞子 10g,海藻 15g,焦三仙各 10g,鸡内金 10g,砂仁 10g。

[按] 本例从发现左肺肿物已 4 年半,因有支气管扩张、肺气肿,肺功能差,所以未能做支气管镜,亦未做手术或放化疗。因为无组织病理学诊断,只能称为肺部肿物。根据影像学检查,拟诊为肺癌。数年来肺部肿物不断增大,出现右下肺病变及纵隔淋巴结肿大,故临床诊断为肺癌。因久患支气管扩张、肺气肿,故气虚血瘀。久病致虚,但肺内肿物结块为邪实,故治疗以扶正祛邪为原则。可能因为未做手术及放化疗,正气与邪毒维持了相对平衡,故患者长期带瘤生存。尽管无病理诊断,但肺部肿物(肺积)能得到控制并维持较好的生活质量也是中医治疗的一大特色,特记于此。

### 7. 乳腺癌

黄某,女,51 岁。2002 年 7 月 25 日初诊。

主诉:右乳腺癌术后 1 年,胃癌术后 2 个月。

现病史:患者 1999 年行子宫卵巢切除术,病理诊断:良性子宫肌瘤。2001 年发现右乳腺癌,于 3 月 12 日行根治术,病理诊断:ColloidB 型癌,伴神经内分泌象,$T_2N_0M_0$,属 II a 期。ER(+++),PR(++)。口服三苯氧胺治疗。2002 年 5 月又发现胃癌,行胃切除术,病理诊断:低分化腺癌(印戒细胞癌),$T_2N_1M_0$,淋巴转移(3/6)。上下切缘净,术后用 5-Fu、CF 化疗,同时行局部放疗。症见:呕吐,腹胀痛,纳少,乏力。

舌脉:舌黯红少苔,有瘀斑,脉沉细滑。

西医诊断:胃低分化腺癌术后,右乳腺癌术后,子宫卵巢切除术后。

中医诊断:胃癌,乳岩,癥瘕。

[辨证] 气虚毒瘀,胃气不降。

[治则] 益气活血,理气止痛。

[处方]旋复花10g(包)　代赭石15g　太子参30g　生黄芪30g　沙参30g　石斛15g　枳壳10g　厚朴10g　白芍15g　炙甘草6g　女贞子15g　枸杞子10g　山萸肉10g　延胡索12g　徐长卿15g　肿节风15g　鸡内金10g　砂仁10g

2003年2月18日二诊:放化疗结束多日,一般情况可,舌红,苔薄白,脉沉细滑。为防复发,改以扶正祛邪相结合,以益气补肾、解毒抗癌为法,药用:生黄芪30g,女贞子15g,枸杞子10g,菟丝子10g,覆盆子10g,白芍15g,炒枣仁20g,无花果15g,肿节风15g,莪术10g,白英30g,龙葵15g,蛇莓20g,白花蛇舌草30g,土茯苓15g,砂仁10g,炙甘草6g。

2003年8月16日三诊:复查未见异常,CEA 1.5μg/L,B超示肝内小囊肿。舌淡红,苔薄白,脉沉细小滑,仍守上方,扶正抗癌。

2004年2月20日四诊:复查未见异常,时有腰痛,纳可,二便调,舌脉同前。仍以益气补肾、解毒抗癌为法,药用:生黄芪30g,太子参30g,鸡血藤30g,女贞子15g,枸杞子10g,山萸肉10g,莪术10g,川断15g,丹皮12g,菟丝子10g,无花果15g,白英30g,龙葵15g,蛇莓20g,肿节风15g,土茯苓15g,枳壳10g,草河车15g,砂仁10g。

2004年8月18日五诊:复查CT及B超,未见异常,CEA 1.9μg/L,CA19-9 23.5μg/L,CA15-37.6μg/L。舌淡红,苔薄白,脉沉细滑。药用:生黄芪30g,太子参30g,鸡血藤30g女贞子15g,枸杞子10g,山萸肉10g,莪术10g,草河车15g,龙葵15g,土茯苓15g,白花蛇舌草30g,肿节风15g,鸡内金10g,谷麦芽各10g,砂仁10g。

2005年2月23日六诊:复查未见异常,一般情况好,舌淡红,苔薄白,脉细。上方去肿节风,加无花果15g,巩固疗效。

[按]本例为双重癌,其中胃癌为印戒细胞癌,属低分化,且已有淋巴结转移。因印戒细胞癌对放化疗敏感性不高,故放化疗加中药以扶正为主,以期减少放化疗的毒副作用。放化疗后又改以扶正祛邪相结合,于方中加入常用的抗肿瘤中药,包括无花果、肿节风、土茯苓、白英、龙葵、蛇莓、白花蛇舌草、鸡血藤、莪术等。抗肿瘤药在方中占50%以上,说明当时以祛邪为重点。随着治疗的进行,复查未见异常,祛邪中

药逐渐减少,改以益气为主,旨在增强患者的免疫功能,巩固疗效。

### 8. 卵巢癌

患者,女,59 岁。

2000 年 1 月 24 日在北京某医院行全子宫、双附件、大网膜切除术,术中见双侧卵巢正常,右输卵管伞端直径 1.0cm 菜花状结节,腹主动脉旁、双腹股沟淋巴结多发肿大,片状融合。右输卵管冰冻病理为转移癌。探查肝、脾、胆、胰、胃、大网膜、结肠、回肠、回盲部、阑尾等均未见明显占位。术后病理示:右输卵管伞部灶状腺癌细胞浸润,并于浆膜层形成癌细胞浸润结节,可见脉管癌栓,右卵巢未见特殊。术前癌胚抗原(CEA)>500,糖类抗原 125(Ca-125)>600,术后半个月肿瘤标志物未下降。2000 年 3 月初开始进行化疗,应用治疗胃肠道肿瘤的方案顺铂(DDP)/全氢叶酸(LV)/5-氟尿嘧啶(5-Fu)/表阿霉素(EPI)×3 周期,CEA 降至正常,但 WBC 下降$[(1.8\sim2.0)\times10^9/L]$,血小板降至$(23\sim40)\times10^9/L$,2000 年 5 月出院。

此后因血象低,被迫停用化疗 1 年,求治于郁教授,郁教授用药理念是在努力提高患者免疫力同时,加强控制肿瘤的力量,亦即攻补兼施。由于患者瘀象明显,攻伐之品主要为动物类活血药:僵蚕、全蝎、蜈蚣、九香虫等。补益药多用:生黄芪、太子参、女贞子、枸杞子、鸡血藤、山萸肉、紫河车等。患者血象逐渐恢复正常,病情稳定。

2001 年 8 月,CEA 上升至 24,做 ECT 认为手术残端有复发,因无法定位未做放疗(阴道残端),经妇科会诊认为本病例符合卵巢癌特殊类型中腹膜癌特点,改用治疗卵巢癌的方案环磷酰胺(CTX)/EPI/DDP 化疗 7 周期,CEA 下降至正常,2002 年 7 月结束化疗。在这一阶段治疗过程中,郁教授充分发挥中药补益扶正的力量,为化疗保驾护航。方药主要为生血汤(生黄芪 30g,太子参 30g,鸡血藤 30g,白术 10g,茯苓 10g,女贞子 15g,枸杞子 15g,菟丝子 15g)加减,患者化疗期间未再发生血象下降、影响下一周期化疗的情况。其后每 3 个月复查 1 次,一直正常。患者服用汤药已 4 年余,病情一直稳定,维持了良好的生活质量,生活起居如常。

[按] 郁教授很早即对卵巢癌病例加以研究,认为《灵枢经·水胀》

所记载的肠覃即属卵巢癌,其文载:"寒气客于肠外,与卫气相搏,气不得营,因有所系……恶气乃起,息肉乃生。其始生也,大如鸡卵,稍以益大,至其成,如怀子之状,久者离岁,按之则坚,推之则移,月事以时下,此其候也。"指肿物初起时如鸡蛋大,渐次长大,形似怀孕,经年之后,肿物按之硬,但推之能移动,月经按期来潮,这些症状描述与卵巢肿瘤相类似。中医将腹腔、盆腔的肿块称为癥瘕,逐渐增大、盘牢不移动者称"癥",可推动者名"瘕"。隋代《诸病源候论》指出:"若积引岁月,人皆柴瘦,腹转大,遂致死。"这与晚期卵巢癌患者的恶液质、腹水、肿物和预后极其相似,所以卵巢肿瘤亦包括在"瘕"之中。

在病机阐释中,古籍记载:"癥者,由寒温失节,致脏腑之气虚弱,而食饮不消,聚结在内"所致,或"寒气客于肠外,与卫气相搏,留而不去,始生肠覃。"说明病因之一是外邪寒气入侵,而内为脏腑气虚,营卫失调所致。这与郁教授一贯强调的"内虚致病说"相吻合。郁教授用药理念是在努力提高患者免疫力同时,加强控制肿瘤的力量,亦即攻补兼施。由于患者瘀象明显,攻伐之品主要为动物类活血药如僵蚕、全蝎、蜈蚣、九香虫、虫等。补益药多用:生黄芪、太子参、女贞子、枸杞子、鸡血藤、山萸肉、紫河车等。

郁教授认为,卵巢癌化疗的毒副反应很大,尤其对消化功能、骨髓造血功能和机体免疫功能都造成很大的影响,从而使患者不能继续顺利进行治疗,严重影响了疗效。因此采用中西医结合治疗是卵巢癌极为重要的一环。患者接受化学药物治疗后,可造成机体热毒炽盛、津液受损、气血损伤、脾胃失调以及肝肾亏损等。因此在患者化疗的同时,服用益气养血、滋补肝肾之剂,既能增加化疗的疗效,又能减轻化疗的毒性反应,使患者顺利完成化疗全程,促使病情稳定或趋向好转。郁教授喜用药有黄芪、西洋参、女贞子、沙参、麦冬、五味子、枸杞子、山萸肉、仙灵脾、紫河车、焦三仙、鸡内金、砂仁、橘皮、竹茹等。

郁教授认为,卵巢癌患者均有不同程度的免疫功能低下,在免疫治疗的同时配合服用温补气血、滋补肝肾类中药,可提高免疫效果。喜用药有黄芪、党参、红参、紫河车、龙眼肉、枸杞子、补骨脂、菟丝子、仙茅、淡附片等。

在化疗结束后,郁教授中药处方再次走回攻补兼施的路子,补益药多用生黄芪、太子参、党参、菟丝子、枸杞子、女贞子等,解毒抗癌药多用草河车、白花蛇舌草、白英、龙葵、金荞麦、土茯苓、蛇莓等。

### 9. 肝癌

张某,男,38 岁。

患者 1987 年 4 月因"B 超发现肝内占位,AFP 定量 2300ng/ml"而在北京某医院行肝右叶切除术,术后病理证实为"原发性肝癌、肝硬化"。

1987 年 6 月首诊:症见面色苍白,神倦纳差,口黏恶心,肝区疼痛,舌麻目胀,舌黯红,苔黄白腻,脉弦滑。查 AFP 540ng/ml。

[辨证] 湿热瘀毒,肝胆郁滞。

[治则] 疏肝利胆,祛湿解毒。

[处方] 虎杖 30g　郁金 10g　太子参 30g　橘皮 10g　竹茹 10g　茯苓 10g　土茯苓 20g　蒲公英 20g　首乌藤 30g　炒枣仁 15g　焦三仙各 10g　半枝莲 30g　龙葵 30g　白花蛇舌草 20g　枳壳 10g　厚朴 10g

1987 年 6 月 29 日二诊:患者进食增加,腹胀、肝区疼痛减轻,余症及舌脉同前。但 B 超发现左肝叶 1.6cm×1.2cm 的占位病变。证治原则不变,原方去橘皮、竹茹、蒲公英、炒枣仁、焦三仙,续进 14 剂。

1987 年 7 月 13 日三诊:患者诉耳鸣,肝区时有隐痛,大便稀,舌黯红胖,边有齿痕,脉弦细。查 AFP 27ng/ml。

[辨证] 肝郁脾虚,毒热内蕴。

[治则] 疏肝健脾,清热解毒。

[处方] 党参 15g　白术 10g　茯苓 10g　陈皮 10g　厚朴 10g　白芍 10g　木香 10g　郁金 10g　虎杖 30g　土茯苓 30g　炒栀子 15g　半枝莲 30g　白花蛇舌草 30g　炒枣仁 20g　首乌藤 20g　焦三仙各 10g

服上方 2 个月后复查:肝左叶占位病变消失,AFP 降为正常。此后,一直守法加减用药至 1988 年 4 月,患者食欲睡眠好,病情处于稳定状态。

1988 年 5 月复诊:患者诉耳鸣目眩,麻差,口干,大便干,舌黯红少津,苔薄白,脉弦细。

[辨证] 肝肾不足。

[治则] 滋肾益肝。

[处方] 生熟地各 10g　山萸肉 15g　砂仁 10g　木香 10g　远志 10g　茯苓 10g　丹皮 10g　泽泻 10g　天花粉 15g　土茯苓 20g　虎杖 20g　元胡 10g　焦三仙各 10g　半枝莲 30g　白花蛇舌草 30g　生黄芪 20g　女贞子 12g

服上方月余,上述症状明显减轻。其后,患者坚持每 2 个月复诊一次,基本以三诊方及上方交替加减,1990 年末次随访,患者一般情况好,已参加正常的工作,查 AFP、肝 B 超及肝功能均无异常。

[按] 郁教授对肿瘤论治的认识:①对中医治癌大法的概括。认为扶正培本、活血化瘀、清热解毒、软坚散结、化痰祛湿、以毒攻毒等是中医主要的治癌法则。②对中西医结合治疗肿瘤的看法。提出"中西方法的有机结合,或者减少其毒副反应;或者增强其疗效;或者一治局部,一治全身;或者一以祛邪为主,一以扶正为主,相互结合,充分发挥各自的长处"的学术观点。③论治中的"平衡"观。"内虚"学说认为阴阳失调是肿瘤发生、发展、复发及转移的重要原因;而现代医学起主导作用的治疗肿瘤的方法(手术、放疗、化疗)的着眼点主要是对局部癌细胞的杀灭,在取得疗效的同时对正常的机体组织也带来一定的损伤,即在客观上引起内环境的失调。因此,郁教授主张以中西医结合综合治疗来取长补短,发挥中医整体调节的优势与西医局部抗癌的特长,在尽可能维持机体阴阳平衡的前提下进行抗肿瘤治疗。在肿瘤的具体治疗过程中,辨病与辨证、攻邪与扶正、局部与整体、治本与治标之间的相互关系的正确处理是治疗成功与否的关键,只有在论治过程中真正掌握了平衡的原则,才有可能对患者失调的阴阳平衡进行有效的调节,从而取得良好的疗效。④遣方用药的特点。郁教授认为,中药的性味归经各不相同,而同一性味、相同功效的中药的现代药理学的研究结果又各不相同:有的具有抗癌的成分,有的无抗癌活性;有的可提高免疫功能,有的会抑制免疫。因此,临证时,郁教授活血善用莪术、茜草、紫草、鸡血藤;清热惯用山豆根、土茯苓、石上柏、半枝莲、红蚤休、白花蛇舌草、白英、

蛇莓、龙葵、瓜蒌;扶正常用生黄芪、党参、白术、补骨脂、茯苓、女贞子、枸杞子、山萸肉、仙灵脾。皆因上述中药均被实验证明有一定的抗肿瘤活性或有提高机体免疫功能的作用。

**10. 黑色素瘤**

李某,女,71岁。

既往有骨髓异常增生综合征 MDS-RASn 型 10 年病史,治疗后好转,但有时表现为贫血,血白细胞、血色素及血小板低下,体质虚弱。在此基础上 1998 年患左足恶性黑色素瘤,做左足掌截肢手术,术后化疗使体质更弱。

1999 年 10 月 20 日首诊,左足掌趾皮肤恶性黑色素瘤术后化疗后,为巩固治疗,求服中药。扶正祛邪为法。后一直以中药辨证治疗。

[处方]生黄芪 30g　太子参 30g　鸡血藤 30g　女贞子 15g　枸杞子 10g　山萸肉 10g　补骨脂 10g　草河车 15g　白花蛇舌草 30g　牛膝 10g　苦参 12g　莪术 10g　仙灵脾 10g　炙甘草 6g　砂仁 10g　焦三仙各 10g

2000 年 9 月 21 日:腰酸腿软,乏力,懒动,尿频,肢凉怕冷,便溏,为脾肾双亏之象。方用:菟丝子 10g,枸杞子 10g,覆盆子 10g,五味子 10g,熟地 12g,山萸肉 10g,山药 10g,丹皮 20g,茯苓 20g,泽泻 10g,白术 10g,炮附片 5g,生黄芪 40g,党参 25g,补骨脂 10g,佛手 20g,蛇舌草 30g,女贞子 10g,焦三仙各 10g,内金 10g,砂仁 10g,炙甘草 6g,大枣 6 枚

2001 年 5 月 18 日:自觉头鸣,视力不好,腰酸怕冷,膝以下凉感,胸闷憋胀,纳可,大便 1～2 次/日,脉左沉弦,右沉细,舌质黯红,苔薄白。

[辨证]气血不足,瘀毒内蕴。

[处方]熟地 20g　山萸肉 20g　山药 20g　丹皮 12g　茯苓 20g　泽泻 10g　黄芪 30g　鸡血藤 30g　仙灵脾 10g　茜草 5g　女贞子 15g　枸杞子 10g　紫河车 10g　炙甘草 4g　桂枝尖 4g　生炒枣仁 20g　内金 10g　砂仁 10g　石斛 10g　焦三仙各 10g

2005 年 1 月 14 日:MDS,左足恶性黑色素瘤术后,贫血,仍血小板

偏低,腹泻便一日多次,肢凉怕冷。方用:炙黄芪 30g,党参 15g,白术 10g,茯苓 10g,山药 10g,炮姜 5g,炮附片 5g,肉桂 1g,儿茶 8g,熟地 20g,山萸肉 20g,枸杞子 10g,紫河车 10g,茜草 25g,泽泻 20g,丹皮 10g,焦三仙各 10g,内金 10g,炙甘草 6g,每周 4~5 剂。

2007 年 2 月 10 日:查肺 CT 示后基底段可见 0.6cm×0.6cm 小结节,性质待定,血生化正常,仍按脾肾双亏治疗。方用:黄芪 30g,党参 15g,白术 10g,茯苓 10g,山药 10g,炮姜 8g,熟地 12g,山萸肉 12g,丹皮 12g,炮附片 6g,桂枝 8g,细辛 3g,炙甘草 6g,枸杞子 10g,紫河车 10g,浙贝母 10g,大枣 6 枚,焦三仙各 10g,内金 10g,砂仁 10g,每周 3~4 剂。

2007 年 8 月 21 日:作第 3 次 CT 复查示右肺小结节消失(多名呼吸科、肿瘤科、影像学专家会诊)。入夏高温难入睡,站立及走路时腰脊酸胀,尿不尽,视力模糊,有早期白内障,食纳尚可,有时纳差,走路后有心悸,腿软,易感冒。继续服用中药,每周 3 次。至 2008 年仍病情稳定。

[按] 本例为左足趾掌第 4、第 5 趾恶性黑色素瘤切除术并化疗后,服中药扶正祛邪,防止复发和转移已近 10 年,一直坚持服用中药。开始血象低下,易疲劳,手心热为肾亏阴虚之象,兼有气血双亏,故以六味地黄济肾阴,黄芪、女贞子、枸杞子、鹿角胶等补气养血,佐以解毒抗癌之品以抑瘤,但 1 年后逐渐出现肢凉怕冷、便溏、尿频等脾肾阳虚症状,病已阴损及阳,出现阴阳两虚、气血双亏之候,故用都气丸加健脾温肾药治疗。自 2001 年 5 月即已不用清热解毒消肿散结药,主要以扶正调理为主,用八味地黄汤为主加参芪补气及女贞子、枸杞子、仙灵脾、鹿角霜等补肾药,长期坚持,症候时轻时重,但一直保持不复发转移,补血所用扶正药中也有一些是有抑瘤抗癌作用的,如白术、茯苓、山萸肉、补骨脂等,一方面改善了生活质量,更进一步防止了恶性黑色素瘤的复发与转移,这是成功的。

### 11. 多重癌

黄某,女,56 岁。初诊日期:1998 年 6 月 26 日。

主诉:肠癌术后 17 年,卵巢癌术后 9 年,浆液性腺癌术后 1 年现病史：1981 年患结肠癌，时年 37 岁，行手术切除，诊断为Ⅱ期，肿瘤大小约 5cm，无淋巴结转移，术后未作放化疗。1989 年患右侧卵巢癌（Ⅲa 期），术后化疗 8 次，术后 CA-125＞200U/ml，化疗后逐渐降至正常。同年做第 2 次探查手术，腹腔洗液未见癌细胞，腹腔盆腔未见复发。1997 年 7 月，盆腔肿物位于肠壁浆膜，行手术切除，病理报告为浆液性腺癌，淋巴结转移 12/12，Ⅲ期，疑为卵巢癌复发。病理组织寄美国斯坦福大学复检，诊为"不同于卵巢癌的另类癌症，即原发于肠壁浆膜层的浆液性腺癌"。术后放疗 30 次，化疗用泰素 6 次。症见：纳呆乏力，头晕腹胀，便溏，低血压、下肢肿，舌淡，苔薄白，脉沉细。

西医诊断：结肠癌术后，卵巢癌术后，浆液性腺癌术后。

中医诊断：癥积。

［辨证］脾肾两虚，热毒蕴结。

［治法］扶正为主，佐以清热解毒抗癌。

［治则］健脾补肾，解毒抗癌。

［处方］龙蛇羊泉汤中加入健脾补肾之品。

坚持服用上方多年，未见复发或转移。

2005 年 3 月 20 日复诊：3 月 5 日生化检查示尿素氮 18mmol/L，尿酸 414$\mu$mol/L，AFP5.5$\mu$g/L，CA 125 17.3U/ml，CEA1.2$\mu$g/L，CA 1999U/ml，ESR 19，GGT 103U/L，Hb 148g/L，RBC 4.9×$10^{12}$/L，BPC 185×$10^9$/L，WBC 4.4×$10^9$/L。2005 年 3 月 15 日作 PET 扫描，代谢异常病灶。大肠镜检见 3 个息肉，已行电灼。症见：精神、食纳均佳，工作忙累，大便日行 1 至数次。仍予扶正祛邪、健脾益肾、解毒抗癌中药，每周 3 剂以善后。

［处方］生黄芪 20g　党参 12g　白术 10g　茯苓 10g　女贞子 15g　枸杞子 10g　土茯苓 15g　白花蛇舌草 30g　生苡仁 15g　木瓜 12g　草河车 15g　川楝子 10g　天花粉 15g　仙灵脾 10g　焦三仙各 10g　砂仁 10g　鸡内金 10g

［按］方用生黄芪、党参、白术、茯苓健脾益气；川楝子、木瓜、生苡仁防治息肉再生及癌变；草河车、白花蛇舌草、土茯苓解毒抗癌；仙灵脾、女贞子、枸杞子补肾气，提高免疫功能；焦三仙、砂仁、鸡内金和胃醒

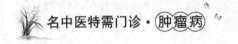
脾,助消化。

本例为三重癌,每8年发生1次。患者家族中其母为大肠癌,70岁时第1次手术,其后20年中4次手术,现90岁,仍健在。大哥亦在37岁时初发大肠癌,10年后第2次再发,均手术切除,至今仍健在,已72岁。

患者有肠癌家族史,从1981年至1997年三次患恶性肿瘤,说明体内有肿瘤易发因素。从1998年开始服中药,以改变内环境为主,扶正固本、解毒抗癌为辅,每年2～3次复诊,坚持服用至2007年,未再次出现肿瘤。说明改变内在环境可起到一定的预防肿瘤作用,同时可保证患者生活质量。

## 参 考 文 献

[1] 郁仁存,唐武军 . 平衡学说在肿瘤综合治疗中的应用[J]. 癌症进展杂志,2004,11,2(6):438～440

[2] 于洁,郁仁存 . 郁仁存老师健脾补肾学说治疗肿瘤经验[A]. 中国中西医结合学会,第三届国际中医、中西医结合肿瘤学术交流大会暨第十二届全国中西医结合肿瘤学术大会论文汇编[C]. 中国浙江宁波:2010 年

[3] 唐武军,王笑民 . 郁仁存治疗肿瘤"内虚学说"初探 . 北京中医药,2011,3,30(3):186～188

[4] 王笑民,陈兢 . 中西医结合肿瘤专家郁仁存[J]. 北京中医,1998,6:7～9

[5] 花宝金,侯炜,鲍艳举 . 名中医经方时方治肿瘤[M]. 北京:中国中医药出版社,2008.10:78～117

(王耀焓)

花宝金,男,汉族,1964年出生,黑龙江省哈尔滨市人。医学博士、博士后、主任医师、博士生导师。现任中国中医科学院广安门医院副院长、全国中医肿瘤医疗中心副主任、国家"十一五"重点专科建设项目肿瘤协作组组长、中西医结合学会肿瘤专业委员会秘书长、中国抗癌协会肿瘤传统医学委员会秘书长、中国癌症基金会中医药肿瘤专业委员会副秘书长、世界中医药学会联合会肿瘤专业委员会副秘书长、北京市中医药学会肿瘤分会委员、北京市中西医结合学会营养专业委员会委员、中国医师协会医学教育委员会委员、国家中医药管理局肿瘤重点学科及重点专科后备带头人、国家中医药管理局优秀中医临床人才研修项目研修人员。2006年荣获北京市首届"群众喜爱的中青年名中医"称号。

研究生毕业至今一直从事中西医结合肿瘤临床工作,积累了较丰富的临床经验。擅长运用中医、中西医结合方法治疗肺癌和消化道肿瘤。在早期癌瘤术后防止复发转移,中医药配合肿瘤术后放化疗减毒增效,治疗晚期肿瘤患者恶液质、癌性疼痛、胸腹水、发热等方面有较深入的研究。主持国家"十一五"科技支撑计划项目1项,参与国家"十五"科技攻关、国家自然科学基金项目等10余项,获省部级及院级科技成果奖8项,先后出版《消化系统癌症的诊断与治疗》等专著6部,在国内外公开发表论文50余篇。

# 一、医论医话

## （一）治未病与扶正培本

当前肿瘤治疗手段很多，除了占统治地位的传统三大法宝（手术、化疗、放疗）外，还有免疫治疗、基因治疗、靶向治疗、热疗等，但无论是单用或是联合应用，其结果仍具较多的不稳定性。鉴于目前的医疗水平和治疗手段还难以彻底治愈恶性肿瘤，且一些患者在经过治疗之后也很难完全恢复到原本的健康状态，所以"预防为主、防重于治"已成为当前医学界的共识。

"治未病"是古代医家对疾病提出的预防学术思想，最早见于《素问·四气调神大论》："圣人不治已病治未病，不治已乱治未乱。""治"有治疗、医治，治理，调理、调养条达、条顺，安定之义。所谓"未病"概括起来讲，主要有以下含义："未病"为"无病"，即人体的健康状态。"未病"：一为健康到疾病发生的中间状态，即亚健康状态；二为虽病而临床症状体征犹未彰显，目前的诊疗手段未能检测之亚临床状态等，就肿瘤而言还包括癌前期病变及未能诊断或尚未明确诊断的肿瘤等。"未病"为已病而未传，包括恶性肿瘤的转移复发等；"未病"为愈而未复，如恶性肿瘤经手术、化放疗等治疗临床暂愈之后至转移复发之前的一段时期。总之，治未病，就是预先采取措施，防止疾病的发生、发展与传变。在肿瘤防治的全过程中，主要体现在对扶正培本法的重视。

**1. 未病先防，扶正养生**

近来，扶正养生在肿瘤治疗中的价值已得到中、西医的充分肯定。一方面，在肿瘤的二级预防中，通过扶助正气、养生防病，可以减少肿瘤的发生；另一方面，亚健康状态及肿瘤的亚临床状态、癌前病变，已逐渐引起了人们的重视，防治癌前病变的研究亦已取得了一些进展。

（1）未病先防宜调养　对于肿瘤来讲，未病先防就是指在肿瘤未发生之前，针对可能会引发肿瘤的诸多因素，采取适当干预措施，阻断、延缓疾病的发生。如预防肝癌的"防水、防霉、防肝炎"的一级预防方针。《素问·上古天真论》曰："上古之人，其知道者，法于阴阳，和于术数，食饮有节,起居有常,不妄作劳,故能形与神俱,而尽终其天年,度百岁乃去。"肿瘤发病有遗传因素、免疫因素、内分泌失调、慢性疾病等内因;亦包括有毒致癌物侵袭等外因。古人已经明确肿瘤的发生与所处地理环境、七情过度、人体的正气盛衰、脏腑功能强弱密切相关。通过各种方法增强体质,是达到"正气存内,邪不可干",抗御肿瘤发生的方法之一。张景岳指出:"脾肾不足,及虚弱失调之人,多有积聚之病"。即指出脾肾虚损对于恶性肿瘤的发生具有重要的作用。因此,"未病先防"除了加强锻炼,注意饮食、起居等以外,在用药物保健方面,应以补益脾肾为主。现代药理和临床研究提示,该类方剂对于提高机体的免疫功能及延缓衰老有一定的疗效。如中国中医科学院等多家单位在食管癌高发区的研究结果表明,扶正培本中药六味地黄丸可以阻断癌变,抑制 p53 基因的突变,降低化学致癌,起到预防食管癌发生的作用。

(2)欲病未发治其先 《金匮要略》曰:"适中经络,未流传脏腑,即医治之。"疾病将起必有先兆,此时急治其先,必能收到良好的效果,这就是既病防变。针对一些致癌因素已经导致某些疾病,或者是癌前病变,应该采取积极的措施,防止发展成为癌症。正如《素问·阴阳应象大论》所说:"善治者治皮毛,其次治肌肤,其次治筋脉,其次治六腑,其次治五脏,治五脏者,半死半生也。"应把肿瘤疾病消灭在萌芽阶段,防止其由轻变重,由小变大,由局部向其他脏腑蔓延。如现在已经明确慢性乙型病毒性肝炎,如果失治、误治,可能会导致肝硬化,而进一步发展可能导致肝癌。所以,中医主张对明确诊断的肝炎、肝硬化必须采取积极的治疗。研究揭示,慢性萎缩性胃炎伴有肠上皮化生,容易发展为胃癌,有报道用健脾益气活血药物,对阻断癌前病变发展具有较好的疗效。研究表明,以斑蝥、紫草为主组成的乙肝宁,以北沙参、麦冬、当归等组成的养阴方,丹参、桃仁、冬虫夏草、松黄等组成的扶正化瘀方,及人参鳖甲煎丸、甘草甜素、绞股蓝等,均有防治部分肿瘤如肝癌癌前病变的作用。此外,国外也有中药预防肝癌的报道,研究表明黄芪茶、三七等,均有抑制二乙基亚硝胺(DEN)诱发肝癌的作用。

**2. 既病防变,截断扭转**

现代肿瘤临床应用中医中药在防治化放疗的毒副反应等方面所取

得的成效,便是很好的说明。众所周知,肿瘤患者在接受放疗或化疗,尤其是化疗和放疗结合的综合治疗时,可出现较为严重的毒副反应,诸如消化道反应、骨髓抑制及肝肾功能损害等。中医认为,这是由于热毒蕴积、损伤脏器、气血亏虚、脾胃及肝肾受损所致。因此,当及早采用益气养血、滋补肝肾、健脾和胃、降逆止呕等疗法,以扶助正气、培植本元,防止或减轻毒副反应的产生。

(1)初恙未盛早诊治 癌症的二级预防,即早期发现、早期诊断与早期治疗。在肿瘤的早期或者亚临床期即加以治疗干预,以提高治愈率。对肿瘤高发地区和高危人群进行大规模的群体普查,及早发现患者,及时进行防治,是预防恶性肿瘤行之有效的方法。由于受到人力、财力、物力等客观条件的制约,给全面普查带来一定的困难。而应用中医传统的四诊合参,以舌诊为主,结合其他方法,联系家庭史和慢病史,进行初筛,完全可以见微知著,做到早期诊断、早期治疗。比如早期肝癌患者的舌质多呈青紫色,舌两边可见青紫黯瘀的不规则线条,称之为"肝缨线",与甲胎蛋白(AFP)检测阳性的符合率很高,可以作为肝癌早期诊断的指征之一。早期邪盛,正气尚未大衰,治疗重在祛邪,"当其邪气初客,所积未坚,则先消之而后和之。"中医药治疗以祛邪抗癌为主,根据辨证论治的情况,施以清热解毒、软坚散结、活血化瘀、以毒攻毒等原则,可以配合手术、放疗、化疗等治疗手段,其目的是为了治愈疾病和(或)阻止疾病向中期发展。《素问·至真要大论》曰:"客者除之,坚者削之,结者散之,留者攻之,逸者行之"。邪却即正安,肿瘤病早期正气未衰、邪气正盛之时,应及时有效地祛除病邪,减轻对机体的耗伤,防止病情的进一步发展。

(2)既病未转安他脏 脏腑与脏腑之间,生理上存在着相互资生、相互制约的生克制化关系,病理上存在着相互影响、相互传变的乘侮亢害关系。一脏有病,可依据自身规律而影响他脏,因此,在治疗时,应依据这种规律,先治或先安未病脏腑,以阻断疾病的传变途径,防止疾病的蔓延,使疾病向着痊愈的方向发展,这是仲景治未病的关键思想之一。对于中期的恶性肿瘤,因正气渐衰、邪气旺盛,中医药治疗原则应该是祛邪与扶正并重,治疗目的是部分治愈,扶正是预防癌邪继续耗伤正气,并延缓疾病向晚期发展。对于晚期肿瘤患者,邪气壅盛,正气已衰,治疗应该以扶正为主要治疗原则,治疗目的是预防癌邪进一步耗竭止气。具体治法可选补益气血、燮理阴阳、健脾益肾等。脾胃为后天之本,是气血生化之源。久病耗气败胃,抗癌中药和化疗药物等都有害胃之嫌,故必须时时顾护脾胃。《难经·七十七难》:"所谓治未病者,见肝之病,则知肝当传之于脾,故先实其脾气,勿令得受肝之邪,故曰治未病焉。"这种"先安未受邪之地"的防治原则用于晚期肿瘤合并症有着深远的意义,如晚期肝癌,就要预先实脾健脾以防止消化道出血和腹水的发生。

### 3. 病后调摄,防微杜渐

肿瘤发生后如何防止肿瘤侵袭及远处转移,亦为治疗的关键,此亦体现了中医"治未病"的思想。如恶性肿瘤经过手术、化疗、放疗及生物治疗等综合治疗后,其瘤灶已不复存在或瘤体已显著缩小,甚至部分患者已宣布临床治愈。但由于恶性肿瘤生物学的特点,转移复发在所难免,因此病后调摄、防其复发,对肿瘤的治疗具有十分重要的价值。

(1)调摄饮食护胃气　张仲景提出"四季脾旺不受邪","五脏元真通畅,人即安和",阐述胃气在疾病发生过程中的重要性,并且在书中随处可见其论述。后世医家更详尽发挥,如冯兆张的"有胃气则生,无胃气则死",张景岳的"凡故察病者,必须先察胃气,凡欲治病者,必须常顾胃气,胃气无损,可无虑"等,进一步说明胃气与疾病发生的密切关系。现代医学认为:免疫系统是机体的防御系统,它不仅能识别和杀伤入侵的微生物,且能识别和清除体内异常表达的自身物质,包括发生恶变的某些成分。因此,免疫系统在疾病发生发展中的作用与胃气相同。目前,人们已经认识到肿瘤的发生与免疫息息相关,故肿瘤的免疫治疗已成为治疗的重要手段。同时,肿瘤是消耗性疾病,常可致恶液质,从而降低机体的抵抗力,加速疾病的进展和死亡,这正好反映了"有胃气则生,无胃气则死"的思想。古有药食同源之说,古人谓安身之本必资于食,救疾之速必凭于药。无论饮食或是药石,其色、味、寒、热、补、泻,均察于阴阳五行,可以说饮食与药物的应用道理是相通的。故目前肿瘤的营养支持治疗(即饮食疗法)亦受到重视,从顾护胃气、增强机体抵抗力和免疫功能入手，达到治愈疾病之目的。

（2）扶正培本防"传舍" 抗后遗症，对肿瘤来说还有抗转移。许多恶性肿瘤的原发肿瘤和转移灶虽然经手术根治切除，甚至常规病理学检查为淋巴结转移阴性的患者，最终仍死于肿瘤的复发和转移。微转移是指在各种机体组织、体液及细胞移植物中检测到的镜下及亚显微水平的肿瘤残留，是用临床常规病理学方法不能检出的、隐匿在原发灶以外组织的、非血液系统恶性肿瘤的转移。尽管中医文献没有对肿瘤微转移的记载，但有相关论述。《灵枢·百病始生》云："虚邪之中人也……留而不去，则传舍于络脉……留而不去，传舍于经……留而不去，传舍于输……留而不去，传舍于伏冲之脉……留而不去，传舍于肠胃……留而不去，传舍于肠胃之外，募原之间。留著于脉，稽留而不去，息而成积"。"积"形成后，可以不断地发生传舍（即转移），以至于"邪气淫溢"。癌毒的传舍趋向是造成转移的决定性内在因素，全身及局部的阴阳气血之虚，是癌瘤转移的必要条件。有关疾病"传舍"的中医病机可表述为：正气亏虚，瘤毒内伏，涉及"虚"、"毒"、"伏"3个关键点，治疗上强调"补虚"、"解毒"以及"截断传舍之势"，其中扶正培本是总的原则。微转移多发生于放化疗或手术之后，其时机体的中医证候学特征以"气虚"、"气阴两虚"居多，因此，补虚多重在补气养阴。

## （二）运用对药治疗肿瘤

### 1. 对药运用中体现的学术思想

癌症的发生以正虚为本，癌症的发生必须以正虚为前提，所谓"邪之所凑，其气必虚"，"风雨寒热，不得虚，邪不能独伤人"。机体由于"虚"的存在，外邪六淫不正之气乘虚而入，导致机体脏腑气血阴阳失调，出现气滞血瘀、痰湿结聚、热毒内蕴等病理变化，日久癌邪产生而成积块。因此，"正虚"是癌症的发病基础，"脏腑失和"是癌症的根本病机，"虚、毒、瘀"是癌症的基本病理特征。基于这种认识，花教授在面对病情较为平稳、没有急迫难耐症状的患者时，多用补益药作为君药而扶其正，如人参、白术、茯苓健脾益气，生薏苡仁和枸杞子平补脾肾等，配以郁金、莪术等对药以活血化瘀，石见穿和猫爪草等对药以解毒抗癌，并根据患者的症状给予针对性的药物,将辨病、辨证、辨症相结合,以取得良效。

**2. 遣方组药以"和"为期**

由于癌症以正虚为发病基础,以脏腑失和为根本病机,以虚、毒、瘀为基本病理特征,所以花教授临证时既不主张单纯以补药一味呆补、滞补,也反对采用大量寒凉解毒之品一味攻邪抗癌,而是将扶正培本、抗癌解毒及活血化瘀相结合以"和其不和",从而使人体的正邪达到一种平衡稳态,以达到患者的长期带瘤生存。而要想和其不和,选药组方亦应注意保持平衡,避免太过与不及。因此,这里的"和"具有两重含义,首先是指治疗的最终目的,即气血、阴阳、脏腑、经络的平和协调,其次是指遣方组药的原则。具体到遣药组方的原则上,一方面是选药力戒偏颇,尽量选用药性平和的药物,缓缓图之,如补气时多选用平补之党参、清补之太子参与白术、茯苓相伍,而少用温补之生晒参、红参等;行气时多选用行气而不耗气的荷梗配苏梗或佛手配香橼,而少用枳实、青皮等药性较峻的破气之品;抗癌解毒多用性平的石见穿配猫爪草、毒性不大的龙葵配白英,而少用药性过于苦寒或有较大毒性的药物。《素问·五常政大论》中说的"毒药治病去其五,良药治病去其七"正是这种思想的精义所在和理论基础。另一方面则是将具有两种相反特性的药物组成药对,或药性不同的药对配合使用以维持方药作用的平衡。如半夏和黄连相配,一热一寒,辛开苦降中使胃肠气机升降得复;生薏仁和枸杞子相伍,补脾肾的同时而有利水渗湿之功,使补而不滞,利不伤正;赤芍配白芍,一通一补,一动一静,使其补血而不滞血,活血而不耗血;或者将太子参、白术、茯苓的药对与荷梗、苏梗的药对配合使用,一补一行;太子参、白术、茯苓的药对与龙葵、白英的药对配合使用,一补一攻等等。所有这些体现的都是补偏纠弊、以"和"为期的学术思想。

**3. 常用对药**

(1)南沙参与北沙参  沙参味甘微苦,性寒,归肺、胃经,《本草纲目》载其"体轻虚,专补肺气,益脾与肾"。沙参分南、北两种,南沙参体轻,味偏苦而性寒,善清肺火而益肺阴;北沙参体重而坚,味偏甘而性凉,功专养阴清肺、生津益胃。两药相配,清肺热而无苦寒伤阴之弊,对肺癌之阴亏有热者十分适合。

（2）太子参、白术与茯苓　太子参味微甘，可补气而不滞气，健脾养胃；白术甘苦温燥而入脾经，功专健脾燥湿，以助生化之源；茯苓味甘淡性平，入心、肺、脾、胃、肾经，甘则能补，淡则能渗，既能扶正，又能祛邪，可益心脾而利水湿。三药伍用，取四君之意，具有益气健脾化湿之功，主要针对肿瘤患者常见的气虚湿盛之证。花教授还根据患者气虚和湿盛程度的不同进行灵活化裁，如气虚较重则用益气之功较著的党参或生晒参来代替力量较弱的太子参，水湿较盛时则用益气同时兼能利水的生黄芪代之，因人而制宜。

（3）杜仲与怀牛膝　杜仲味甘微辛性温，专入肝肾二经，功能补益肝肾；牛膝味苦酸性平，可补肝肾而强筋骨，活血通经而利关节，《本草经疏》云："走而能补，性善下行"。二药合用，具有补益肝肾、活血通经之功。肿瘤患者不仅多虚而且多瘀，病久入络，筋脉不利，常常出现腰膝酸痛、关节疼痛等症，二药伍用，补散兼施，补而不滞，活不伤正，既可扶肿瘤正虚之本，又可治腰膝疼痛之标，可谓一举两得。

（4）生薏仁与枸杞子　生薏仁味甘淡性微寒，归肺、脾、肾经，功能健脾利湿，清热排脓；枸杞子味甘性平，归肺、肝、肾经，功能滋肾补血，养肝明目。癌症发病以正虚为本，而肾为先天之本，脾为后天之本，枸杞子和生薏仁两药一以滋肾而补先天之本，一以健脾而壮后天之本，先后天之本得助则人体正气不衰。况枸杞子味甘偏补，久用恐有助湿生痰之弊，而与健脾同时还能渗水利湿的生薏仁相伍，则补而不滞，颇有六味地黄三补三泻之妙。

（5）泽泻与泽兰　泽泻味甘淡性寒，入肾、膀胱经，功专利水渗湿；泽兰味苦辛性温，入肝、脾经，功能活血祛瘀、辛散通经、行水消肿。胸水是肺癌的常见症状，中医学认为"血不利则为水"，因此对于肺癌胸水除了直接利水渗湿外，还需配合活血化瘀，才能瘀散湿除。泽兰和泽泻二药，一以活血化瘀为长，一以淡渗水湿为长，水血同治，对癌性胸水效果甚佳。

（6）蒲公英与连翘　蒲公英味甘苦性寒，入肝、胃经，功能清热解毒，凉血散结；连翘味苦，性微寒，入肺、心、小肠经，功能清热解毒，消肿散结,有"疮家圣药"之称。两者合用,清热解毒、消肿散结之功益彰,可用于肺癌、胃癌、肝癌等多种癌症,且二者还可入血分凉血,与生地炭、藕节炭合用则凉血止血之力更强,对肺癌患者的痰中带血有较好疗效。

(7)龙葵与白英　龙葵味苦性微寒,有小毒,归肺、胃、膀胱经,功能清热解毒,利水散结,《本草纲目》云其可"消热散血";白英味微苦性寒,有小毒,入肝、胆、胃经,功能清热解毒,祛风利湿。二者均有小毒,合用可抗癌解毒,是治疗肺癌、胃癌、肝癌、膀胱癌等多种癌症的基本药物,而且二者均有利水之功,对癌性胸腹水也有一定疗效。

(8)苏梗与荷梗　苏梗味辛性温,归肺、脾经,善走气分,功能理气宽中、止痛安胎,《药品化义》谓其"能使郁滞上下宣行,凡顺气之品唯此纯良……宽胸利膈,疏气而不迅下";荷梗味微苦性平,归肝、脾、胃经,功能理气和胃宽胸、清暑化湿。此二者与木香、砂仁、枳实、厚朴等均为理气化湿之药,但苏梗与荷梗理气作用较后两对药物和缓,《景岳全书》谓"苏梗,能顺气,其性缓,体虚者可用",尤为适合以正虚为发病根本的肿瘤患者,有行气化湿之功而无耗气伤津之弊,对虚象明显而又有气滞之患的患者花教授尤爱用之。

(9)石见穿与猫爪草　石见穿味苦辛性平,归肺、脾经,功能清热解毒,活血止痛;猫爪草味甘辛性平,有小毒,归肝、肺经,功能清肺解毒化痰、祛瘀散结。二药相合则抗癌毒、化坚积之力倍增,而且二药药性平和,无白花蛇舌草、半枝莲等药苦寒败胃之弊,适合需要长期用药的肿瘤患者。

(10)赤芍与白芍　赤芍味苦性微寒,归肝经,功可清热凉血,散瘀止痛;白芍味苦酸性微寒,归肝经,功能养血柔肝,敛阴和营,缓急止痛。肿瘤患者多在阴血虚的基础上还有瘀滞,瘀血不去则新血不生,单纯养血效果并不理想,将凉血活血的赤芍与养血和血的白芍相伍使用,一行一补,动静相宜,使其补血而不滞血,活血而不耗血;且赤芍能活血化瘀而止痛,白芍能柔肝和营而止痛,两药相合还具有养血活血、缓急止痛之功,在临床上可用于肿瘤患者阴血虚且伴有瘀滞导致的心悸、头晕、胸腹拘急疼痛等症。

(11)川贝母与浙贝母　川贝母味甘平性凉,归肺、胃经,功能润肺止咳，化痰平喘；浙贝母味苦性寒，归肺、心经，功效与川贝母相仿，不同之处在于川贝母味甘质润，润肺养阴功能较强，而浙贝母味苦性寒，清泻肺热之力较强。二药相合，川贝偏补而善补亏耗之肺阴，浙贝母偏泻而善祛炽盛之肺热，扶正不忘祛邪，祛邪而不伤正，且二者均有化痰散结之功，对肺阴亏虚、痰热内盛的肺癌咳嗽痰多具有较好疗效。

（12）前胡与黄芩　前胡味苦辛性微寒，归肺、脾、肝经，功能散风清热，降气化痰；黄芩味苦性寒，归肺、胆、脾、大肠、小肠经，功能清热燥湿，泻火解毒。肺癌患者在正虚的基础上多有痰热交结、肺气不降而发为长期的咳嗽，两药相伍可清化痰热、降气止咳，对此种咳嗽具有良效。

（13）半夏与黄连　半夏味辛性温，归脾、胃、肺经，功能燥湿化痰，降逆止呕，消痞散结；黄连味苦性寒，归心、脾、胃、肝、胆、大肠经，功能清热燥湿，泻火解毒。黄连和半夏的配伍源自《伤寒》名方半夏泻心汤，黄连之苦降配合半夏之辛开，胃肠气机之升降得复，湿热得除，且药性分属寒热，清热而不败胃，燥湿而不伤阴，对肿瘤患者脾胃气机升降失调导致的脘腹胀满、不思饮食效果颇佳。

（14）郁金与莪术　郁金味辛苦性寒，归心、肺、肝经，味辛可行气活血，性寒又可清热凉血，既入气分以理气解郁，又入血分能凉血破瘀，为血中之气药；莪术味辛苦性温，归肝、脾二经，功专行气破血、消积止痛。二药相伍，一寒一温，行气活血止痛之力倍增，且无寒、热偏颇之弊，主要用于食管癌气血凝滞所致之胸部闷痛、哽噎难下等症。

（三）理源东垣，重脾胃

**1. 脾胃之气的作用**

《内经》云："胃为水谷之海，气血生化之源，脏腑经络之根。""五脏六腑皆禀气于胃。"脾胃为后天之本，明代李士材《医宗必读》云："饮入于胃，洒陈于六腑而气至；和调于五脏而血生，而人资之以为生者，故后天之本在脾。"脾胃居中土，执中央以运四旁，脏腑皆赖脾胃之气以为生，调理脾胃亦可调理五脏。中医学认为人体之气是维持人体生命活动的精微物质，它不断地运动，流行全身。升降出入则是气机的基本运动形式。人体的各个脏腑无一不在进行着这种运动，因此气的升降出入运动是人体生命活动的一种表现。正如《素问·六微旨大论》所言："非出入则无以生长壮老已，非升降则无以生长化收藏。"脾胃居于中焦，通连上下，是升降运动的枢纽，其升上输心肺，降则下归肝肾。因而只有脾胃的升降正常出入有序，才能维持"清阳出上窍，浊阴出下窍，清阳发腠理，浊阴走五脏，清阳实四肢，浊阴归六腑"的正常生理功能。可见，在生理上脾胃功能占非常重要的地位，人以脾胃之气为本，有胃气则生，无胃气则死。

李东垣在《脾胃论·脾胃盛衰论》中言："百病皆由脾胃盛衰而生也。"又谓"脾土血司气化，阴常不足；胃土气司受纳，阳常有余。""脾胃弱则百病即生，脾胃足则万邪皆息。"脾胃是人体后天之本，元气是人体生命的动力和源泉，脾胃功能的强弱是决定元气盛衰的关键。脾胃伤则元气衰，元气衰则疾病由生。李东垣《脾胃论》云："元气之充足，皆由脾胃之气无所伤，而后能滋养元气，若胃气之本虚弱，饮食自倍，则脾胃之气既伤，而元气亦不能充，而诸病之由生也。"由此看出，脾胃之气的盛衰是疾病发生的重要因素之一。

调理脾胃是一种重要的治疗手段。李东垣说："善治病者，惟在调理脾胃。"胃气的产生不仅是脾胃功能的作用，而且与机体其他脏腑经络息息相关，除脾胃脏腑病变出现脾胃之气衰弱外，全身许多脏腑经络疾患亦可从脾胃入手治疗，故李东垣又说："脾胃统四脏，脾有病必波及之，四脏有病亦必待养于脾，故脾气充，四脏皆赖于煦育，脾气绝，四脏不能自生。后天之本绝甚于先天之根绝，非无故也，凡治四脏，安可不养脾哉。"

### 2. 脾胃与肺脏密切相关

（1）五行生克方面　肺属金，脾属土，按五行生克关系，则脾为肺之母，肺为脾之子。肺主气而脾益气，肺所主之气来源于脾。何梦瑶说："饮食入胃，脾为运行精英之气，虽曰周布诸脏，实先上输于肺，肺先受其益，是为脾土生肺金，肺受脾之益，则气愈旺化水下降，泽及一百脉。"说明脾胃水谷所化的精气，首先是充养了肺。当脾胃虚的时候，大多先影响到肺，引起肺气不足，此为母病及子。肺病日久，肺气虚馁且失所土，必盗母气补救。而肺失宣肃，气机郁逆无不影响中气之升降，如斯则中虚失运,精微不化,乏于升降,势必会出现脾胃运纳失常之象,如痰多、纳差、乏力、脘腹作胀等。故临床上肺癌患者肺气虚多兼脾气虚,治疗多求之于脾,正如陈七铎《石室秘录》所云:"治肺之法,正治甚难,当转以治脾,脾气有养,则土白生金。"

(2)气的生成方面　肺主气,既主呼吸之气,又主一身之气,脾为气血生化之源,而肺主一身之气是以脾为气血生化之源为前提的。机体气的生产,主要依赖于肺的呼吸功能和脾胃的运化功能。肺所吸入的清气和脾胃所运化的水谷精气,是组成气的主要物质基础。因此,肺的呼吸功能和脾的运化功能是否健旺,与气的盛衰密切相关。在病理上,如因脾气虚弱,生化之源不足,肺气随之而虚,终致脾肺两虚,故李东垣有"脾胃一虚,肺气先绝"之论。

(3)水液的输布代谢方面　脾与肺共同参与水液代谢,并发挥着重要的作用。脾主运化水液之作用,有赖肺气宣发和肃降功能的协调;肺之通调之职,尤需藉脾气运化之力才能正常。如《素问·经脉别论》云:"饮食入胃,游溢精气,上输于脾,脾气散精,上归于肺,通调水道,下输膀胱,水精四布,五经并行。"即指出了肺脾间的这种关系,亦有"诸湿肿满,皆属于脾"、"肺为水之上源"之说。当然,肺的宣发、肃降与脾的运化、转输也常常相互影响。如脾虚失运,水液停滞,则聚而生痰、成饮,影响肺的宣发、肃降则可出现咳喘痰多等表现,所谓"脾为生痰之源,肺为贮痰之器"是也。同样,肺气失宣,上源不通,水道不利,水饮内蓄,也必然会影响脾的运化功能,而出现纳食不化,腹胀便溏,甚至水饮内蓄等病理表现。

(4)经络循行方面　肺为手太阴,脾为足太阴,在经络学说上均属太阴。肺居膈上,其经脉还循胃口,其功能主一身之气,职司肃降;而胃为阳土,其气主降,以通为用,故肺与胃相助为用,偕其通降;且肺阴充足与否,直接与胃阴充盈与不足有着密切的联系。病理上,若肺气失于宣降,则可影响胃气和降,而出现肺胃气逆之候;如胃气郁滞,失于通降,也可病及肺气,而出现肺气逆乱之证。而胃阴不足,肺失滋润,则可出现干咳、痰少、鼻燥、咽干等症。

### 3. 谨守病机,辨脾胃

肺癌为支气管黏膜和细支气管肺泡的原发性癌瘤,是目前最常见的恶性肿瘤,严重威胁着人类的健康,尤其是晚期肺癌,目前国内外尚无较好的疗法。历代中医文献中并无肺癌病名,但对其症状和体征的描述始于《内经》,如《素问·咳论》曰:"肺咳之状,咳而喘息,甚至唾血……而面浮气逆也。"《素问·玉机真脏论》曰:"人胃,枯槁,人肉陷下,胸中气满,喘息不便,内痛引肩颈,身热,脱肉破,真脏见,十月之内死。"《难经·五十五难》记载:"肺之积名曰息贲,在右胁下,覆大如杯,喘息奔溢,是为肺积。"其部分临床表现散见于肺胀、咳嗽、痰饮等文献中。

中医认为肺癌的病机为本虚标实,多由情志失调、过度劳累、邪毒侵肺引起机体阴阳平衡失调,脏腑气血功能紊乱,以致气滞血停,成瘀成积,为肿为瘤为癌。历代对于肺癌的施治仁智互见,或力倡扶正,或主张攻邪,或刚柔相济攻补兼施,常用疗法则有清热解毒、活血化瘀、化痰软坚、健脾益气、滋阴补血、温肾壮阳、养阴生津等。但最终皆因脾胃功能虚衰,胃气败,谷气绝而不治。现在有关抗癌方药,其结果往往疗效不满意,推究其因,常有抗癌方药多系苦寒伐胃之品,直接影响脾胃功能,导致患者营养不良,免疫力低下,生存期未能突破限期。

肺癌虽病位在肺,但与脾胃关系甚密。求治于中医的肺癌患者中多为化疗间歇或失去手术、放化疗机会的中晚期者,中老年居多,且以乏力、气短、咳嗽、咳痰、咳血、胸闷、胸痛、口干舌燥、纳呆食少为其特征。肺癌日久,肺脾之气大伤,营气亏损,气血精液耗竭,而致乏力、气短、纳呆食少、口干舌燥。临床通过调治脾胃,促进气血生化,培育正气,顾护后天之本,祛邪解毒,不仅可以改善或缓解症状,减轻患者痛苦,更重要的是能有效延长生存期,增强免疫力,提高生活质量。咳嗽主要是由于肺失宣降、肺气上逆所致,与脾的运化功能有着密切的关系。若脾得健运,则肺的宣发肃降功能得以正常运行,可明显减少咳嗽的发作。"脾为生痰之源,肺为贮痰之器"。若脾得健运,则水湿得以运化,减少津液的停聚,从而使咳痰减少。气行则血行,故脾得健运,可明显减少血瘀的发生,从而减少咳血、胸痛等症状。另外,肺癌手术必然侵及气血,气血亏虚不利于病体恢复,正虚不利于抗邪。欲补益气血,用药当以脾胃为核心,以健脾益气养血为治则。肺癌咳喘耗伤脾胃之气,为子盗母气,加之放化疗的毒副反应,肺癌患者多有纳差、恶心、呕吐、大便不调等症状,一方面饮食状况不佳,患者得不到水谷充养,以致正气愈虚而不能抗邪,邪毒流窜经络,易于形成远处转移。另一方面,患者消化道症状明显,体质下降,易失去信心,加速病情恶化,因此应注意顾护脾胃对证用药。

### 4. 灵活变通,理脾胃

根据肺癌以脾胃为论治中心的思想,临证时强调脾胃为人体动力源泉,人体的"内燃机",治疗肺癌必须以调理脾胃为第一要图,即所谓资助后天以培养先天,通过自然调节,使体内的阴阳相对平衡,从而增强机体免疫力,起到间接的抑制肿瘤细胞生长的作用。对于晚期肺癌,尤重视调理脾胃,而慎用攻伐之品,如此可使患者体力增强,食欲增加,提高生活质量,延长存活时间。临证处方,时时考虑脾胃是否胜药,若胃气一败,百药难施。胃气的盛衰是判断肺癌预后的重要指征,对于肺癌患者必问饮食情况,如饮食正常,胃气无损,尚有好转的希望;如食欲减退,经调理脾胃后,进食毫无起色,为胃气已绝,病趋恶化。

临床上从脾胃论治肺癌,将肺癌大体分成肺脾气虚、气阴两虚、气血亏虚、痰瘀互结、痰热壅盛5个常见的临床证型。其辨证要点和施治方法分述如下。

(1)肺脾气虚型

症见:面白神疲,少气懒言,咳而无力,气怯声低,喉中有痰,喘咳气促,纳呆食少,舌淡白,或舌胖有齿痕,脉虚弱。治以益气补肺,健脾化痰。方用六君子汤加减。药用生黄芪、太子参、云苓、白术、陈皮、半夏、杏仁、桔梗、生苡仁、生麦芽、鸡内金等。在使用该类药时,肺脾气虚日久,常可累及肾阳,若患者畏寒怕冷明显,常加用一些温肾类药物,如炙附片、干姜、补骨脂、肉从蓉、菟丝子等以温煦脾肾之阳,可加强健脾益气化痰之效。

(2)气阴两虚型

症见:咳嗽有痰或无痰,神疲乏力,汗出气短,口干发热,手足心热,时有心悸,纳呆腹胀,便干或稀,舌质红苔薄,或舌质胖嫩有齿痕,脉细数有力。治以益气养阴,化痰散结。方用沙参麦冬汤加减。药用沙参、生地、麦冬、天冬、五味子、生黄芪、太子参等。肺癌日久最易耗气伤阴,补气尤为重要,常重用生黄芪、太子参。若阴虚内热明显,可酌加丹皮、地丹皮、知母、黄芩以凉血清热。

(3)气血亏虚型

症见:面色苍白,口唇、眼睑黏膜淡白,神疲乏力,失眠多梦,舌质淡,苔薄白,脉沉细。治以益气健脾养血。方用八珍汤加减。药用生黄芪、太子参、云苓、白术、陈皮、半夏、当归、川芎、生地、熟地,鸡血藤、何首乌、阿胶等。肺癌患者素体气血亏虚,加之手术及放化疗,使脾胃失调,中气虚弱,气血生化不足,治疗要以脾胃为核心,以健脾益气养血为治则。

(4)痰瘀互结型

症见:咳嗽,痰多,胸闷憋气,或胸胁疼痛,刺痛拒按,舌质黯,或有瘀斑,或舌苔厚腻,脉弦滑。治以健脾化痰,祛瘀解毒。方以二陈汤合桃红四物汤加减。药用陈皮、半夏、生黄芪、白术、云苓、太子参、桃仁、红花、莪术、丹参、赤芍、桔梗、半枝莲、山慈姑等。

(5)痰热壅盛型

症见:咳嗽,痰多,咳吐黄黏痰,胸闷气促,发热口渴,便秘尿黄,舌红苔黄腻,脉滑数。治以清肺化痰,清热止咳。方以小陷胸汤加减。药用全瓜蒌、半夏、黄连、薤白、葶苈子、败酱草、浙贝、桔梗、桑白皮、茅芦根、生黄芪、云苓、生麦芽等。

在治疗肺癌时,强调要辨证施治,针对患者的不同情况,灵活施治。"无毒不成癌,是癌必有毒"。在对每一位患者运用上法治疗时,常加入一些解毒抗癌药,如半枝莲、白花蛇舌草、白英、八月札、藤梨根等,几种药物常轮换应用,以避免患者对抗癌中药耐药。在每张处方中几乎均加入一些健脾消食药如生麦芽、鸡内金、砂仁、焦山楂、焦神曲等,或加入生姜、大枣、甘草等顾护脾胃之药,以防损伤脾胃。此外,强调整体辨证论治的同时,也针对患者的具体症状予以加减:如恶心、呕吐明显,或呃逆不止时,宜加旋复花、代赭石、竹茹、半夏以降逆和胃止呕;自汗出甚者,加生黄芪、白术、防风、锻牡蛎以益气固表止汗;若口干苦,胸胁胀满不适,加柴胡、黄芩、炒山栀、川楝子以清利肝胆;若咳血,痰中带有血丝,加仙鹤草、生地炭以止血;若伴胸水而喘憋者,加葶苈子、椒目、瓜蒌皮、薤白以泄肺利水;若胸痛或肺癌骨转移疼痛者,加元胡、甘松、白芍以止痛。

## 二、医案荟萃

### 1. 肺癌(一)

武某,女,75岁。

患者因反复咳嗽、咳痰、痰中带有血丝半年余,多次门诊治疗拟诊"慢性支气管炎",经西药抗感染止咳等治疗,症状时轻时重,病情未能控制。于2004年11月就诊于当地肿瘤医院,确诊为肺癌,拟手术治疗,患者及家属拒绝而求治于中医。

2004年12月13日初诊,患者咳嗽剧烈,胸闷,气急,咳痰,痰中带有血丝,神疲乏力,纳差食少,止便调,舌质淡略黯,脉沉细。

[辨证]肺脾气虚,痰湿阻滞。

[治则]健脾益气,祛湿化痰,兼以降肺止咳。

[处方]生黄芪60g 太子参15g 生白术15g 云苓20g 陈皮6g 生苡仁20g 半夏10g 前胡10g 紫菀12g 款冬花12g 仙鹤草15g 生地炭12g 三七粉3g(冲服) 半枝莲10g 白花蛇舌草30g 生麦芽20g 鸡内金15g 水煎服,每日1剂。

服28剂后,咳痰明显减少,气急稍平,痰中带血丝已止,食纳较前好转。上方去仙鹤草、生地炭、三七,加沙参、天冬、麦冬等益气养阴之品,随症加减近1年余,病情基本稳定。

[按]该肺癌患者未经手术及放化疗,初诊时根据四诊,中医辨证为肺脾气虚为本,痰湿蕴肺为标,故治以健脾益气,祛湿化痰,方以六君子汤加生黄芪健脾益气、燥湿化痰,杏仁、前胡、紫菀、款冬花降逆止咳,仙鹤草、生地炭、三七粉以止血,同时予生麦芽、鸡内金理气健脾消食以顾护后大之本。花教授治肺病不治肺而重点治脾,并取良效,诚治病求本之法也。

**2. 肺癌(二)**

纪某,男,51岁。2006年5月10日初诊。

患者于2003年12月25日在中国医学科学院肿瘤医院行左肺癌切除术,术后病理诊断:中分化鳞癌,LMN7/16,$T_2N_2M_0$。术后化疗2周期(具体药物及剂量不详)。为求中医治疗,患者慕名找花教授诊治。刻下症见:晨起低热,T37.1℃左右,咳嗽痰多,音哑,左胸部胀满不适,舌质淡红,苔薄白,脉细。

中医诊断:肺积。

[辨证] 风热内郁,气滞痰阻。

[处方] 升降散加减。

姜黄10g 生大黄8g(后下) 蝉衣6g 僵蚕12g 杏仁10g 生苡仁20g 白蔻仁10g 生黄芪60g 生白术15g 茯苓20g 陈皮6g 荷梗12g 木香6g 砂仁6g(后下) 龙葵20g 升麻6g 青蒿20g 半枝莲20g 14剂,水煎服,每日1剂。

2006年6月14日复诊:低热消失,T36.5℃左右,咳嗽、咳痰减轻,音哑如前,舌淡黯,苔薄白,脉弦细。前方加木蝴蝶6g,天南星15g。再服14剂,音哑较前好转,诸症减轻。现患者病情平稳,仍在进一步治疗中。

[按] 本案为肺癌化疗后调摄不当而出现低热等风热内郁之证。咳嗽痰多、舌淡红、苔薄白、脉沉细为痰湿内盛所致;痰湿内阻致气机不畅,故可见音哑、左胸部胀满不适。辨证属风热内郁,气滞瘀阻,治疗用升降散加减。方中蝉衣、僵蚕疏散风热,配升麻、青蒿可加强透邪解热之功;大黄、姜黄降浊阴,与前药升降共用,调节气机;因患者有痰湿内壅之证,故予杏仁、生苡仁、白蔻仁宣上畅中,渗下利湿;生黄芪、生白术、茯苓、陈皮健脾燥湿化痰;荷梗、木香、砂仁调畅气机,防健脾药滋腻碍胃;龙葵、半枝莲解毒抗癌。全方共奏宣畅气机、燥湿化痰之效,故收显效。

**3. 肺癌(三)**

李某,男,49岁。

患慢性支气管炎、肺气肿20余年。1996年12月因受寒而发热、咳嗽,伴胸痛。胸片提示:左下肺阴影。经青霉素等抗感染治疗后热退,但仍咳嗽,痰薄清稀,胸痛,面色㿠白,背寒肢冷,舌淡苔白,脉沉细。痰涂片见鳞癌细胞。诊断:咳嗽,胸痛(原发性左肺鳞癌)。放疗1个疗程后,病灶消退而中止治疗,后行PFA方案化疗2个周期。1993年7月1日因持续低热、汗出来诊,他医给予小柴胡汤、玉屏风散、银翘散等皆不效,遂请花教授诊治。症见:形体消瘦,每日上午10点至下午1点发热,体温37.3~37.8℃,肩背部发紧,大量汗出,无咳嗽、咳痰、口干苦、口渴、咽痛及胸胁胀痛,饮食、睡眠稍差,舌质紫黯,苔薄黄,脉弱。辨证属营卫不和,治宜调和营卫,予桂枝汤原方:桂枝、白芍各10g,生姜5片,炙甘草6g,大枣5枚。3剂,水煎服,叮嘱患者在发热汗出之前服用。上方服用2剂后,发热汗出及肩背部发紧消失。现病情稳定,仍在巩固治疗中。

[按]《伤寒论》第7条:"病有发热恶寒者,发于阳;无热恶寒者,发于阴"。三阳病均可见发热症状,因此要根据患者的具体症状与体征辨别属于太阳、阳明或是少阳。患者无口干苦、咽痛、胸胁部胀痛,可排除少阳病;无口干渴、大便硬,可排除阳明病。《伤寒论》第54条:"患者脏无他病,时发热,自汗出,而不愈者,此卫气不和也。先其时发汗则愈,宜桂枝汤。"脏无他病,是说内脏无病,言外之意是说病在外。时发热自汗出者,谓发热自汗有定时,是营卫不和所致,故为桂枝汤有效。由此可以看出,中医治病在于随证治之,而不能用某一个固定方或固定法。有是证用是方,方证对应,才能发挥中医的优势。

### 4. 胃癌(一)

杨某,男,75岁。2004年6月8日初诊。

主诉:胃脘部疼痛3月余。

患者于2004年3月无明显诱因出现胃脘部持续性疼痛,伴有反酸、恶心、呕吐、纳呆、眠差。4月2日在北京某医院行胃镜检查,示:胃窦、大弯侧多发溃疡,边缘隆起,基底较硬。溃疡边缘组织活检病理报告为:黏液腺癌,部分为印戒细胞癌。4月20日住院行胃大部切除术,术中见胃大弯侧、胃窦部肿物6cm×5cm,已穿透浆膜肌层。术后病理报告为:胃黏液腺癌,管状腺癌及印戒细胞癌,癌组织侵及浆膜层并侵犯胃壁神经,胃窦大弯侧淋巴结转移 1/6,上、下切缘、大网膜和贲门旁均未见癌组织。术后 1 月余开始化疗,方案为 FM。2 周期后,因药物反应大而停止化疗。症见:神疲乏力,消瘦,恶心,纳差,口干,心下痞满,肠鸣便溏,眠差,舌质淡,苔薄黄,脉沉细。

西医诊断:胃窦部癌化疗后,黏液腺癌,管状腺癌及印戒细胞癌。

中医诊断:反胃。上热下寒,寒热错杂。

[治则] 和解半表半里,清上温下。

[处方] 半夏泻心汤加减。

半夏 15g　党参 15g　黄芩 10g　干姜 10g　黄连 6g　生黄芪 30g　陈皮 6g　藤梨根 15g　生麦芽 15g　炙甘草 6g　大枣 5 枚　7 剂,水煎服,每日 2 次。

患者服上方 7 剂后,诸症均减轻。继用上方加减巩固治疗,病情稳定。2006 年 3 月 4 月复查胃镜、CT,未发现复发和转移。现者已生存 2 年零 3 个月,仍在巩固治疗中。

[按] 肿瘤是全身性疾病,其病理改变以"瘀(滞)、毒、痰(湿)、虚"最为多见,其病机特点在于因虚致实,因实致虚,故其临床表现为虚实、寒热错杂,实证多见,而单纯寒热或单纯虚实者少见。因大多数肿瘤患者在接受放疗、化疗、介入治疗时出现骨髓抑制和消化道反应,加之以中老年人为多,且病程日久,故更易寒热错杂。花教授在临床凡见到口干渴、咽喉不利、唾脓痰、心烦、恶心呕吐等上热症状,以及心下痞满、腹痛、肠鸣泄泻、食纳差等下寒症状,均予本方加减化裁以和解半表半里、清上温下,收效甚捷。

半夏泻心汤源自张仲景的《伤寒杂病论》,临床应用于多种疾患,疗效显著。花教授据"有是证用是方"治疗肿瘤,收到较满意的疗效,同时也加深了对《伤寒论》方证和六经的认识。

有关半夏泻心汤治疗肿瘤方面有不少报道。如花教授曾用半夏泻心汤加减治疗消化道肿瘤 54 例,收到满意疗效。李可老中医根据临床经验创制攻癌夺命汤治疗各种肿瘤,方中重用生半夏,因其为消痰核、化瘤散结之要药。张晓春等用半夏泻心汤加减治疗肿瘤化疗引起的消化道反应,同时在肿瘤放疗、消化道肿瘤、肿瘤手术麻醉副作用等方面

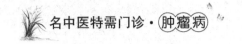

亦有应用。李仁廷用半夏泻心汤治疗肿瘤化疗后消化道反应128例，也取得了满意的疗效。

### 5. 胃癌(二)

王某,男,64岁。2003年8月7日初诊。

主诉:上腹部不适3月余。

患者于2003年5月无明显诱因出现上腹部不适,未见明显恶心、呕吐,进食后上腹部疼痛。2003年5月25日在北京某医院钡餐透视示:胃癌。腹部CT示:胃小弯及胃窦处胃壁不规则增厚,考虑胃癌可能性大。后行胃镜检查,诊断为:胃体癌(Ⅰ型),浅表性胃炎。病理诊断:肉芽组织中散在富含黏液的腺样异型细胞,高度疑为腺癌。患者不愿进行手术,遂来门诊治疗。症见:胃脘胀痛,以中上腹为主,连及胁部,嗳气频频,口苦且干,夜寐不宁,颜面少华,纳差,二便调,舌质红,苔薄黄腻,脉弦细。

西医诊断:胃体腺癌,浅表性胃炎。

中医诊断:反胃。证属肝胃不和。

[治则]疏肝和胃,消痰散结。

[处方]四逆散加减。

柴胡12g　黄芩6g　枳壳12g　枳实12g　赤白芍各10g　太子参15g　茯苓20g　生白术12g　陈皮6g　延胡索15g　川楝子15g　法半夏9g　制南星9g　生麦芽30g　炙甘草6g　生姜5片　大枣5枚　14剂,每日1剂,水煎服。

2003年8月22日二诊:患者胃脘及胁部胀痛减轻,嗳气、口苦较前好转,纳差,眠差,二便调,舌红,苔薄黄,脉弦细。治则:疏肝和胃,健脾化痰。上方去延胡索、川楝子,加焦山楂、焦神曲。处方:柴胡12g,黄芩6g,枳壳12g,枳实12g,赤白芍各10g,太子参15g,茯苓20g,生白术12g,陈皮6g,法半夏9g,制南星9g,生麦芽30g,焦山楂15g,焦神曲15g,炙甘草6g,生姜5片,大枣5枚。14剂,每日1剂,水煎服。

2003年9月8日三诊:患者精神好,面色淡红,胃脘部偶有胀痛,嗳气,口苦减轻,食欲增加,口干欲饮,眠差,二便调,舌淡红,苔少,脉弦。治则:疏肝和胃,健脾益气,养阴生津。前方去黄芩、枳实,加麦冬、石斛。处方:柴胡 12g,枳壳 12g,赤白芍各 10g,太子参 15g,茯苓 20g,生白术 12g,麦冬 15g,石斛 15g,陈皮 6g,法半夏 9g,制南星 9g,生麦芽 30g,焦山楂 15g,焦神曲 15g,炙甘草 6g,生姜 5 片,大枣 5 枚。14 剂,每日 1 剂,水煎服。

2003 年 9 月 23 日四诊:患者精神好,胃脘及胁部胀痛明显减轻,食欲好,纳增,无口干苦、嗳气、反酸等,夜寐欠佳,二便调,舌淡红,苔薄白,脉弦细。治则:疏肝和胃,健脾益气,养阴安神。上方去法半夏、制南星,加夜交藤、炒枣仁。处方:柴胡 12g,枳壳 12g,赤白芍各 10g,太子参 15g,茯苓 20g,生白术 12g,麦冬 15g,石斛 15g,陈皮 6g,夜交藤 30g,炒枣仁 30g,生麦芽 30g,焦山楂 15g,焦神曲 15g,炙甘草 6g,生姜 5 片,大枣 5 枚。14 剂,每日 1 剂,水煎服。

2003 年 10 月 8 日五诊:患者精神好,胃脘及胁部疼痛消失,偶有腹胀满,乏力,无口苦、口干、嗳气、反酸等,食欲好转,眠可,二便调,舌淡红,苔薄白,脉沉细。

[治则] 健脾益气养血。

[处方] 香砂六君子汤加减。

生黄芪 60g　生白术 15g　茯苓 20g　陈皮 6g　生地 20g　鸡血藤 30g　厚朴 6g　当归 15g　白芍 20g　藤梨根 30g　白花蛇舌草 20g　砂仁 6g　生麦芽 30g　14 剂,每日 1 剂,水煎服。

2003 年 10 月 23 日六诊:患者精神好,面色红润,胃脘部胀满消失,无口干、口苦、嗳气、反酸等,食纳可,眠可,二便调,舌淡红,苔薄白,脉沉细。诸症减轻,说明药证相符,故遵效不更方的原则,继服上方以巩固治疗。

随诊近 3 年,仍坚持服用中药,生活如常。

[按] 本例胃脘胀痛部位在上腹正中,剑突之下,为脾失健运、气机不畅、阻滞中焦之象。胃为六腑之一,以降为顺,胃气上逆则嗳气频频。两胁为肝所主,胃脘胀痛连及两胁,为肝气不疏、横逆犯胃。口苦且干、舌红、苔薄黄腻是肝郁日久化热所致。患者素性急躁,肝木失疏,肝气犯胃,胃失和降,中焦气滞不通,郁而化热,故致上述症状。

生理上,肝主疏泄而喜条达,胃主受纳而喜和顺。情志抑郁、肝失条达会导致脾失健运、胃失和降。肝胃不和,痰气交阻于胃络,血液运行不畅,日久而成本病。治宜疏肝和胃,消痰散结。方中四逆散疏肝和胃降逆,太子参、茯苓、生白术、陈皮健脾益气,脾气升则胃气降;延胡索、川楝子、枳壳入肝经,具疏泄肝木、调和脾土之功。华云岫曰:"肝病必犯土,是侮其所胜也",又曰:"呕吐不食,胁胀脘痞等证,恐医者但认为脾胃之病,不知实由肝邪所致,故特指出,以醒后人之目耳。"此即叶天士所谓:"肝为起病之源,胃为传病之所","凡醒脾必治肝"。肝主疏泄,脾主运化,木壅土郁,聚而为痰,故加法半夏、制南星消痰散结,法半夏与生姜合用又有和胃降逆止呕之效。生麦芽消食和中,健脾开胃。八月札调畅气机,同时具有抗肿瘤作用。全方共奏疏肝和胃、健脾益气、消痰散结之功。

二诊胃脘及胁部疼痛、嗳气、口苦均较前减轻,说明前方药证相符。患者纳差,脾胃虚弱之证明显,故上方去延胡索、川楝子,加焦山楂、焦神曲以加强消食和中、健脾开胃之效。

三诊,患者嗳气、口苦基本消失,胃脘部偶有胀痛,食欲较前好转,仍口干欲饮、舌淡红少苔、脉弦,为脾胃阴津损伤之证,故去黄芩、枳实,加麦冬、石斛以养阴生津。

四诊,患者口干渴欲饮、食欲增加、眠差,考虑为脾胃虚弱、气血生化乏源、血不养心所致,故加夜交藤、炒枣仁以养心安神。

五诊,患者精神好,胃脘及两胁疼痛消失,无口苦、口干、反酸、嗳气等,食欲好转,说明肝胃不和消失。偶有腹胀满、乏力,是由于脾胃虚弱、运化不及所致,故治以香砂六君子汤健脾益气养血,以善其后。

### 6. 食管癌(一)

患者,男,53 岁。2007 年 12 月 15 日初诊。

患者 2007 年 10 月出现吞咽疼痛,进食梗阻感,遂至当地医院行食管内窥镜活检病理示:鳞癌。行胸部 CT 检查提示:双肺弥漫小结节影。同年 11 月 9 日行开胸探查手术,术中发现肿瘤位于食管中段,大小约 5cm×3cm×3cm,外侵及降主动脉外膜和左主支气管膜部,肿块无法切除。2007 年 12 月 9 日开始行食管癌局部姑息性放疗,来诊时已完成 5 次放疗。刻下症:吞咽疼痛,进食梗阻感,进食后腹胀,纳少,乏力,精神稍弱,刀口处疼痛,大便稀,每日 1 次,小便调,睡眠可。舌质淡黯,苔白腻,脉沉弦。

西医诊断:食道癌探查术后放疗中,肺转移,病理为鳞癌,Ⅳ期。

中医诊断:噎膈。

[辨证]脾胃气虚,痰瘀互阻。

[治则]健脾益气,化痰散结,活血化瘀,清热解毒。

[处方]党参15g　白术 15g　茯苓 20g　陈皮 6g　木香 6g　砂仁 6g　急性子 10g　威灵仙15g　元胡 12g　白芍 15g　野菊花 15g　蒲公英20g　杏仁 10g　谷麦芽各 15g　焦山楂 15g　焦神曲 15g　水煎服,每日 1 剂。

患者放疗配合服用上方汤药,放疗副反应少,诸症明显减轻。放疗结束后二次来诊,症见进食稍有梗阻感,食纳尚可,二便调,睡眠可。舌质淡黯,苔白腻,脉沉。仍遵前法。处方:党参 15g,白术 15g,茯苓20g,陈皮 6g,莪术 10g,急性子 10g,郁金 10g,威灵仙 15g,藤梨根 30g,荷梗 12g,砂仁 6g,白蔻仁 10g,谷麦芽各 15g,焦山楂、神曲各15g。水煎服,每日 1 剂,并配合院制剂西黄解毒胶囊,每次 2 粒,每日 3 次。服用 60 剂后全面复查病灶稳定,临床症状基本消失,精神状态佳,体重增加。药证相符,继遵益气化痰活血法,在上方基础上辨证加减服用至2010 年 4 月,患者病情稳定,目前仍坚持门诊中药治疗。

[按]该食管癌患者为开胸探查术后,初诊症见纳少、进食后腹胀、精神弱、乏力、大便稀,表现为脾胃虚弱之象,但有吞咽疼痛、进食梗阻感、舌质淡黯、苔白腻、脉沉弦,说明有痰瘀实邪内阻。故以党参、白术、茯苓、陈皮、木香、砂仁、谷麦芽、焦山楂、焦神曲等健脾益气,扶助正气为主,同时予急性子、威灵仙、元胡、白芍等化痰活血缓急止痛。因患者处于放疗期间,放疗采用的射线属于中医"火毒"性质,故予野菊花、蒲公英、杏仁以润肺清热解毒,防止放射性肺炎或食管炎。诸药合用,达到了益气化痰活血解毒之功效。二诊时因患者手术后恢复良好,且放疗已结束,故在健脾益气扶正的基础上加强了化痰活血等祛邪的力量,切合了本虚标实之病机,把握了扶正与祛邪的应用时机,灵活运用益气化痰活血法,收到了较好的疗效。

### 7. 食管癌(二)

陈某,男,61岁。2006年4月12日初诊。

患者于半年前因间断性进食困难于当地医院行消化道造影,示:食管中段占位病变。胃镜活检示:食管中段见炎性渗出物、坏死物、肉芽组织,鳞状上皮黏膜慢性炎,鳞状上皮高度不典型增生。病理切片示:少许鳞状细胞癌。行直线加速器放疗18次DT36Gy。半月后始发咳嗽,咳痰黏白,口干咽痛,胸部CT诊断为:左肺放射性肺炎。经用泼尼松、抗生素(具体药物及剂量不详)及解痉平喘药等治疗后,症状稍缓解,后由于经济原因放弃治疗。近1个月来症状加重,症见:神志清,精神差,面色萎黄,形体消瘦,口唇发绀,咳痰黏白,口干咽燥,疲乏无力,二便调,舌黯红少苔,脉细数。复查胸片示:左肺门区密度增高,斑片状阴影,边界不清,右肺下野透光度差。

西医诊断:食管癌(鳞状细胞癌,Ⅱ期)放疗后,放射性肺炎。

中医诊断:咳嗽。证属火毒内蕴,气阴两伤,瘀血阻络。

[治则]清热解毒,益气养阴,活血通络。

[处方]黄芩15g　蒲公英30g　白花蛇舌草30g　半枝莲15g生黄芪60g　茯苓20g　白术15g　太子参15g　北沙参30g　麦冬15g　桃仁12g　杏仁12g　川贝12g　浙贝12g　郁金15g　丹参15g生姜5片　甘草6g　大枣5枚　水煎服,每日1剂。

14天后咳嗽、咳痰减轻,药证相符,先后加减服用50余剂,临床症状消失。胸片示:两肺纹理清晰,放射治疗区未见明显纤维化。嘱患者每半年复查1次。

[按]该患者虽然放疗后体质虚弱、面色萎黄、形体消瘦、疲乏无力,但干咳、吐白黏痰、咽干口燥,说明有实邪内阻,且放射线之热毒损伤肺阴,治节不行,百脉受阻,脉络瘀滞,故以黄芩、蒲公英、白花蛇舌草、半枝莲清热解毒祛邪为主,兼以生黄芪、太子参、茯苓、白术、沙参、麦冬益气养阴,扶助正气,郁金、丹参、桃仁活血化瘀,川贝、浙贝、杏仁止咳平喘。诸药合用,功能清热解毒,益气养阴,活血化瘀。切合病机,故取得较好的疗效。

### 8. 食管癌（三）

潘某，男，74 岁。2006 年 2 月 2 日就诊。

患者 2005 年 1 月无明显诱因出现渐进性吞咽困难、恶心、纳差，无胸痛，就诊于北京某肿瘤医院。胃镜检查示：距门齿 25～30cm 处食管前壁结节样肿物生长，表面溃烂不平，覆白苔，僵硬，质脆，触之易出血，大小约 5cm×4cm。遂行手术治疗。术后病理：中低分化鳞状细胞癌，$T_3N_1M_0$，盘状蕈伞型，肿物侵犯深肌层。送检淋巴结转移情况：主动脉旁 1/1，胃左 0/2，气管旁 0/2，贲门左 0/3，下肺静脉旁 0/1，隆突 0/1。术后双锁骨区放疗 DT40Gy/20 次/4w，食管 DT60Gy/30 次/6w，未行化疗。就诊时症见：神疲乏力，面色㿠白，少气懒言，颜面、四肢浮肿，腹胀，食纳差，时有恶心、呕吐，舌质淡，苔薄白，脉沉细。

西医诊断：食管癌术后，放疗后，中分化鳞状细胞癌，$T_3N_1M_0$。

中医诊断：噎膈。

[辨证] 脾肾阳虚，痰湿内阻。

[处方] 炙附子 12g（先煎） 干姜 9g 乌药 12g 益智仁 12g 党参 15g 白术 15g 茯苓 20g 陈皮 6g 生地 20g 威灵仙 15g 急性子 10g 藤梨根 30g 谷芽 20g 麦芽 20g 焦山楂 15g 焦神曲 15g
14 剂，水煎服，每日 1 剂。

以上方为基础加减，患者病情稳定，进食基本正常，体重增加 4kg。随诊 2 年余，未发现复发和转移。

[按] 本例系食管癌术后、放疗后患者。初诊时神疲乏力，面色㿠白，少气懒言，颜面、四肢浮肿，腹胀，纳差，是典型的脾肾阳虚证。阳气衰微，阴寒内盛，故气血生化乏源。患者年事已高，又经手术、放疗损伤，无力抗邪，故以炙附子、干姜、乌药、益智仁温补脾肾之阳，党参、茯苓、生白术、炙甘草健脾益气，扶正固本，生地、肉苁蓉、山萸肉、白芍滋阴养血，谷麦芽、焦山楂、焦神曲消食除胀，威灵仙、急性子软坚消痰，活血通经，藤梨根解毒抗癌。诸药合用，共奏温补脾肾、健脾益气、化痰消食、解毒抗癌之效。

### 9. 食管癌（四）

张某，男，67 岁。2005 年 8 月 4 日初诊。

主诉:食管癌术后 1 年半,放疗后 6 个月。

患者于 2003 年 12 月出现进食梗噎,无恶心、呕吐、发热、咳嗽,于北京某医院行胃镜检查,示:食管中段癌。病理诊断:鳞状细胞癌。后就诊于北京某肿瘤医院,于 2004 年 1 月 18 日行全麻下食管和胃部分切除及食管顶端侧吻合术。术后病理诊断:食管髓质型中分化鳞状细胞癌,侵及深肌居,未累及贲门,上切缘及胃切缘未见癌细胞,食管旁、下肺静脉旁均未见淋巴结转移。术后予放疗 1 疗程,总剂量 6000cGy,其后未予其他特殊治疗。为求中医治疗,特来诊。现症:四肢乏力,精神疲惫,少气懒言,吞咽不利,口干苦,胸部及两胁部胀痛,嗳气频作,食纳少,小便调,大便干,2~3 次/日,舌质红,苔薄黄腻,脉弦滑。

西医诊断:食管癌术后,放疗后。

中医诊断:噎膈。

[辨证] 肝胃不和。

[治则] 疏肝理气,降逆和胃。

[处方] 小柴胡汤加减。

柴胡 6g　黄芩 12g　太子参 15g　陈皮 6g　姜半夏 10g　生白术 15g　茯苓 20g　竹茹 10g　旋复花 10g(包)　代赭石 20g　延胡索 10g　川楝子 6g　焦山楂 15g　焦神曲 15g　生姜 5 片　大枣 5 枚

14 剂,每日 1 剂,水煎服。

2005 年 8 月 18 日二诊:嗳气已停止,食纳较前好转,口干苦亦好转,仍胸部及两胁胀痛,精神好转,小便调,大便偏干,舌质红,苔薄黄腻,脉弦滑。上方去旋复花、代赭石、竹茹,加三棱、莪术。处方:柴胡 6g,黄芩 12g,太子参 15g,陈皮 6g,姜半夏 10g,生白术 15g,茯苓 20g,三棱 10g,莪术 10g,延胡索 10g,川楝子 6g,焦山楂 15g,焦神曲 15g,生姜 5 片,大枣 5 效。14 剂,每日 1 剂,水煎服。

2005 年 9 月 3 日三诊:胸胁部疼痛及食纳较前好转,能食米饭、水饺等食物,体力开始恢复,精神好,睡眠安,小便调,大便偏干,舌质淡红,苔薄黄,脉弦滑。上方加郁金、合欢皮、炒枣仁。处方:柴胡 6g,黄芩 12g,太子参 15g,陈皮 6g,姜半夏 10g,生白术 15g,茯苓 20g,三棱 10g,莪术 10g,延胡索 10g,川楝子 6g,焦山楂 15g,焦神曲 15g,郁金

10g,合欢皮 15g,炒枣仁 30g,生姜 5 片,大枣 5 枚。14 剂,每日 1 剂,水煎服。

2005 年 9 月 17 日四诊:胸胁部偶有胀痛,睡眠较前好转,食纳可,吞咽不利较前好转,体重增加 3kg,小便调,大便偏干,2 次/日,舌质红,苔薄黄,脉弦滑。上方去川楝子,加厚朴、八月札。处方:柴胡 6g,黄芩 12g,太子参 15g,陈皮 6g,姜半夏 10g,生白术 15g,茯苓 20g,三棱 10g,莪术 10g,延胡索 10g,厚朴 10g,焦山楂 15g,焦神曲 15g,郁金 10g,合欢皮 15g,炒枣仁 30g,八月札 10g,生姜 5 片,大枣 5 枚。14 剂,每日 1 剂,水煎服。

2005 年 10 月 8 日五诊:患者无明显不适,咽部偶有不适,餐后有腹部胀痛,胸胁部胀痛不明显,食纳可,二便调,睡眠可,舌质淡红,苔薄白,脉弦细。

[处方] 太子参 15g　生白术 15g　茯苓 20g　陈皮 6g　川芎 12g　桃仁 10g　当归 15g　生苡仁 20g　山慈姑 10g　莪术 10g　生地 15g　半枝莲 20g　白花蛇舌草 30g　生麦芽 20g　鸡内金 15g　14 剂,每日 1 剂,水煎服。

患者病情稳定,以六君子汤加减治疗,顾护后天脾胃之本。

[按] 本例初诊时症见胸胁部胀痛、口干苦、嗳气频频、四肢无力、食纳少、舌质红、苔薄黄腻,中医辨证属肝胃不和。胁为肝所主,两胁部胀痛由肝气不疏、气机不畅所致;肝郁日久化热化火,故口干苦;肝郁气滞,夹胆气上逆而嗳气频频;肝郁日久克伐脾土,脾失健运而见食纳少、四肢乏力、少气懒言、嗳气呃逆等;舌质红、苔薄黄腻、脉弦滑亦为肝胃不和之象。治以疏肝理气,降逆和胃,方用小柴胡汤加减。方中柴胡疏肝解郁,条达肝木,通畅气机,配延胡索、川楝子以加强疏肝理气之效,配黄芩清泄肝胆之热。太子参、生白术、茯苓健脾益气,与陈皮、姜半夏、竹茹共用健脾和胃,代赭石"功专平肝潜阳,降逆止呕,止血,入肝经血分"(《神农本草经》)。旋复花入肺、大肠经,前人云"诸花皆升,旋复独降",《神农本草经》谓其"善治嗳气、呕吐、呃逆等证"。两药配伍,可和胃降逆止呕。焦山楂、焦神曲消食和中,健脾开胃。全方共奏疏肝理气,降逆和胃之效。

二诊,患者嗳气已停止,食纳及口干苦较前好转,但仍胸胁部胀痛,说明除肝气郁滞外,尚有瘀血阻络,故前方去旋复花、代赭石、竹茹,加三棱、莪术以加强活血化瘀之效。

三诊,胸胁胀痛较前好转,食欲好,仍睡眠欠安,故在遵守前方治法的基础上,加郁金、合欢皮、炒枣仁以解郁养心安神。

四诊,患者睡眠较前好转,胸胁部胀痛亦好转,体重增加,唯大便偏干,上方去川楝子,加厚朴、八月札以降气通便。

五诊,诸症好转,咽部偶有不适,餐后时有腹胀,故以香砂六君子汤加减健脾益气,培补后天之本而善其后。

**10. 舌癌**

周某,男,67岁。2006年5月17日初诊。

患者于2006年3月在某医院行左侧舌癌切除术,术后病理诊断为鳞癌,分期不详。2006年3月9日至2006年4月12日曾行放射治疗,为求中西医结合治疗而来诊。刻下症见:面色黧黑,乏力,口干甚,渴欲饮水,进食时口腔疼痛,偶有咳嗽,痰黏不易咳出,食纳差,食后腹胀,舌淡红,苔薄白,脉弦细。既往有高血压病史多年。

中医诊断:茧唇。

[辨证]阴虚内热,气滞痰阻。

[处方]升降散加减。

僵蚕12g　姜黄12g　生大黄8g(后下)　沙参15g　天冬12g
麦冬12g　野菊花15g　玄参12g　生地12g　熟地12g　川贝12g
桔梗12g　川牛膝15g　生苡仁30g　夏枯草15g　苦参12g　生石膏20g(先煎)　14剂,水煎服,每日1剂。

2006年5月31日复诊。口干、渴欲饮水等症均减轻,食纳较前好转,仍时有咳嗽,舌脉同前。前方加杏仁10g,半枝莲20g。继服14剂,诸症减轻。

[按]放射线相当于中医六淫邪气中的火,火为热之盛,有炎上、消灼津液的特征,常使机体气阴耗伤,脾胃受损,气血生化乏源。热毒伤阴故见口干甚、渴欲饮水、进食时口腔疼痛;脾胃受损,气血运化失常,痰湿内生,故见乏力、食纳差;痰湿阻滞,气机不畅,故见咳嗽、咳痰、腹

胀。方中僵蚕、蝉衣舒畅气机,透邪除热;大黄、姜黄清热泻火,配以生地、天冬、麦冬、玄参、熟地养阴清热;野菊花、生石膏清热解毒;川贝、桔梗、生苡仁、夏枯草燥湿化痰止咳;川牛膝引火下行。诸药合用,共奏透达郁热、养阴生津、化痰止咳之效,故患者症状消失。

**11. 胸腔积液(一)**

国某,男,62岁。2008年1月30日就诊。

2006年10月出现咳嗽、无痰,未予重视及治疗,此后咳嗽症状时轻时重,反复发作。2007年5月患者自觉乏力明显,就诊于某医院,胸部CT示:①右肺下叶软组织块影,考虑为恶性病变,病变外侧小模糊状块影,考虑转移。②右侧中等量胸腔积液,少量心包积液,双侧胸膜增厚。③纵隔内淋巴结肿大,考虑转移。痰涂片示:找到鳞癌细胞。建议化疗,但患者拒绝,慕名来诊。刻下症见:面色苍白,精神委靡,活动后喘憋、乏力,咳嗽,咯痰,痰稀量多,无痰中带血,胸部偶有胀痛,纳可,二便调,舌质淡,苔薄白,脉弦细。西医诊断:右肺下叶鳞癌($IV$期,$T_4N_2M_1$),肺门、纵隔内淋巴结转移,肺内转移,右侧胸腔积液及心包积液。

中医诊断:肺积。

[辨证]阳虚痰凝。

[治则]温阳利水,益气化痰。

[处方]炙附子16g(先煎)  干姜10g  生黄芪80g  大枣5枚 白术15g  猪苓20g  茯苓20g  青皮6g  陈皮6g  葶苈子15g  椒目9g  桑叶12g  杏仁9g  泽兰15g  泽泻15g  龙葵15g  白英20g 猫爪草30g  生姜5片  7剂,水煎服,每日1剂。

患者服用上方7剂后,精神委靡及喘憋、咳痰较前明显好转,继服7剂,临床诸症消失,复查胸部B超:胸腔少量积液,心包积液消失。

[按]体内水液代谢主要靠肺、脾、肾三脏相互协调及阳气的温煦功能来实现。寒痰凝滞、气血瘀结之肿瘤必然阴寒内盛,阳气虚衰,气化不利,水液代谢失职,停而为腹水。本例初诊时面色苍白,精神委靡,活动后喘憋、乏力,咳嗽,咯痰,痰质稀量多,乃一派阳虚痰湿内阻之象,故可采用温阳利水法治疗。用附子、干姜温补中阳;葶苈子味辛苦,性

大寒,入肺经,苦能降泄,寒可除热,能"破坚逐邪,通利水道,治咳嗽气喘";椒目辛开苦泄,加强葶苈子的泻肺逐水之功;泽兰、泽泻、猪苓引水下行,使水饮从小便排出;猫爪草、白英、龙葵解毒消肿,导水下行。取用生黄芪、白术、茯苓、青皮、陈皮、大枣、生姜健脾化湿,运化水液;桑叶、杏仁既能升降气机,疏理水道,又可化痰止咳。诸药合用,共奏温阳利水、

益气化痰之效,正如《济生方》所云:"先实脾土,脾实则能舍水。"

### 12. 胸腔积液(二)

患者,男,69岁。

2008年7月体检发现右肺占位,后行开胸探查诊断为肺腺癌,因距主动脉较近未行手术,2008年11月行吉西他滨＋卡铂化疗1个周期,因心肺功能较差停用,此后未再行放化疗等。当年12月胸部CT示:右侧大量胸水,纵隔淋巴结转移,心包积液。经胸腔穿刺引流600ml,在胸腔积液内找到腺癌细胞。2008年12月27日来诊,症见右胁部及后背疼痛,胸闷,纳眠可,二便调;舌质淡,苔薄白,脉弦滑。

[处方] 瓜蒌仁15g 薤白12g 桂枝9g 猪苓20g 茯苓20g 葶苈子15g 椒目9g 炙附片12g(先煎) 细辛3g 泽泻15g 泽兰12g 金荞麦20g 仙鹤草30g 猫爪草30g 天南星15g 生姜5片 大枣5枚

2009年2月复诊,患者胸痛减轻,仍有气短,停用己椒苈黄丸,改用防己黄芪汤祛除水邪,黄芪用量至80g。

2009年4月复查胸CT示胸水消失,6月查心脏彩超示心包积液消失,之后一直于花教授门诊口服汤药治疗,因患者阴虚表现明显,故以沙参麦冬汤组方加减。

2010年2月随访,患者症状为偶有胸闷气短,查胸部CT双肺病灶与前相仿,未发现胸腔积液。

[按] 患者年老体弱,气血阴阳俱虚,经开胸探查术及化疗,损伤阳气,胸中阴霾不能疏散,兼有瘀毒,故胸背疼痛,阳气不能运化水液,饮停胸胁,故胸闷。观其舌脉均为阳虚不振、饮邪内停之象,辨证为阳虚水停。瓜蒌薤白桂枝合用,共奏开胸散结、温阳化气之功,附子、细辛温

补脾肾,葶苈子、椒目、猪苓、茯苓、泽泻、泽兰利水逐饮,猫爪草、天南星、金荞麦解毒散结,仙鹤草解毒补虚,生姜、大枣调和营卫。后用大剂量黄芪与防己配伍补气利水,待标证消失后再着重从根本论治。该患者口服汤药使胸腔积液与心包积液完全消失,肿瘤无明显进展,可见中医药在控制和消除恶性胸腔积液方面可起到重要作用。

## 参 考 文 献

[1] 花宝金,宋国平,鲍艳举.《脾胃论》与肺癌临床治验[A].中国中西医结合学会,第十届全国中西医结合肿瘤学术大会论文汇编[C].中国辽宁沈阳:2006年

[2] 郑红刚.治未病与扶正培本——中医"治未病"思想在肿瘤防治中的体现[A].中国中西医结合学会,第六次全国中西医结合中青年学术研讨会论文集[C].中国湖南长沙:2008年

[3] 耿良,吕静,王明鹤.花宝金运用对药治疗肿瘤经验[J].北京中医药,2011,9,30(9):672~674

[4] 杨瑶瑶.花宝金治疗肺癌恶性胸腔积液经验[J].北京中医药,2011,1,30(1):23~24

[5] 花宝金,侯炜,鲍艳举.名中医经方时方治肿瘤[M].北京:中国中医药出版社,2008.10:292~305、338~352

(王耀烆)

# 李佩文

李佩文，中日友好医院首席专家，北京中医药大学兼职教授、博士生导师，全国老中医经验继承工作（师带徒）指导老师，中国中西医结合学会肿瘤专业委员会副主任委员，中华全国中医药学会肿瘤专业委员会副主任委员，中国肿瘤协会肿瘤传统医学委员会副主任委员，中国癌症研究基金会中医药肿瘤专业委员会副主任委员，中国老年学会老年医学会常务理事，中国保健科技学会专家委员会委员。任《中华癌症姑息医学杂志》、《实用中西医结合临床》、《医学理论与实践》、《北京中医》、《疑难病杂志》、《中国中西医结合外科》、《中华临床医药》等杂志副主编或编委。

李佩文教授应用中医及中西医结合方法从事肿瘤临床工作，对放化疗患者应用中药减轻毒副作用，以扶正为主，兼顾祛邪，并探讨中药对放化疗的增加疗效作用。对于放化疗结束的患者，探讨中医的软坚散结、活血化瘀作用，以期达到控制肿瘤以及减少转移复发机会，或者延长带瘤生存时间。对于中晚期的肿瘤患者，应用中药缓解症状，维持和提高患者生活质量，延长寿命。曾主持及参加多项科研课题，包括国家"八五"、"九五"、"十五"攻关课题，中医药管理局、卫生部及院级等课题。多项课题通过鉴定及获奖。主编专著17部，发表论文80余篇。

## 一、医论医话

### （一）中医外治肿瘤并发症

肿瘤的治疗过程中，常出现诸多的并发症，严重影响患者生活质量，由于老年患者身体状况较差，大多不能耐受放化疗等攻击性治疗手段,即使采用了这些手段其并发症或者不良反应也较为严重。李佩文教授经过长期的探索与临床实践反复验证,将中医外治的方法应用到肿瘤临床实践中去,取得了较好的效果。中医外治法的理论散见于中医经典著作之中,经过千百年的发展,直到清代吴师机《理瀹骈文》的问世使中医外治法才成熟完善,这本书的出现标志着中医外治法理论体系的建立,是一部划时代的医学著作。《理瀹骈文》具有较为完整的、理法方药俱备的中医外治法理论体系。吴师机在《理瀹骈文·略言》中开宗明义提出"外治之理,即内治之理",并指出在施外治之法时才可以"补内治之不及"而"与内治并行",从而达到治疗的目的。

李佩文教授基于中医外治理论的研究与临床实践,通过采用中医外治的方法治疗肿瘤患者常见的并发症,取得了较好的临床疗效。现将李佩文教授中医外治肿瘤常见并发症——恶性胸腔积液、放射性皮炎以及多汗症的研究结果分述如下。

**1. 外治恶性胸腹腔积液的临床经验**

恶性胸腹水是一种常见的肿瘤并发症,46%～64%的胸腔积液患者为恶性肿瘤所致,约50%以上的乳腺癌或者肺癌患者在疾病过程中将出现胸腔积液。而60%以上的胃肠道肿瘤在晚期出现恶性腹腔积液,是疾病进展到晚期的标志之一。是晚期恶性肿瘤常见并发症之一,目前主要采用胸腹腔置管引流、局部免疫治疗、胸腹腔内化疗等,其有效率多在60%～80%,但对于体质较弱的晚期患者,有70%以上不能承受以上治疗,即便腔内化疗或者免疫治疗其有效率仅在20%～50%,远低于一般局部治疗的平均有效率。彻底排尽胸腹水是治疗恶性胸腹水的关键因素之一,多数学者认为其主要作用机制为胸腔内注射药物引起化学性胸膜炎,使胸膜粘连、闭锁,常规的穿刺抽液,由于每次抽液量受限,需反复抽吸,且抽液不彻底,在胸腔残留胸水较多时注药,胸腔药物浓度低,定会影响疗效;另外反复的胸穿,不仅造成患者痛苦,还容易造成包裹性积液、气胸、血胸,使皮下癌细胞种植和感染等并发症的几率增加。因此采用中药外敷胸腹壁的方法充分体现了中医"简、便、验、廉"的特点,适宜在临床推广应用。

(1)证型分析　恶性胸腹水主要是由阳虚邪毒阻肺,气不布津,停而为饮所致。

(2)治疗原则　益气消饮温阳化痰。

(3)中医外治恶性胸腔积液技术方案、材料与器具　电子天平1台,自来水(常温)足量,无菌塑料药盒若干(痰盒大小),9cm×12cm无纺膏药布数张,苯海拉明霜1盒,75％乙醇10ml,中药配方颗粒(黄芪、桂枝、莪术、牵牛子、仙鹤草、冰片)。

药物配制方案:用天平分别称取上前5味中药配方颗粒各5g,共计25g置入药盒中;兑入自来水约5ml及已备冰片溶液约2ml(冰片10g,溶入75％乙醇内配制而成),充分搅拌至膏状,此时抗癌消水膏制作已完成,其颜色为棕褐色,呈膏状,气味稍带芳香。

临床应用方案:取上述抗癌消水膏约10g,均匀纳入大小约9cm×12cm的无纺膏药布内,厚度约为5mm。选取符合入组标准的恶性胸腹积液患者,局部皮肤清洁消毒。将上述无纺膏药布贴于恶性积液患侧在体表的投射区域,轻压边缘,使其与患者皮肤充分贴紧,增加皮肤的水合程度,促进药物吸收。根据胸腹腔积液的分度标准,少量胸、腹腔积液贴1贴即可,中量或者大量胸、腹腔积液根据情况贴2～4贴,每日换药1次,2周为1疗程。

(4)小结　恶性胸腹水属晚期患者常见并发症之一,李佩文教授根据中医"内病外治"、"病痰饮者,当以温药和之"的原理,经长期临床实践筛选出黄芪、桂枝、莪术等中药组成的方剂并改进剂型为外用剂,外敷于恶性胸水患侧胸壁,具有益气消饮、温阳化痰的功效。根据临床症状体征,辨证当为"阳虚水停"证,其治疗益气消饮、温阳化痰,以此为依据所研制的抗癌消水膏主要药物为黄柏、桂枝、莪术、牵牛子、仙鹤草、冰片。方中黄芪性甘温,归属肺脾二经,主要功效为补气升阳,益卫固表,利水消肿,托疮生肌,用于气虚水湿不化之恶性积液,《内经》所谓"气行则水行,气虚则水停"。桂枝为辛温之品,有温经通脉、助阳化气之功,临床多取其温通辛散之性,治疗寒凝之病变,在本方中主要是用其甘温之性,助阳化气,以行水邪,辅助黄芪共凑温阳化气利水之功。莪术辛温破血行气,气行、瘀化则水行而消。牵牛子为苦寒之品,主要用于通利水湿、痰饮。以上诸药,温阳化气,活血行气,再以辛香走窜之冰片率诸药直达病所。中医认为人体皮肤腠理与五脏六腑相贯通,药物可以通过体表腠理到达脏腑,起到调整机体、抗癌祛邪的作用。有研究结果证明抗癌消水膏有效率达 56%,明显优于局部免疫治疗方法,而且采用外用的给药方法也避免了口服给药的胃肠道破坏和肝脏的"首过消除效应",方便、简便、安全,便于在临床大规模推广和应用。

**2. 外治放射性皮炎的临床经验**

据世界卫生组织统计,目前恶性肿瘤治愈率为 45% 左右,其中放疗的贡献为 18% 以上,充分表明了现代放射治疗在癌症治疗上的重要地位,现代放射治疗是治疗恶性肿瘤的主要手段之一,随着科技进步,放疗治愈率和有效率会进一步提高。但放疗过程中,放射性皮炎的发生率为 93.8%,且 91.1% 出现于照射 40Gy 以前,这不仅给患者带来极大的痛苦,甚至影响放射治疗的连续性,降低患者生存质量。李佩文教授采用中医外治的方法和临床有效方药在防治放射性皮炎的治疗中取得了较好的临床疗效。

(1)证型分析  放射性皮炎属于中医热毒外蕴肌肤,邪热炽盛于表,故见皮肤红肿、灼热、溢液甚至溃烂。

(2)治疗原则  清热解毒,祛腐生肌。

(3)中医外治放射性皮炎技术方案材料与器具  电子天平 1 台,植物油 1L,苯海拉明霜 1 盒,中药配方颗粒(黄芪、紫草、炉甘石等足量)。

药物配制方案:用天平分别称取上述单味中药配方颗粒等各 2 包,置入 2L 清洁容器中,兑入 1.5L 植物油,充分搅拌并静置 1 周,此时溃疡油制作已完成,其颜色为紫红色,油状,气味稍带芳香。

临床应用方案:清洁放射性皮炎局部皮肤,用灭菌棉签蘸取上述溃疡油少许,均匀外敷于患处,外盖无菌纱布,每次 1 个小时,每日换药 3 次,1 周为 1 疗程。

(4)小结  李佩文教授认为放射线属于中医六淫之中"热"的范畴,《医宗金鉴》亦有"痈疽原是火毒生,经络阻隔气血凝"的论述,热毒致病多容易导致耗气伤阴,因此放射性皮损伤辨证当属热毒外蕴。其常见临床症状为:红肿、热痒、脱屑甚至出现局部皮肤溃破,渗液外流,伴有色素沉着等。李佩文教授经过临床实践选用中药黄芪、紫草、当归、大黄、炉甘石等,其中黄芪性甘温,归属肺脾二经,主要功效为补气升阳、益卫固表、利水消肿、托疮生肌,本方取其托疮生肌之功,行气以生肌,促进创面愈合;当归、大黄活血、补血,兼有生肌长肉的功效;紫草,甘寒,归心肝二经,主要用于凉血活血,解毒透疹;炉甘石常用于溃疡不敛的外用治疗。以上诸药补气、活血、生肌、敛疮,在植物油的煎熬下,有效成分迅速溶解于油中,便于经皮吸收,直达病所,迅速起效。

**3. 外治多汗症的临床经验**

出汗是人体正常的生理现象,而出汗异常增多常为全身性、偏侧性或局限性多汗,多数原因不明,一般认为是由人体自主神经功能紊乱所致的病理变化,中医学将其归纳为"自汗"和"盗汗"的范畴,其病机总由阴阳失调,腠理不固而致汗液外泄所致。自汗多因气虚不固,盗汗多因阴虚内热,因此多汗以虚证为多。肿瘤患者多由正气不足,脏腑亏虚,以致热毒内蕴,痰湿结聚,气滞血瘀,经过手术、化疗、放疗后,也易耗伤正气,两伤气阴,所以容易出现自汗、盗汗甚至自汗合并盗汗的多汗症候。

(1)证型分析　肿瘤患者多汗症属"气阴两虚、心火旺盛"的证型,故见自汗、盗汗等症。

(2)治疗原则　益气养阴,解郁清心。

(3)中医外治多汗症的技术方案材料与器具　天平1台,中药粉碎机1台,苯海拉明霜1盒,无纺布面纱数块(5cm×5cm),中药(五味子、五倍子、郁金、冰片)。

药物配制方案:用天平分别称取上述单味中药配方颗粒按1∶1∶1∶0.3置入中药粉碎机中,充分粉碎后,倒入玻璃器皿,此时止汗散制作已完成,其颜色为棕褐色,粉末状,气味稍带芳香。

临床应用方案:清洁脐部,取止汗散3g,置入多汗症患者脐部,外用无纺布面纱外敷固定,防止药物沾染衣物,外盖无菌纱布,每日换药1次,5日1疗程。

(4)小结　李佩文教授经过多年的临床实践发现通过上述药物的配伍,益气养阴、清心固表而取得了较好的临床止汗效果。止汗散主要由五味子、五倍子、郁金、冰片4味药组成,其中五味子、五倍子均为酸涩之性,有敛肺止汗的功效,尤适宜于自汗、盗汗等症;郁金,苦寒清心解郁,汗为心之液,心热除,则汗自止;冰片为引,引领诸药,经皮直达病所,共奏益气养阴、解郁清心之功,迅速起效。脐部属于中医"神阙"穴,解剖部位较为浅薄,血管丰富,加之冰片辛香走窜,载药促进透皮吸收,从而达到止汗的治疗效果,而且临床使用方便。少数患者会出现局部皮肤疹痒等症,给予苯海拉明霜后,可以缓解。敷脐外治肿瘤患者多汗症的临床试验研究表明,实验组在用药后的第 2 天,在出汗等级、中医症候积分以及 KPS 评分上,都较对照组有显著的差异。

### (二)肝癌学术思想及经验

#### 1. 病机重视肝郁血瘀,肝脾肾三脏同病

李佩文教授认为肝癌的发生首先责之于肝气郁结。肝气条达,气机通畅,五脏乃和,六腑则安。若外感六淫或七情内伤,肝气郁结,疏泄无权,造成气滞血瘀,邪毒结聚成块,日久成积。脾为后天之本,脾气健运,需要肝气条达,肝郁化火,木旺乘土,横犯脾胃,必致脾虚;肝肾同源,肝肾之阴相互资生,肝血不足,肝阳妄动,下劫肾阴,导致肾亏。始于肝气郁结,终于脾虚、肝肾阴虚。故肝癌虽责之于肝,但通常肝脾肾三脏同病。而肝郁血瘀为肝癌发病的主导因素,贯穿于肝癌病证的始终。

#### 2. 证分四型,辨证用药

(1)肝郁脾虚型 初期多为肝郁脾虚,症见抑郁不欢,胁肋胀痛,或可触及肿块,善太息,纳呆便溏,神疲少气等,舌质红、苔白,脉弦。方以逍遥散、柴胡疏肝散、四君子汤加减,药用柴胡、枳壳、郁金、川楝子、当归、白芍、白术、茯苓、川芎、莱菔子、黄芪等。

(2)气滞血瘀型 随着疾病的发展,出现气滞血瘀,症见急躁易怒,胁部胀痛,胁下可有积块,形体消瘦,肌肤甲错,舌紫黯,脉涩。多用化肝煎、膈下逐瘀汤加减,药用赤芍、当归、青皮、陈皮、川楝子、三棱、莪术、丹参、水红花子、延胡索、乌药等。

(3)肝胆湿热型 症见身黄、目黄、小便黄,腹部鼓胀,周身困重,大便黏滞不爽,舌质红、苔黄腻,脉滑。多用茵陈蒿汤、五苓散、龙胆泻肝

汤加减,药用茵陈、栀子、大黄、金钱草、茯苓、猪苓、大腹皮、陈皮、桑白皮、生薏苡仁、泽泻、生地黄、车前草等。

(4)肝肾阴虚型 症见低热,潮热,颧红,消瘦,乏力,腰酸腿软,小便短少等,舌红少苔,脉细数。以知柏地黄丸、一贯煎加减,药用生地黄、牛膝、知母、茯苓、泽泻、牡丹皮、地骨皮、山药、山茱萸、沙参、石斛、地骨皮、秦艽等。

李佩文教授认为,肝癌以上四型并不是一成不变的,各证型之间也不是孤立的,而是相互关联和相互转换的。同一个患者,在整个病程中,以上各型都可能出现,甚至同时见到数种,而以其中的一种证型为主。治疗中,不可拘泥于某一种证型分类,需要四型互参。

### 3. 病证兼顾,首重养血

肝为刚脏,藏血,主疏泄,体阴而用阳。从病理变化看,肝阳易亢,肝风易动。故李佩文教授一再强调要充分认识肝体应柔,肝病一定注意养血,遣方用药不忘加入白芍、当归、枸杞子等养血、柔肝、缓肝之品。

另一方面,李佩文教授非常重视在中医辨证的同时,佐以"辨病"用药,病证同治。药方中多加入清热解毒、活血化瘀、软坚散结之品,直接针对"积"的治疗,如鳖甲、夏枯草、牡蛎、海藻、白花蛇舌草、水红花子、八月札等。同时,肝癌患者一方面抗癌治疗需要活血化瘀,另一方面要注意肝癌患者同时有凝血机制的异常,非常容易合并出血的发生,而巨块型肝癌肿物有自发破裂出血的可能,需要慎用活血药,以防造成大出血而危及患者生命。故蜈蚣、水蛭、虻虫、三棱等破血化瘀药应该少用或慎用。有出血倾向的患者,还可以加入仙鹤草、蒲黄等止血活血药,预防出血,止血不留瘀,尤其仙鹤草,还有补虚作用。

李佩文教授还重视兼症用药,如口苦加用茵陈、黄连、泽泻;尿少加用茯苓、猪苓、薏苡仁;腹胀加用大腹皮、佛手、木香、枳壳;腹水加茯苓、车前子、龙葵、椒目;呕吐加半夏、竹茹、赭石;黑便加仙鹤草、白及、棕榈炭、地榆;胁痛加徐长卿、延胡索、乌药、白屈菜;发热加地骨皮、青蒿、牡丹皮、秦艽、鳖甲等。

肝癌治疗中,李佩文教授非常重视以下几味药物的应用。

(1)水红花子 性寒,味咸,具有散血消癥,消积止痛之功。善治痞块积聚。应用于肝癌的治疗中,既有软坚破积之功,又少见出血弊端,且性寒,尤宜于伴随热象的肝癌治疗。但对血分无瘀滞及脾胃虚寒者,则不宜使用。

(2)八月札　性甘,味寒,无毒,入血分,功能疏肝理气,活血止痛,除烦利尿;利于肝部癌瘤的消除。

(3)凌霄花　性微寒,味辛,为活血化瘀药,原用于妇女经闭,痛经,有凉血祛风之效,善治瘀血癥瘕积聚。

(4)鳖甲　性寒,味甘、咸,有软坚散结,退热除蒸之效。《神农本草经》称其"主心腹癥瘕坚积,去痞息肉"。李佩文教授将其用在肝癌治疗中,取其软坚散结之功,利于肿瘤的消散。

(5)绿萼梅　性平,味微酸、涩,功能疏肝解郁,化痰和中。在李佩文教授治疗肝癌属肝郁气滞时,经常使用这味药,可减轻肝郁气滞之胁肋胀痛,脘腹痞满,嗳气纳呆诸症。它性平不燥,病证属寒属热均可使用,又没有一般理气药的苦燥伤阴之弊。

**4. 癌痛的预防**

李佩文教授在临床工作中发现,长期服用中药的患者,疼痛的发生比例明显下降。为此,曾对300多例肝癌患者进行回顾及前瞻性研究,证实中药在一定程度上能预防晚期肝癌患者癌性疼痛的发生,并减少中度和重度镇痛药的临床使用。

李佩文教授经长期的临床实践,研制了痛块灵口服液,是根据古方越鞠丸和芍药甘草汤加味而成。由香附、川芎、苍术、神曲、栀子、党参、茯苓、菊花、玫瑰花、甘草、白芍、白花蛇舌草等组成。方中重用香附、菊花、玫瑰花疏肝解郁、畅达情志;党参、茯苓、甘草益气健脾,培补后天之本;白芍酸苦,甘草味甘,二者配伍使用,既缓急止痛,又有补气养阴、养血柔肝之功;川芎走而不守、活血祛瘀;苍术、神曲燥湿和胃;栀子、白花蛇舌草清热解毒。诸药合用,共奏疏肝解郁、益气健脾、养血柔肝、通络止痛之功。在疼痛发生之前或疼痛发生之初,及时使用,可延缓甚至杜绝癌痛的发生和进一步加重。且动物实验证实,该方具有提高小鼠痛阈值的效用,并随着用药时间的延长其镇痛效应更加明显。

## （三）肺癌学术思想及经验

李佩文教授认为，治病首先应明确治疗目的。临床所见肺癌患者，多为中老年人，大部分进行了手术治疗及放疗、化疗。其就诊原因主要有以下几类：①放疗、化疗间歇期或肿瘤缓解期，希望用中药治疗增强放化疗的作用，或延长带瘤生存时间。②即将或正在放疗、化疗，服用中药以减轻放化疗的副作用。③因某些症状，如咳嗽、咯血、声嘶、多汗、疼痛等，服用中药希望得到缓解。④晚期，或年高体弱，无法进行手术及放化疗，服用中药以减轻痛苦，维持生存质量，延长生存期。作为医生，应了解患者处于哪种情况，中药主要起到什么作用，在辨证施治的基础上根据不同阶段、不同目的有所侧重，才能有的放矢，取得满意疗效。

### 1. 养阴益气解毒为基本

临床所见肺癌患者大多屡经手术、放疗、化疗，积块已去，正虚显著，主要表现为：干咳无痰或少痰，气短乏力，口干口渴，或有潮热，身体消瘦，舌红少津，脉细或细数，类似中医学"肺痿"。究其原因有多种：如患者素体阴虚，患肺癌后毒邪更伤肺肾阴液。而放射治疗可以看做是一种"大热峻剂"，耗伤人体阴液；手术中失血、化疗中剧烈呕吐、大剂量给予利尿剂均可致体液丢失过多，津血亏乏进一步导致阴伤；此外，某些化疗药如博来霉素、平阳霉素、大剂量环磷酰胺以及局部放疗造成肺纤维化等。以上诸多因素单独或联合作用于人体，导致肺气虚损，肺阴不足，"肺热叶焦"，发为痿证。另一方面，肺中有形积块虽去，其发病之病因病机未除，又屡经放化疗以毒攻毒，体内尚有余毒未清，仍需解毒。李佩文教授以养阴益气解毒为基本原则，可选用百合固金汤及清燥救肺汤加减化裁。基本方组成：百合、党参、沙参、石斛、白芍、桑叶、枇杷叶、浙贝母、半枝莲、白花蛇舌草。若气虚较甚，气短乏力，倦怠懒言，咳声低微，可加黄精、生黄芪、白术、茯苓、山药以补益肺脾之气；若阴虚较甚，口干咽燥，呛咳无痰，或痰少而黏，或有潮热，舌红脉数，可加用生地黄、麦冬、玄参、玉竹、五味子以养肺肾之阴；软坚解毒之品还可选用八月札、猫爪草、百部、白英等。

### 2. 重视滋阴润肺法

(1)肺阴虚与病因　李教授认为,肺癌的中医辨证可有多种,但肺阴亏虚是临床最为常见的证型,应加以重视并预防。肺阴亏虚的发生多与肺癌患者并发大咯血、感染、DIC、呼吸性酸中毒有关。主要原因:患者素为阴虚之体,患肺癌后导致阴虚症状渐加重。肺癌手术切除中,体液丢失过多,术后没及时补充。放射治疗引起热毒伤阴。恶性积液、脑转移瘤及上腔静脉压迫症等治疗中,给以利尿剂,造成体液丢失或低钾血症。博来霉素、平阳霉素、大剂量环磷酰胺化疗或放疗毒性叠加,造成肺阴虚加重,甚则肺纤维化等。

(2)肺阴虚与辨证分期　临床肺阴虚症状的轻重多与肺癌的分期有一定关系,常见的证型有肺阴不足、气阴两虚、阴虚火旺。肺癌早期的患者临床多表现为肺阴不足的症状,常见干咳少痰、口干咽燥、消瘦苔少等症。中期的患者则多见气阴两虚的症状,常见神疲乏力、倦怠、气短、咳嗽、少痰或痰中带血、舌红少苔、脉细弱等。晚期的患者由于久病伤阴,多出现阴虚火旺的症状,常见午后潮热、颧红、手足心热、心烦失眠、夜寐盗汗、舌质红少苔或光剥无苔、脉细数等。随着临床症状的加重,咳嗽亦渐为难治,甚则出现咯血、发热、恶液质等。这些均是阴虚症状加重所致。

(3)肺阴虚与治疗用药　防治肺阴虚的发生,治疗以滋阴润肺为主,常用方是百合固金汤及清燥救肺汤。基本药物为人参、沙参、天冬、生地、玄参、百合、白芍、杏仁、桔梗、贝母、紫菀、桑叶、枇杷叶、鱼腥草、半枝莲。本方养阴益气,止咳散结,经现代研究证实有提高免疫功能、抑瘤、镇咳作用。如百合除有润肺止咳清心作用外,主要成分含有秋水仙碱,可抑制瘤细胞的有丝分裂;百合中还含有胡萝卜素、维生素 C等,也与抑制肿瘤有关,现代研究证实该药能增强单核细胞的免疫功能及抗衰老。紫菀在《本草通玄》记载:辛而不燥,润而不寒,补而不滞。《药品化义》曰:紫菀,味甘而带苦,性凉而体润,恰合肺部血分。主治肺焦叶举,久咳痰中带血及肺痿、痰喘、消渴,使肺窍有清凉润泽之功。临床上二药常配伍用于肺癌阴虚之证,养阴润肺、化痰止咳抗癌,相得益彰。天冬可养阴生津、镇咳止血,在《本草汇言》记载:天门冬,润燥滋阴,降火清肺之药也,统理肺肾火燥为病。现代药物研究证实,其体外抑癌率可达40%,天冬复方对动物肺鳞癌及腺癌有明显抑制作用,可使肺转移灶减少,淋巴细胞转化率及 NK 细胞活性提高。枇杷叶泄热苦降,既能清肺气而止咳,又可降胃逆而止呕,在古书《本草再新》中记载:清肺气,降肺火,止咳化痰,止吐血呛血,治痈痿热毒。《本草汇言》曰:枇杷叶,安胃气,润心肺,养肝肾之药也。常与天冬配合用于肺癌阴虚有热的咳嗽及化疗期间恶心、呕吐,伴口干口渴之证,二药相辅相成,多有奇效。在临床上常以太子参、百合补益肺气,天门冬、白芍养阴润肺;浙贝母、紫菀止咳化痰,鱼腥草、枇杷叶软坚散结。加之其他药物合用可益气养阴、解毒抗癌,多能取得较为明显的临床效果。

**3. 分清标本缓急**

部分肺癌患者处于放、化疗间歇期或肿瘤缓解期,无明显症状。对于这些患者,李教授主张在养阴益气、扶正固本的基础上,加强抗癌解毒的力量,可在基本方基础上酌加生薏苡仁、百部、八月札等具有抗癌作用的药物。若患者即将或正在进行放化疗,中药以平补气阴、补肾生血为原则,可在基本方中加入生黄芪、黄精、当归、枸杞子、女贞子、菟丝子等药。放疗患者可加活血、清热之品以提高放疗敏感性,并可防止放射性肺炎、肺纤维化的发生;化疗患者可加和胃降逆之品,以减轻化疗药的消化道反应。临床常见患者以各种并发症状前来就诊,如感染、胸水、疼痛、咯血等。李佩文教授认为此时治疗应"急则治其标",辨证论治,必要时采用中西医结合治疗,切不可囿于中西门户之见,或拘泥于基本原则不知变通。如患者咳嗽频繁,在养阴润肺基础上加前胡、苦杏仁、清半夏、紫菀、瓜蒌皮等宣降肺气;并发感染,咯痰色黄,或有发热,应以清肺化痰为要,用川贝母、瓜蒌、菊花、鱼腥草、黄芩等寒凉之品,但慎用大苦大寒,以防重伤气阴。并发胸水,胸闷气促,倚息不得卧,证属悬饮,应泻肺利水逐饮,药用葶苈子、猪苓、茯苓、泽泻,配伍宣降肺气以开水之上源,还可局部外敷"消水Ⅲ号"(李教授经验方)促进胸水吸收,此时养阴之品宜少用或不用,但逐水之剂更伤阴液,俟水减症平还应以养阴益气为本。肿瘤侵犯血管常出现咯血,多为痰中带血或咯出少量鲜血,治疗宜养阴清热止血,基本方伍以白茅根、仙鹤草、白及、云南白药等止血不留瘀，也可稍用石榴皮、藕节炭等收敛止血药；侵犯胸膜常出现胸胁疼痛，治宜加用宽胸理气、通络止痛的郁金、瓜蒌、丝瓜络、延胡索、川楝子等，并可局部外敷"痛块灵巴布膏"（李教授经验方）加强止痛作用。肺癌患者由于肺气阴虚，卫外不固，阴液外泄，常常自汗盗汗，应及时加用浮小麦、生黄芪、五味子、生龙骨、生牡蛎、石榴皮等收敛汗液，以防多汗进一步耗气伤阴。癌性发热多为低热或中度热，无明显感染征象，辨证多属于阴虚不能潜阳，气虚阴火内生，故而发热，治以养阴益气、清潜虚热为法，基本方中加用牡丹皮、地骨皮、鳖甲、生龙骨、生牡蛎等药。肿瘤患者，尤其经受化疗的患者，多有消化功能的减退，表现为纳呆、脘腹胀满、嗳气、大便不畅等症状，治以益气健脾、和胃消痞为主，基本方减少养阴药，加补脾气之生黄芪、白术、茯苓，与和胃之清半夏、陈皮、炒山楂、炒谷芽、炒麦芽；若有腹胀便秘加厚朴、木香、檀香、大腹皮。

肺癌容易发生转移，临床也常见到因转移灶症状就诊者。纵隔淋巴结转移压迫喉返神经常出现声音嘶哑，李教授认为此属肺金失于濡养，阴虚生风，痹阻肺络，治疗在养阴的基础上重在疏风，药用木蝴蝶、蝉蜕、钩藤、牛蒡子等。骨转移早期无症状，放射性核素骨扫描示异常放射性浓聚，可加骨碎补、桑寄生、怀牛膝、狗脊等补肾填精之品，若有疼痛，加用徐长卿、透骨草止痛，并可根据部位选用引经药物。脑转移患者常有头痛、头晕、视物模糊等症状，此时治疗重点应在于疏风通络、清利头目，重用菊花、藁本、川芎、白蒺藜等。

肺癌患者大部分是中老年人，除肺癌之外往往并发其他老年性疾病，如高血压、冠心病、糖尿病、高脂血症等。李教授从整体观念出发，辨证论治，因病选药。如糖尿病用卫茅；高脂血症用葛根、荷叶、泽泻；高血压用菊花、川芎、藁本、石菖蒲、葛根、荷叶等。

（四）脑瘤学术思想及经验

**1. 病机重视"风"与"痰"**

关于脑瘤的中医学论述散见于各类古典医籍中，临床中将脑瘤归属于"头风""头痛""肝风""中风""偏枯"等疾病。其病因病机不外虚实两类,或独立致病,或合而为之,实者责之于风、痰、毒、瘀诸邪,如风阳内动、风火相扇、痰湿凝结、瘀毒内阻等邪气积聚盘旋于脑海,日久而成积;虚者为平素体弱或久病耗伤,气血不能上荣于脑,脑髓失养;或肾精不足,不能生髓上充于脑,髓海空虚,痰浊内生,导致肿瘤的形成。在临证中李佩文教授更强调"风"与"痰"的因素,认为脑瘤西医属于神经系统疾病,而中医则可将之归于"风",病位不仅在脑,更要关注于肝。虚邪贼风入体或肝风内动,与痰瘀毒诸邪胶结,即可上扰清空,结聚脑腑。而"痰"亦需重视,"诸般怪病多属于痰","百病多因痰作祟",痰之为病,可随气升降,流窜全身,无处不到。上入于脑,凝结成块,痰蒙清窍,清阳不升,浊阴不降,即可导致头痛昏蒙、眩晕耳鸣诸症。通常脑瘤多为虚实夹杂之证,来势凶猛,治疗比较棘手,胶固难愈。

**2. 临证中以辨证为主**

辨证施治是中医学的精华,在脑瘤的诊治中也有充分体现。李教授在临床上通常将胞瘤分为5种基本类型。

(1)肝阳上亢型 临床症状见面赤头晕,头痛剧烈,烦闷躁扰,恶心呕吐,口干口苦,肢体抽搐,行走不稳,尿赤便秘等,舌红苔黄或黄腻,脉弦或滑。治以平肝潜阳息风,处方主要用天麻钩藤饮合镇肝息风汤加减,重用天麻、石决明、钩藤、沙苑子、龙骨、牡蛎、菊花等平肝潜阳药物。其中天麻尤为有效,但目前野生者极少,多为人工栽培,效力有限。所以李佩文教授多次提到天麻临床用量宜大,通常的3～10g已经不起作用,建议用15～20g。

(2)痰热上扰型 临床症状见神志昏蒙、头晕头重、喉中痰鸣、痰多色黄、恶心呕吐、舌强失语等,舌红苔黄厚腻,脉滑。治以清热化痰开窍,处方以温胆汤合涤痰汤加减,药用南星、海浮石、青礞石、白附子、半夏、海藻、牡蛎、菖蒲等化痰软坚散结药物。

(3)瘀血内阻型 临床症状见头痛如裂,口角歪斜,舌强不能语,四肢运动不利或肢体不遂,舌淡紫有瘀斑,苔白,脉涩。治以活血化瘀通窍,处方以通窍活血汤合补阳还五汤加减,重用桃仁、莪术、赤芍、川芎、泽兰、元胡、全蝎、蜈蚣等活血化瘀之品。

(4)气血双亏型 临床症状见神疲乏力、面色㿠白、头晕头重、眩晕耳鸣、四肢无力、恶心呕吐等,舌质淡苔白,脉细弱。治以益气补血,处方以八珍汤加减,药用生黄芪、太子参、茯苓、白术、当归、生地、川芎、白芍等益气养血之药外,还应加用黄棋、桑葚、益智仁、龟板、鹿角胶等益肾填精、血肉有情之品。

(5)肝肾阴亏型 临床症状见头晕目眩,健忘,耳鸣,心悸失眠,盗汗、腰膝酸软,舌红,少苔,脉细。治以补肾填精,清肝养阴,处方以左归丸合一贯煎加减,药用熟地黄、山茱萸、川牛膝、知母、沙参、枸杞子、旱莲草、女贞子等滋补肝肾药。虽然证型分为5种,但临证上李佩文教授并不单独拘泥于某一种。由于癌瘤是多种致病因素、多种病理产物相互胶结、共同作用的结果,在一个脑瘤患者身上可能几种致病因素共存,合而为病,只是轻重不同。如肝肾虚于下,痰热扰于上;既有风痰,又夹瘀毒;久病气血双亏,同时痰湿内扰等等。用药则祛风、化痰、行瘀、解毒、补虚并用,既根据主证有主方主药,又辅以次药、佐药,集数法于一方,综合调治。而辨证中李教授尤其重视肝风的作用,故遣方用药时重用祛风通络药物,如天麻、白蒺藜、钩藤等几乎每方必用。

**3. 以辨病作为有力的补充**

李佩文教授认为,中医药治疗辨证是基础,但在恶性肿瘤的治疗上,仅有辨证是不够的,抗癌抑瘤及缓解临床症状的作用均不足,必须将辨病治疗作为补充。应该吸取西医的长处,"头痛医头,脚痛医脚",针对某种合并症、某个失常的方面配合相应的药物。具体到脑瘤上,需要加用如抗肿瘤药物、脱水药物、虫类药、引经入脑药等。

(1)抗肿瘤药物 通常李教授在辨证基础上加用一些具有抗肿瘤作用的中药,增强软坚散结的效果,以提高疗效。①常用以毒攻毒药有蟾酥、斑蝥、蜈蚣、全蝎等。②常用的清热解毒药有半枝莲、半边莲、白花蛇舌草、土茯苓等。③常用的活血化瘀药有莪术、乳香、没药、延胡索、穿山甲、丹参等。④常用的化痰散结药有半夏、南星、浙贝母、海藻、牡蛎、鳖甲等。

(2)引经入脑药 因脑瘤为痰毒瘀诸邪聚于脑髓,病位在上、在头,故选药宜轻清上扬。李佩文教授于处方中还会加用引经药物或药性属升的药物,如川芎、藁本、桔梗、柴胡等,引导诸药上行,直达病所。

（3）虫类药物　脑瘤由于邪毒阻滞脑窍，清窍不利，所以李佩文教授很强调虫类药的应用，认为虫类擅动，飞升走窜，虫能入窍络，搜剔逐瘀驱邪，并且虫类多为有毒之品，性峻力猛而专，又多具有消肿散结、息风止痉、镇静止痛之功，可以增强疗效，如地龙、全蝎、蜈蚣、僵蚕、水蛭等。但这类有毒药物使用时需要定期检测肝肾功能，以免造成机体损伤。

（4）清利头目药物　脑为清窍，痰毒瘀诸邪内阻，神明失主，清窍不利，诸症丛生，故方中多加入清窍之品如蔓荆子、菊花、郁金、菖蒲等，还包括一些重镇安神药，如石决明、青礞石、珍珠母、羚羊角等。

（5）随症加减用药　恶性脑瘤患者的症状多而复杂。除了主症外，有许多合并症或伴随疾病也给患者带来极大痛苦，所以李教授临证中也很强调随症加减，以减轻症状，提高患者生活质量。在脑瘤中常见的症状包括头痛、恶心、呕吐、乏力、半身不遂、失眠、便秘等。头痛明显者加用蜈蚣、全蝎、蔓荆子、菊花、川芎、藁本、羌活等；若头痛因脑水肿引起者，或头痛虽不明显，但脑水肿严重者，加用茯苓、猪苓、生薏苡仁、车前子、泽泻等淡渗利水药；恶心呕吐剧烈者加用姜半夏、竹茹、代赭石、陈皮等；高热神昏者加用水牛角、黄芩、石膏、知母、郁金、菖蒲，或灌服安宫牛黄丸等药物；下肢无力者加用牛膝、木瓜、独活、杜仲、鸡血藤等；失眠烦躁者加用酸枣仁、柏子仁、珍珠母、合欢皮、龙骨、牡蛎等；半身不遂者加黄芪、川芎、桃仁、红花、姜黄、络石藤等；便秘加用大黄、肉苁蓉、草决明、番泻叶、麻仁等。

**4. 适时配合西医治疗**

脑瘤是颅内的占位性病变，无论是颅内原发肿瘤或原发于身体其他组织器官的恶性肿瘤转移进入颅内，大部分情况下，都会出现脑肿瘤直接压迫或大范围水肿导致的颅内高压，产生头痛、恶心、呕吐等颅高压症状，这属于肿瘤急症，需要尽快处理，否则会产生脑疝等严重后果而危及生命。此时单用中药不能迅速而有效地缓解症状，李佩文教授多次强调这时不能一味固守中医，而应该加用西医方法迅速控制症状，挽救生命。如使用20%甘露醇、甘油果糖、呋塞米等脱水药物，甚至加用糖皮质激素如强的松、地塞米松以缓解颅内水肿，减轻颅高压症状，并联系放射肿瘤科行放射治疗。经过西医迅速有效的处理,绝大多数患者的症状几日内即能得到控制,第一时间挽救了生命,改善了临床症状,增强了患者的治疗信心,为后续的中药治疗赢得了时间与机会。

### 5. 中医药治疗脑瘤的适用范围

首先,对于瘤体小,病灶多,位置深,生长缓慢,不易手术或手术后易于复发者,因患者大多惧怕手术或再次手术的风险,拒绝行手术治疗,而西医内科通常没有好的治疗方法,此时使用中药能减慢肿瘤的生长速度,甚至缩小颅内肿瘤,或阻止肿瘤手术切除后的复发。其次是脑瘤术后行辅助放化疗或未能行手术切除直接行放化疗的患者。治疗期间副反应较重,如化疗的消化道反应、骨髓抑制,头颅放疗时急性期的脑水肿症状等,通过中药治疗能减毒增效,有效缓解毒副反应,帮助放化疗的顺利进行,提高体质、体力状态。再者,晚期脑瘤患者,不能手术或不能放化疗,这些患者通常已经过多种治疗方式,体质很差,而体内肿瘤负荷比较大,临床症状多,西医已经束手无策,只能进行最佳的支持疗法。此时通过中医药治疗,可以调整全身功能,改善症状,延长带瘤生存时间。

### 6. 生活调摄

李佩文教授说"三分病,七分养",对患者要"告之以其败,语之以其善,导之以其所便",他强调正确的生活调摄不仅能提高患者的生活质量,还会对治疗起到重要的辅助作用。李佩文教授重点强调以下两点:①饮食。除了常规的低盐饮食,加强营养,摄入足够的蛋白质、维生素、纤维素,营养均衡以外,因为有部分脑瘤患者合并了神志异常或吞咽困难,需要叮嘱家属及护理人员,注意给患者的食物要易于咀嚼和吞咽,否则食物不小心呛入气管会导致窒息。②便秘的防治。临床工作中,脑瘤患者若大便困难,如厕时用力,会导致头痛的加重,甚至导致脑疝。而解决了便秘的问题后,口气臭秽、头痛、神志异常等症状也会随之有所好转。所以脑瘤患者除服用通便药物外,在日常饮食中还需摄入足够的粗粮及纤维素含量高的食品,如玉米、大豆、白薯、芹菜、大白菜、小油菜等,也可多吃水果如香蕉、苹果、梨、芦柑等,或晨起喝1杯蜂蜜水,均有助于大便通畅。

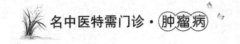

## 二、医案荟萃

### 1. 肝癌（一）

曹某,男,54岁。

患者于2003年初出现肝区不适,腹部B超及CT检查见:肝右叶占位2.9cm×2.5cm,门静脉癌栓1.0cm×0.8cm,腹水中等量,脾大,甲胎蛋白异常升高。既往有乙型肝炎、肝硬化病史,"小三阳"病史30余年。在某医院行肝右叶肿物介入治疗2次后,因副反应大,患者拒绝再行西医治疗,自2004年初至李佩文教授处行中药施治。症见:消瘦,全身乏力,口干,皮疹,腹胀,关节疼痛,纳呆,腹泻,尿黄,舌质红、苔黄,脉沉。

[辨证] 肝郁脾虚,湿热内蕴。

[治法] 健脾疏肝,清热利湿。

[处方] 柴胡8g　生地黄15g　白鲜皮10g　猪苓10g　茯苓10g　地肤子10g　牡丹皮10g　墨旱莲10g　凌霄花10g　葶苈子10g　仙鹤草15g　蒲公英10g　百合20g　石见穿10g　石榴皮15g　半枝莲10g　水煎服,早、晚各1次。

嘱配合痛块灵口服液,每次10ml,每日3次。服药后,皮疹很快消退,口不干,腹泻止。2004年8月复查,见肝右叶占位缩小至1.5cm×1.2cm,腹水减少,门静脉癌栓消失。上方去葶苈子、猪苓、白鲜皮,加秦艽10g,菊花10g,五味子10g,党参10g,土贝母10g。到2005年11月复查,仅见肝硬化,肝内占位消失,腹水消失,甲胎蛋白正常。调整药物为:柴胡10g,五味子10g,知母10g,牡丹皮10g,枸杞子15g,沙苑子10g,知母10g,牛膝10g,青皮、陈皮各10g,桑寄生10g,秦艽10g,莪术10g,薏苡仁30g,凌霄花10g,白花蛇舌草15g。患者间断服用上方,至2008年12月仍健在,病情稳定。

[按] 原发性肝癌是我国常见的恶性肿瘤之一,发展快,生存期短,治疗效果差,且发病率逐年上升。根据其特征属于中医"积证"、"痞满"、"黄疸"、"胁痛"等范畴。其病因与感染、真菌毒素、情志失调、饮食偏嗜、素体禀赋等相关。临床常见胁痛、腹胀、嗳气、消化不良、消瘦乏

力、下肢水肿等一系列复杂症状。该病以本虚标实为多,根据症状与舌脉表现大致分为脾虚、气滞、血瘀等证型,此3种证型既可单独出现,又有可能并见。李佩文教授在治疗中,以辨证辨病为重,分型论治,强调改善患者生存质量,缓解症状。

**2. 肝癌(二)**

患者,男,51岁。2006年4月初诊。

述肝区不适1年,伴腹胀,食欲下降,四肢无力,心烦易怒,下肢肿,大便不成形。舌淡红,苔白润,脉弦细。CT示肝右叶低密度肿物影,直径大于2cm,边界欠清,呈不均匀增强,甲胎蛋白(AFP)7.1µg/L,诊为肝癌。

[辨证]脾虚湿盛。

[治法]健脾利湿,软坚散结。

[处方]党参15g 猪苓10g 茯苓10g 白术15g 生薏苡仁30g 山药15g 砂仁10g 炙山甲10g 炙鳖甲10g 醋柴胡10g 厚朴10g 清半夏10g 白芍15g 陈皮10g 诃子15g 蒲公英15g 半边莲15g 水煎服,每日1剂。

2个月后二诊,腹胀缓解,进食增加,仍觉乏力,排气较多,下肢仍肿,舌淡红,苔薄白,脉弦细。原方去厚朴,加生黄芪20g、泽泻10g。

继服1个月后三诊,AFP降至5.29µg/L,自觉症状减轻,改间断服药。2007年7月复查肝胆脾超声:肝硬化,肝内未见明显肿物,近访至2007年10月,症状及检查未见明显异常。

[按]肝脾两脏在生理病理上都有密切的关系,肝癌的患者也多有脾虚的症状,如神疲、乏力、纳呆、腹胀等,并可见到湿盛的临床表现。李佩文教授对此类患者并不采取大量利水药物专事攻泻,而是以补益为主,适当加入利湿药物。认为脾虚生湿,湿邪黏腻易困脾,脾虚湿盛交互为患,因而应重在健脾,以益气除湿。倘施以大量峻下逐水之品,虽湿邪一时得下,然正气损伤,雪上加霜。但利湿易造成患者乏力、倦怠等症状加重,因利尿致电解质紊乱而使生活质量下降,久用利湿还会加重肾虚表现,故而在利湿同时合用益气健脾药物常可避免元气的损伤。李佩文教授以参苓白术散为脾虚肝癌的治疗基本方,以本案患者

脾胃气虚夹湿重,因而在基本方上略加改动,加入少量渗湿之猪苓,复予柴胡、厚朴、半夏等疏肝行气。二诊时防行气之品应用过久,予以适当调整,增强利水之功同时补气。方中补益之力大大超过祛邪,以补代攻,虽未用大量活血消积之品,对肿瘤也取得了很好的疗效。李佩文教授常在治疗肝癌的方剂中加用炙鳖甲、龟板、穿山甲等药物,这3种药物皆有软坚散结之功,为治肝癌之要药。

### 3. 肝癌(三)

患者,男,61岁。2001年2月初诊。

述肝痛半个月,因情绪激动逐渐加重,窜至两胁,伴胸闷纳呆,恶心乏力,小便短赤,CT示肝右叶肿物4cm×5cm,门脉癌栓形成;AFP大于500μg/L,肝功多项异常。诊为原发性肝癌,建议介入治疗,患者拒绝。初诊见患者消瘦,面黄,舌淡红,苔薄黄,脉弦。

[辨证]肝郁气滞。

[治法]舒肝理气,养胃散结。

[处方]醋柴胡10g 青陈皮各10g 香附10g 郁金10g 枳壳10g 白芍15g 炙甘草5g 八月札15g 玫瑰花10g 绿萼梅10g 土贝母10g 枸杞子20g 炒谷麦芽各30g 水煎服,每日1剂。

1个月后二诊,述肝区胀痛减轻,恶心消失,进食增加,仍感乏力,体重略增。小便黄,舌淡红,苔薄白,脉弦细。上方加党参20g,生薏苡仁30g,以补脾益气。

又服1个月后三诊,症状减轻,体力上升,除肝区稍有不适外,无明显不适。嘱患者按上方间断服用。近访至2007年7月,肿物大小及AFP无明显变化。

[按]气滞型肝癌患者常自述两胁疼痛,并且多有气郁化热之趋势。"百病皆生于气也",肝之为病应关注肝失条达,疏泄不利,气机升降失调,而之后出现的肝胃不和、瘀血痰凝等也与肝气不疏关系密切。"保胃气则生",李教授认为在疏肝的同时养胃也很重要,适时加以健脾养胃之品往往会提高疗效。疏肝同时加入益气药,以防体力下降。本方中应用大量疏肝理气之品,仅以谷麦芽、甘草养胃气,枸杞等缓和药性,组方简洁,疗效颇佳。后增加补益力度,理气同时补气,保持气血的

平衡,达到"与瘤共存"的目的。对于肝郁气滞的患者,李教授除常用柴胡、陈皮、香附、郁金等疏肝理气之品外,更喜用玫瑰花、绿萼梅疏肝解郁,因其性味寒凉,可防肝郁化热,改善症状效果颇佳。白芍甘草汤为止痛要方。白芍酸寒除烦敛汗,甘草和肝血而缓筋急,酸能收,甘能缓,酸甘相济,以缓挛痛。本方应用白芍甘草汤,除止痛之外,尚可防止大量理气药物耗气伤阴。

### 4. 肝癌(四)

患者,男,67岁。1998年2月来诊。

述胁部刺痛,3个月前出现腹胀,上腹部肿物,恶心纳差,体重下降,便秘。舌紫有瘀斑,苔黄厚,脉涩。CT示:肝右叶低回声结节,中等量腹水;AFP:59μg/L。诊为肝癌。

[辨证] 血瘀阻络。

[治法] 活血祛瘀,止痛散结。

[处方] 当归15g　川芎10g　赤白芍各10g　乌药10g　元胡10g　枳壳10g　桃仁10g　凌霄花10g　野菊花15g　玫瑰花10g　焦三仙各10g　炙甘草5g　白花蛇舌草20g　水煎服,每日1剂。

1个月后再诊,述肝区疼痛缓解,进食增多,体力上升,时有腹胀,大便正常。舌淡紫,苔黄,脉弦细。复查超声,可见肝右叶肿物,腹水消失。上方去桃仁、凌霄花,加入八月札10g,土贝母10g,党参20g。近访至1999年12月,患者肿块较前缩小,无明显临床症状。

[按] 李佩文教授认为血瘀型肝癌患者多属晚期,有时与其他两证并见,可以舌脉为主区分证型。此证多由气滞日久演变,故着重疏肝行气。破血药应中病即止,不可久用,并要选择适当时机。正如张景岳所说:"治积之要在知攻补之宜,而攻补之宜当于孰缓孰急中辨之。"应用破血之品还应定期检查出凝血时间等与出血相关指标,以防因长期服用活血中药造成出血等不良现象的发生。患者胁部刺痛,主症与舌脉均为血瘀之象。本方中枳壳、桃仁等行气活血,同时用凌霄花加大活血力度,且入肝经。当归、川芎、赤芍等除活血外也为补血养肝之品。焦三仙、甘草健脾益气。乌药、元胡行气止痛。经复诊,酌量减少活血药,去掉破血力强的桃仁,易以八月札,并加上党参补气,土贝母散结消痈。

李佩文教授非常重视超前镇痛,防患于未然。临床试验表明,常用中药者,可以降低肝癌患者疼痛的发生率,减少吗啡类镇痛药物的应用。针对此类患者,李佩文教授喜用乌药、元胡等药行气止痛,以期气行血行,防止"不通则痛"。

### 5. 肺癌(一)

马某,女性,65 岁。

于 1994 年确诊为肺腺癌,并行手术治疗。1995 年初胸部 X 线和 CT 片示双肺多发散在结节,诊为肺癌双肺转移,但因喘促、恶心较重未行放化疗,来诊要求行中药治疗。初诊:自诉咳喘,有少量白色泡沫痰,气短乏力,畏寒不喜饮,腰膝酸软。查见面色萎黄,形体消瘦,呼吸急促,语声低微。舌质淡紫,苔薄白,脉细数。

[辨证]肺气虚损,肾不纳气。

[治法]补肾纳气,益气散结。

[处方]六味地黄汤合升陷汤化裁。

熟地黄 10g　茱萸肉 10g　生黄芪 10g　枸杞子 10g　茯苓 20g　丹皮 10g　山药 20g　桔梗 15g　浙贝母 15g　升麻 10g　木蝴蝶 10g　半枝莲 15g　15 剂,水煎服,每日 1 剂。

二诊:患者主诉咳喘减轻,气短好转,体力上升。舌质仍淡紫,但数脉好转。于原方基础上加党参 10g 补气,紫苏 10g 降气平喘。15 剂。

三诊:病情继续好转,效不更方。追访至 1999 年 8 月,胸部 CT 示广泛肺转移,至此行中药治疗已存活 4 年。

[按]晚期肺癌患者中有相当大的比例不具备放化疗条件,尤其是老年患者自然生存期短,肿瘤恶性程度又多偏低,若过度开展攻击性治疗,患者则难以承受毒副反应,不但降低生活质量,还有可能缩短生存时间。故应强调顾全整体,充分运用中医药在调节免疫、扶助正气、改善症状等方面的优势,力争在提高生活质量的前提下延长生存时间。李教授晚期肺癌治疗原则是扶正为主兼顾祛邪,避免过度攻伐。来诊时患者常已行手术、化疗和放射治疗,术中失血、化疗呕吐以及放疗伤津均可导致阴液亏损、气阴两伤之证,常用党参、沙参、麦冬、生地黄、生黄芪、百合、茯苓、鸡内金、焦三仙等益气养阴之品;治疗后虽肺脏有形

积块已去,但病因病机未除,故体内尚有余毒未清,仍需解毒,常用炙枇杷叶、瓜蒌、浙贝母、百部、仙鹤草、木蝴蝶、白花蛇舌草、半枝莲、八月札、猫爪草等解毒散结之品。本案患者肺病日久,肺气已虚,久病及肾,肾之精气不足,则摄纳无权,气浮于上,故见形体消瘦、语声低微、气短乏力。李佩文教授予六味地黄汤滋补肾精,使肾气充足,气有所纳。另一方面,肺主一身之气,肺气不足则气之升降出入失常,可见呼吸急促、气短不足以息。予生黄芪、桔梗、升麻乃取升陷汤之意,其中生黄芪大补脾肺之气,升麻举下陷之气,桔梗为舟楫之药,载药上行,三药配伍补中益气升提,合以六味地黄汤共奏纳气平喘、升阳举陷之效,恢复全身升降气机。

### 6. 肺癌(二)

梁某,男性,56 岁。

患者于 2005 年 2 月经胸部 CT、支气管镜等检查诊断为右肺腺癌及肺泡癌。行手术、化疗 3 周期,病情稳定。2006 年 3 月中旬胸部 CT 示右侧大量胸水,并出现痰多、气促、喘憋不能平卧,每日需间断吸氧。1 个月内抽取胸水 6 次。于 2006 年 5 月 24 日来诊,查见患者气促,面色㿠白,消瘦,舌质淡紫,苔薄黄腻,边有齿痕,脉细数。

[辨证] 脾虚痰湿,瘀阻肺络。

[治法] 燥湿化痰,益气活血,通络散结。

[处方] 二陈汤合参苓白术散化裁。

党参 15g　清半夏 10g　橘红 10g　茯苓 20g　白术 15g　炙甘草 5g　浙贝母 15g　桔梗 10g　葶苈子 10g　大枣 10g　生薏苡仁 30g　桂枝 5g　白英 10g　半枝莲 15g　30 剂,水煎服,每日 1 剂。

同时予中药外用,处方:

生薏苡仁 30g　猪苓 20g　泽泻 10g　车前子 10g　桂枝 10g　葶苈子 20g　蛇床子 20g　诸药浓煎至 50ml,外敷右侧胸壁处,每日 1 换。

二诊:1 个月后复诊喘促已停,可平卧,停吸氧,进食增加。脉细不数,腻苔消失,服药期间未再抽胸水,故效不更方。

三诊:胸闷胸痛消失,复查胸片及 CT 示肿物大小同前,胸水量中等,有分隔,患者胸水未见再增多。

[按]肺癌晚期常合并恶性胸腔积液,即悬饮。其病机多为阳虚阴盛,气化失司,水液停积为患,病属本虚标实。水为阴邪,非加温药不能化散,同时脏器虚弱亦需温药才能调补,所以李佩文教授认为在治疗肺癌晚期癌性胸水时宜温阳散结,行气利水;同时胸水病势急迫者还应再配合其他治法,以期快速平喘,改善患者生活质量。本案患者大量胸水,李教授予党参、清半夏、橘红、茯苓、白术、桂枝温运脾阳,行气利水,燥湿化痰。肺癌合并大量胸腔积液患者喘憋较甚,病势急迫,故李佩文教授还重视利水药物的使用。如本案中予葶苈子、生薏苡仁利水渗湿,于温补治本同时辅以治标。葶苈子泻肺平喘、利水消肿,《神农本草经》云"主癥瘕积聚结气,饮食寒热,破坚逐邪,通利水道";《药性论》中载"止喘促,除胸中痰饮"。故于内服及外用方中同时应用,旨在从速破结开滞,定逆止喘,利水消肿。方中葶苈子加大枣取《金匮要略》葶苈大枣泻肺汤之意。因葶苈子苦降辛散,其性寒凉,《本草正义》曰"惟寒泄之品,能通利邪气之有余,不能补益正气之不足",故佐以甘温之大枣,缓和药性。二者相伍既能泻肺行水,下气平喘,同时又能兼护肺气。因体表与五脏六腑相贯通,外敷中药可通过透皮吸收从体表腠理内达脏腑,起到调节机体、抗癌祛邪的作用。李佩文教授还总结出外用验方消水平喘,常用药有猪苓、泽泻、葶苈子、大枣、生薏苡仁、桑白皮、蛇床子、车前子、桂枝、二丑、冰片等。本案加用温阳利水渗湿之品外敷以增强疗效,其中生薏苡仁不但健脾利水,而且煎煮后汤液浓稠,有利于诸药贴敷于患处。

### 7. 肺癌(三)

张某,男性,54岁。

2007年初因咳嗽、痰血伴胸痛、腰痛就诊。行胸部CT、支气管镜及全身骨扫描等检查,诊断为右肺鳞状细胞癌,多发骨转移。已行纵隔区、腰椎放疗,博宁静点等治疗,先后用多瑞吉、美施康定止痛。于2007年6月12日来诊。诉咳嗽,痰中带血,咽干,恶心,反酸。查见面色晦暗,时有咳嗽,口唇略青紫,右胸前肋及腰椎4、5处压痛。舌质淡紫,苔少微燥,脉细,两尺脉沉弱。

［辨证］肾阴不足，气虚血瘀。

［治法］滋阴补肾，益气活血，通络散结。

［处方］一贯煎化裁。

北沙参10g　麦冬10g　生地黄20g　当归15g　枸杞子15g　川楝子10g　狗脊10g　延胡索15g　透骨草15g　桑寄生15g　木蝴蝶15g　浙贝母15g　白花蛇舌草20g　14剂，水煎服，每日1剂。

二诊：诉恶心、咽干、胁痛、腰痛明显减轻，进食增加，停服美施康定，睡前偶服曲马多片。舌质淡紫，苔薄黄，不燥，脉细同前。上方加骨碎补10g，山海螺15g，以增加补肾散结作用，14剂。

三诊：诸症缓解，未有特殊不适主诉，西药止痛药已停用，至2008年5月仍在观察中。

［按］骨转移为肺癌晚期病症之一，所致癌痛严重影响癌症患者的生活质量。癌痛的三阶梯止痛治疗疗效及时，但阿片类药物的头晕、嗜睡、恶心、呕吐、便秘、口干、呼吸抑制、耐药性等副作用，也给患者带来了新的痛苦。中药治疗癌性疼痛虽然起效缓慢，但对轻、中度疼痛疗效较好，且具有疗效持久、标本兼治、低毒副作用和无成瘾性等特点。肾主骨生髓，骨的生长、发育、修复均有赖于肾中精气的滋养。李佩文教授认为肿瘤晚期骨转移发病机制为肿瘤迁延日久，肾之气阴不足，骨髓空虚，为邪所客，常用透骨草、骨碎补和狗脊等补肾填髓壮骨要药治疗骨转移。本案患者属肾阴不足，故以一贯煎加减：北沙参、麦冬、生地黄、当归、枸杞子、川楝子旨在滋阴养血，补肝益肾。桑寄生、透骨草、骨碎补和狗脊均为补肾通络、强壮筋骨之品，常用治风湿痹痛，在本案中于滋补肾阴基础上加强补肾通络、舒筋壮骨的作用，有助于缓解骨转移所致疼痛。川楝子、延胡索合之为金铃子散，为止痛常用之方剂，善行气活血止痛。现代药理学研究证实延胡索乙素、丑素有明显的镇痛作用，尚未发现有成瘾性，较大剂量的延胡索乙素还有明显的催眠、镇静和安定作用。木蝴蝶、浙贝母和白花蛇舌草为李佩文教授治疗肺癌中常用的解毒散结之品。本病案辨证与辨病相结合，灵活运用古方，有效缓解癌痛并减少阿片类镇痛药物的使用。

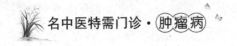

**8. 肺癌(四)**

王某,男,64岁。2002年1月18日初诊。

患者2001年12月因发热、咳嗽,诊为急性支气管炎,经抗炎治疗未能缓解,继而胸骨后疼痛。CT示:左肺中心型占位;支气管镜活检示:腺癌。即行化疗。诊见:气短甚则喘息,声音嘶哑,舌红、苔黄厚而干,脉弦。

[辨证]阴虚肺燥,痰瘀阻肺。

[治法]养阴润肺,祛风散结。

[处方]沙参20g　石斛20g　百合20g　百部20g　蝉蜕20g　焦神曲20g　紫菀10g　石菖蒲10g　枇杷叶10g　川贝母10g　前胡10g　苦杏仁10g　桔梗10g　钩藤各10g　瓜蒌15g　白花蛇舌草15g　7剂,水煎服,每日1剂。

2002年2月2日二诊:上药共服21剂,气短、声音嘶哑略有好转。现放疗已结束,仍偶感咽痒而咳,大便干,舌红,脉弦滑。上方加青皮、陈皮、木蝴蝶各10g,续服7剂。

3月29日三诊:气短、声音嘶哑继续好转。舌红减轻、苔薄黄,脉弦。即将行化疗。继以党参、沙参、石斛、百合各20g,瓜蒌、浙贝母、白花蛇舌草、枸杞子各15g,女贞子、当归、清半夏、炒山楂、炒谷芽、炒麦芽、枇杷叶、半枝莲各10g,陈皮8g等以养阴润肺,益气养血调理善后。

[按]李佩文教授在临床中以养阴益气解毒为基本原则,常用百合固金汤及清燥救肺汤加减化裁:百合、党参、沙参、石斛、白芍、桑叶、枇杷叶、贝母、半枝莲、白花蛇舌草。若患者气虚较甚,气短乏力,倦怠懒言,咳声低微,可加黄精、生黄芪、白术、茯苓、山药以补益肺脾之气;若患者阴虚较甚,口干咽燥,呛咳无痰,或痰少而黏,或有潮热,舌红脉数,可加用生地、麦冬、元参、玉竹、五味子以养肺肾之阴;软坚解毒之品还可选用八月札、猫爪草、百部、白英等。

**9. 肺癌(五)**

魏某,女,71岁。

主诉:发现肺部肿物9月余,间断气喘1个月。

现病史:患者2009年5月体检时发现右肺占位,曾于某医院行支气管镜示右肺中下叶背段支气管开口狭窄,表面黏膜充血,细胞学刷检病理示:腺癌。因患者年高体弱,未行手术,曾在中日友好医院行肺部放疗 28 次。期间复查胸部 CT 示:右下肺团块影,右肺门、纵隔内肿大淋巴结。7 月患者出现腰痛,活动受限,未诊治。8 月因腰痛加重伴双腿疼动,骨扫描示全身多发骨转移。10 月收入骨科,查腰椎 MRI 示 $L_4$ 椎体破坏,行腰部局部放疗后腰痛明显减轻。此后转入中西医结合肿瘤内科,于 11 月 4 月行化疗一次,方案:长春瑞滨 40mg,d1,5,卡铂400mg,d2,化疗期间出现Ⅱ度消化道反应及Ⅲ度骨髓抑制。2010 年 1月开始出现咳嗽、少痰,活动后气喘、汗出、乏力,休息后可自行缓解,偶有咯血、低热。现为进一步治疗收入院。现症见:咳嗽、少痰,口干渴,活动后气喘、乏力、汗出明显,休息后稍缓解,伴右下肋痛。舌质红,苔有剥脱,脉弦细。饮食可,睡眠可,二便调。

[辨证]气阴两虚。

[治法]益气养阴。

[处方]党参 10g 麦冬 15g 五味子 15g 百合 15g 生熟地各10g 木蝴蝶 15g 山海螺 12g 天花粉 10g 芦根 10g 鱼腥草 15g白花蛇舌草 20g 甘草 6g 14 剂,水煎服,每日 1 剂,早晚两次温服。

2010 年 2 月二诊:服药后患者咳嗽、汗出减轻,气喘、乏力仍较为明显,舌红少苔未见明显改善。上方去鱼腥草、白花蛇舌草,加用蛤粉6g、沉香 10g,五倍子 10g,用法同前,连服 14 天。

2010 年 3 月三诊:气喘之症缓解,但少苔之象仍旧存在。上方继服,同时给予院内制剂平肺口服液(李佩文教授经验方研制而成)10mltid,po,以善后。随访半年,患者间断咳嗽,气喘、乏力之证未再发作,舌红苔少明显改善。

[按]老年患者,肿瘤晚期,体质较差,肺功能不能满足呼吸需要,属于中医"虚喘"的范畴。本例患者未行手术治疗,行多疗程放射治疗,放射线当辨为"热毒",最易损伤肺阴,患者经过多疗程放射治疗,临床多见气阴两虚为主,尚有热毒之象。治疗当以益气养阴为主,同时配合清热解毒之品。初诊后患者咳嗽稍有减轻,但气喘之症明显,二诊去鱼腥草、白花蛇舌草等清热之品,防清热过度,加用蛤粉 6g,沉香 10g,五

倍子 10g 加强纳气平喘之功,兼顾酸收、敛汗之功,三诊药致病所,气喘缓解,诸症亦有缓解,但患者阴虚之象较为难调,且患者要求回家调养,效不更方,同时加用李佩文教授经验方平肺口服液加强益气养阴治疗,以疗其本,清热解毒治疗其标。随访半年患者阴虚之象才得以改善,气喘症状得以消失。

### 10. 肺癌(六)

陈某,男,54 岁。

患者 2008 年 10 月因发热恶寒、咳嗽咯痰到中日友好医院行胸部 CT,结果示左肺中心型肺癌、阻塞性肺炎、左上叶不张;支气管镜病理活检示左主支气管鳞状细胞癌。自 2008 年 11 月始行吉西他滨+顺铂方案化疗 3 个周期,化疗后未见明显毒副反应。复查支气管镜及胸部 CT 提示病灶明显缩小。遂入中国医科院肿瘤医院,于 2009 年 2 月 20 日在全麻下行左全肺切除术+淋巴结清扫术,术后病理示鳞状细胞癌。2010 年 3 月患者行 B 超检查发现右锁骨上一 1.4cm×0.7cm 肿大淋巴结,5 月复查发现右锁骨上淋巴结有所增大,左锁骨上新发一 1.3cm×0.9cm 肿大淋巴结,胸部 CT 示左主支气管断端下方软组织影较前增大。行右锁骨上淋巴结穿刺活检示发现癌细胞及坏死物。2010 年 12 月 20 日行紫杉醇 240mg+卡铂 500mg 方案(TC 方案)化疗 1 个周期。2010 年 12 月 22 日因无明显诱因出现发热,最高 39℃,检验血常规 WBC $7.5×10^9$/L,NEUT $3.6×10^9$/L,RBC $4.65×10^{12}$/L,HGB 123g/L。急诊予左氧氟沙星治疗 4 天无效,体温仍在 38.5℃以上,后予亚胺培南西司他丁钠 1g 治疗 2 天,发热无好转,夜间体温仍在 38.6℃以上。至 2010 年 12 月 31 日考虑用中医汤剂治疗,时症见:神清,精神好,时有烦躁,发热,夜间甚,于 23:00 始升,凌晨 2:00 最高达 39℃,之后渐降,伴乏力,自汗,咳嗽痰少,胸闷气短,小便短赤,大便干燥,两日一行,舌质绛红,少苔,脉弦数。

[辨证] 气阴两虚,热郁胸中。

[治法] 益气养阴,透热散瘀。

[处方] 生石膏 50g　知母 15g　半夏 10g　太子参 20g　白术 15g　丹皮 15g　水牛角面 15g　生地黄 10g　僵蚕 10g　蝉蜕 10g　黄

芩 10g　大黄 10g　甘草 10g　1剂,水煎服,分2次服。

2011年1月1日患者体温正常,在家休养至下一化疗周期,复查血常规、肝肾功能无异常,于2011年1月10日行紫杉醇+卡铂方案第2周期化疗,化疗结束后,2011年1月12日晚体温升至38.9℃。自服对乙酰氨基酚片,体温下降至正常,2011年1月13日查血常规示WBC 5.6×10⁹/L, NEUT 3.0×10⁹/L, RBC 4.51×10¹²/L, HGB 137g/L,无感染征象,未予抗生素治疗,当日晚间体温又升至38.9℃。予原中药方1剂,体温降至36.7℃,复查血常规示 WBC 5.7×10⁹/L,NEUT 2.9×10⁹/L,RBC 3.85×10¹²/L,HGB 112g/L,出院休养。

[按]晚期恶性肿瘤发热原因除感染外,大多与迅速增长的癌肿发生坏死,肿瘤组织内炎性白细胞浸润及肿瘤细胞释放致热源有关,抗感染及一般解热镇痛药疗效不满意,是临床难以解决的疑难问题之一。本患者肺癌晚期,已化疗多周期,期间未有发热现象,本次由于肺癌病情进展,改为紫杉醇+卡铂方案,皆于化疗结束后第2天出现发热,且发热特点为夜热早凉,每在23:00始体温升高,至凌晨2:00最高,以后逐渐下降,早晨时基本正常。考虑为患者处于病情进展期,肿瘤负荷较大,予化学药物治疗,在抑制了肿瘤细胞增长的同时,也杀伤了大量的人体正常免疫细胞。中医认为,恶性肿瘤发热多属于内伤发热,其病机多为正虚邪实,气血津液亏虚。《医学衷中参西录》指出"是以凡伏气化热,其积久所生之病,有成肺病者……其种种病因皆由于伏气化热,恒有用一切凉药其病皆不愈,而投以白虎汤或白虎加人参汤,再因证加减,辅以各病当用之药,未有不随手奏效者。此治伏气化热之大略也。"故有人从伏气论治癌性发热,提出发热的根本原因在于伏气化热。治疗应"灵其气机,清血热",清热解毒和扶正固本兼顾,并知常达变。该患者体形肥胖,平素多食膏粱厚味,虽已化疗多周期,但病情仍未完全控制,可见邪毒之盛,邪毒之深。化疗后邪正交争更为激烈,引起发热,邪毒直入气营,伤气耗津,故予白虎加人参汤清热益气生津,加水牛角、生地黄、丹皮清泄营分之毒,透热转气;黄芩入肺经,为引经药;僵蚕、蝉蜕取升降散一升一降之意,僵蚕辛咸性平,气味俱薄,轻浮而升,善能升清散火,清热解郁;蝉蜕甘咸性寒,升浮宣透,可清热解毒,宣毒透达,使

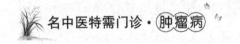

胸中气机调畅,郁火透达,故用之立效。

**11. 乳腺癌(一)**

患者,女,48岁。

2005年2月因体检发现右乳外上象限肿物行手术治疗,术后病理示浸润性小叶癌,肿瘤2.5cm×2.0cm×1.5cm大小,雌激素受体(ER)++,孕激素受体(PR)+,腋窝淋巴结转移0/12,术后行化疗2个周期。2005年3月16日初诊时情绪不佳,面色苍白,脱发明显,乏力气短,纳呆,失眠,大便干。

[辨证]气血亏虚。

[治法]温补气血。

[处方]生黄芪15g 甘草5g 党参10g 当归10g 白术10g 橘皮10g 升麻10g 柴胡10g 7剂,水煎服,每日1剂,分2次服用。

服药7剂后,症状减轻,坚持完成化疗。

[按]乳腺癌是一种全身性疾病,中医有注重整体治疗的传统。无论是手术切除后,还是应用放化疗,都不可避免地会损伤机体,扶正培本治疗是中医的治疗特色。在选择治法方药方面,李教授针对此类患者多有乏力体虚、面白畏冷的表现,以补气温阳为主要治法,随症加减,可以明显改善症状,促进机体恢复。特别是对于放化疗后白细胞长期低于$4×10^9$/L的患者,在补气的同时配合补阳药,多数患者白细胞在下一化疗周期前可恢复正常,且症状好转,免疫力有所提高,从而可以完成化疗,延长患者的无病生存期。成方多选补中益气汤加减,常用中药有人参、党参、白术、山药、黄芪、枸杞子、女贞子、菟丝子等。

**12. 乳腺癌(二)**

患者,女,62岁。

2005年12月经手术病理诊为右乳浸润性导管癌,术后应用紫杉醇加阿霉素方案化疗6周期,化疗结束后肝功能持续异常。2006年5月14日来诊时测天冬氨酸氨基转移酶(AST)98IU/L,丙氨酸氨基转移酶(ALT)129IU/L。症见乏力、纳呆、恶心、咽干不欲饮水。

[辨证]肝经湿热,脾失健运。

[治法]清肝利湿,健脾助运。

［处方］大生地 20g　醋柴胡 10g　五味子 10g　玫瑰花 10g　青皮 10g　陈皮 10g　木香 10g　鸡内金 20g　焦三仙各 10g　菊花 10g　白花蛇舌草 20g　生薏苡仁 20g　14 剂,水煎服,每日 1 剂。

两周后复查 AST 94IU/L,ALT 50IU/L,自觉症状明显改善,上方去玫瑰花,加诃子 10g,荷叶 10g。三诊复查肝功恢复正常,AST 24IU/L,ALT 32IU/L。继用调肝补肾中药治疗,未见肿瘤复发。

［按］肝功能异常多见于化疗后或服用三苯氧胺期间,停药后虽然肝功能可以逐渐恢复,但停药会增加肿瘤复发的风险。也有少部分患者肝功能持续异常,出现纳呆、腹胀、乏力等症状,严重影响生活质量。李佩文教授认为此时辨证运用中药,可以帮助患者坚持完成西医治疗。临床患者多表现为面色晦暗、口苦咽干、倦怠乏力、纳呆食少、头胀头痛、心烦失眠,李佩文教授在健脾和胃的同时,给予清肝火、利湿热中药,多数患者可以完成西医规范治疗,最大限度地减少复发转移的风险。常用药物有生地、醋柴胡、五味子、野菊花、玫瑰花、土茯苓、木瓜、青皮、鸡内金、焦三仙、诃子、薏苡仁、柴胡、蒲公英、虎杖等。

### 13. 乳腺癌(三)

患者,女,34 岁。

2004 年 5 月行右乳癌改良根治术,术后病理示浸润性小叶癌,ER(＋),PR(＋),在外院完成术后规范放化疗。2004 年 11 月 10 日初诊时症见烦躁易怒,汗多,夜间尤甚,眠差,舌质淡红,苔薄黄,脉弦。

［辨证］肝郁气滞。

［治法］疏肝理气。

［处方］郁金 10g　香附 10g　玫瑰花 10g　茯苓 10g　五味子 10g　浮小麦 20g　酸枣仁 20g　知母 10g　百合 10g　白花蛇舌草 20g　7 剂,水煎服,每日 1 剂。

2004 年 11 月 18 日二诊症状改善,仍有失眠,加合欢皮 10g 后好转。其后改为长期服用痛块消口服液,无病生存期超过 3 年。

［按］肝脏是乳腺癌术后较常发生转移的脏器,也是导致乳腺癌治疗失败的原因之一。乳腺癌发生肝转移后,病情进展快,预后差,中西医均没有特效的治疗方法。李佩文教授临床发现,乳腺癌肝转移患者

多有肝气郁结的表现,且中医理论认为女性乳腺为肝经所属,因此将补肝血调肝用、疏肝散结作为乳腺癌主要治法之一,对于术后有肝郁表现的患者,可以长期服用郁金、香附、玫瑰花、合欢皮、绿萼梅等。临床研究发现,腋窝淋巴结转移大于 4 个的患者,属复发高危患者,即使经过充分的术后辅助西医治疗,仍约有 40% 的病例在 3 年内复发转移。李佩文教授以补肝血调肝用为指导思想,研制出痛块消口服液,由玫瑰花、香附、白芍、川芎、党参、茯苓、菊花、白花蛇舌草、甘草组成,患者在辨证服用汤药的同时长期坚持服用该药,收到良好的疗效。

### 14. 乳腺癌(四)

患者,女,56 岁。

2005 年 10 月 5 日行右乳癌根治术,术后病理浸润性导管癌,ER(−),PR(+),肿瘤最大径小于 2cm,术后未行任何治疗。2006 年 5 月又出现左乳肿物,手术病理证实为浸润性导管癌,ER(++),PR(++),术后行紫杉醇、阿霉素、环磷酰胺联合化疗 4 周期,并服三苯氧胺治疗,至 2007 年 3 月全身骨扫描检查示右肱骨放射性浓聚,X 线片证实为骨转移。2007 年 5 月 10 日初诊时症见来诊时诉左肩臂痛,不能负重,情绪不佳,纳呆,乏力,舌质暗红,脉弦。

[辨证] 肝郁肾虚。

[治法] 疏肝解郁,补肾壮骨。

[处方] 野菊花 10g　生地 10g　郁金 10g　香附 10g　茯苓 10g　菖蒲 10g　莪术 10g　炙鳖甲 10g　绿萼梅 10g　藁本 10g　蔓荆子 10g　石见穿 10g　木瓜 10g　牛膝 10g　桑寄生 10g　葛根 10g　白花蛇舌草 20g　水煎服,每日 1 剂。

服药半年,病情稳定。

[按] 临床研究发现,腋窝淋巴结转移大于 4 个的患者,属复发高危患者,即使经过充分的术后辅助西医治疗,仍约有 40% 的病例在 3 年内复发转移。李教授自己研制的痛块消口服液,收到良好的疗效。

### 15. 脑瘤(一)

患者,男,64 岁。

于 2009 年 6 月发现颅内占位,外院行手术治疗,术后病理为:脑胶质细胞瘤Ⅱ—Ⅲ级。2009年11月复查脑MRI见颅内2个病灶,考虑为脑胶质瘤术后复发。当地医院行γ刀放疗后,于2009年12月11日至李佩文教授门诊求治。症见乏力明显,头晕头痛,右侧上、下肢活动不利,记忆力差,语言不完整,便秘。脑MRI见大片水肿。舌淡红,苔黄腻,脉细滑。

[辨证]痰湿内阻,上蒙清窍。

[治法]祛风健脾利湿,通络清窍散结。

[处方]蔓荆子10g　钩藤15g　天麻15g　川芎10g　藁本10g　党参10g　茯苓10g　莱菔子10g　菖蒲10g　苏子10g　木瓜15g　牛膝15g　苏木10g　络石藤10g　柏子仁10g　野菊花10g　白花蛇舌草20g　14剂,每日1剂,早晚分服。

2009年12月31日二诊:患者诉乏力明显好转,言语流利,右侧肢体肌力较前恢复,但呕吐明显。上方去络石藤、木瓜,加入清半夏10g,玫瑰花10g,增强燥湿行气之功。药后患者呕吐好转,病情稳定。至2010年2月再来复诊时,查脑MRI见颅内肿物缩小,水肿消失,但患者反应稍迟钝,考虑与射线损伤有关。

[辨证]痰瘀内阻,上蒙清窍。

[治法]化痰散结开窍。

[处方]党参20g　黄芪15g　蔓荆子10g　川芎10g　全瓜蒌20g　半夏10g　茯苓15g　玫瑰花10g　苏子10g　郁金10g　菖蒲10g　柏子仁10g　全蝎粉3g　石见穿10g　半枝莲10g　白花蛇舌草15g　每日1剂,早晚分服。

患者目前仍健在,颅内病灶未增大,生活能够自理,在门诊继续中药治疗。

[按]脑瘤在临床上具有头痛、头晕、半身不遂、抽搐等临床表现,一般认为应属中医学之"头风"、"中风"、"癫痫"、"痿证"等范畴。脑瘤病变在脑,其成因多由痰湿之邪结聚于脑,脑部气滞血瘀,痰瘀阻滞,毒邪凝结所致,在其病变过程中,脑络痹阻日久,化热动风,风火相扇,耗伤阴液,可致肝肾不足,故临床常用平肝息风、清热解毒、活血通络、化痰软坚、补益肝肾等法治疗。常用药:①祛风药,钩藤、天麻、白蒺藜、僵

蚕等。药理学证明这类药物具有镇静,延长催眠剂的催眠时间,抗惊厥以及镇痛作用。②化痰药,青礞石、旋复花、制天南星、桔梗等。青礞石可镇静、祛痰;旋复花能解痉;桔梗具有祛痰、镇咳,解热镇痛作用,还可扩张血管,镇静,降血糖、血脂;天南星的有效成分体外实验证明有抗癌作用。③清窍药,菊花、珍珠母、水牛角、石菖蒲等。药理研究表明,菊花制剂能扩张冠脉,提高小鼠对低压缺氧的耐受力,且有镇静、降压作用。珍珠母有效成分可延缓衰老,抗溃疡,对治疗兔角膜烫伤有一定作用,珍珠母贝壳粉对小鼠肉瘤有一定的抑制作用。④利湿药,猪苓、泽泻、浮萍、车前子等。除有利尿作用外,猪苓所含的猪苓多糖具有抗肿瘤作用,泽泻有降压、降糖作用。⑤软坚散结药,白花蛇舌草、蛇莓、莪术等。白花蛇舌草可增强动物免疫功能,抗诱变,从而具有抗肿瘤活性,蛇莓清热解毒、散瘀消肿,药理分析有一定抗菌、抗肿瘤作用。莪术含有的β-榄香烯、莪术醇具有抗肿瘤作用,莪术油有放射增敏作用,莪术其他成分能够对抗血栓形成。⑥引经药,藁本、川芎等。藁本中性有抗炎症、抗缺氧作用;川芎能增加兔脑血流量,制血小板聚集,并有抗肿瘤、镇静作用。

### 16. 脑瘤(二)

刘某,男,78岁。

1998年6月出现头痛、头晕,右侧肢体不利,无法行走,目胀耳鸣,胸中烦热,口干舌燥,便秘。颅脑CT示大脑矢状窦旁7cm×8cm密度增高的圆形肿物,边界清楚,密度均匀。诊断为脑膜瘤。眼科查视乳头神经水肿。脉弦,舌红,苔燥。因年迈不愿手术,求中医药治疗。

〔辨证〕肝阳上亢。

〔治法〕镇肝息风,滋阴潜阳。

〔处方〕镇肝息风汤化裁。

牛膝30g 龟板15g 杭白菊15g 生龙牡各15g(先下) 珍珠母15g 元参15g 天冬10g 钩藤10g 白蒺藜10g 石见穿15g 莪术10g 20剂,水煎服,每日1剂。

服上药20剂后,家属来诉头痛已止,稍有头晕,烦热、口干消失,可下床活动,生活基本自理,便秘止。上方去元参、麦冬,加川芎、藁本,继服 20 剂。20 日后,家属来诉症状轻微,可室外活动,生活自理,嘱继服上方 1 个月。

[按] 随着人类平均寿命的延长以及诊断技术的提高,老年脑膜瘤病例逐年增加。其发病率女性明显高于男性;病灶多位于蝶骨嵴、大脑凹面、大脑镰旁、矢状窦旁,报道部位依次为矢状窦旁、大脑镰旁、蝶骨嵴、大脑凹面、小脑幕下;报告起源部位依次为大脑凹面、大脑镰旁、蝶骨嵴。症状为头痛、头晕、肌力下降等。影像学检查可见清晰均匀、密度增高的阴影,可有颅内压增高。发病率仅次于胶质瘤,居脑瘤第 2位。一些年迈体弱着,或患有糖尿病、脑梗塞者不愿手术,又不适宜放化疗,多来求治于中医。

### 17. 脑瘤(三)

邢某,男,55 岁。

1998 年 10 月始出现头痛,上睑下垂,气短憋气,口干,咀嚼无力,视物不清。当地 CT 查为垂体瘤。1998 年 11 月 5 日行大部切除术,病理为嫌色细胞瘤。术后放疗,口干加重,头胀,上睑下垂,下肢无力,抬腿困难。口服溴化新斯的明 15mg qd,可缓解,为求中医药治疗来诊。见:患者面部略肿,上睑稍下垂,脉细弱,尺部沉,舌淡红,苔燥。

[辨证] 脾肾亏虚,气阴两虚。

[治法] 补脾益气,滋阴补肾。

[处方] 左归丸合保元汤化裁。

党参 15g 生黄芪 15g 熟地 10g 肉桂 10g 枸杞子 15g 川牛膝 10g 山茱萸 10g 菟丝子 10g 钩藤 10g 白蒺藜 10g 野菊花 10g 蛇舌草 25g 炙鳖甲 10g 半枝莲 15g 10 剂,水煎服,每日 1 剂。

服药 10 日后,乏力、憋气较前明显好转,头胀止,抬腿高度上升,脉细尺沉。舌红,燥苔较前减轻。上方去山茱萸、肉桂,加寄生 10g,菖蒲 15g,继服 20 剂,并嘱新斯的明减量。20 天后症状已明显好转,新斯的明减半,带药,1 个月后返回原籍。

[按] 垂体瘤可分为嫌色细胞瘤、嗜色细胞瘤、混合型、腺癌。虽为良性肿瘤,但多难手术切除,术后多用放疗,复发率高。治疗后常留有

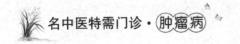

肌无力、头痛、视力障碍等症状,服中药者居多。

### 18. 脑瘤(四)

康某,男,42岁。

2002年3月出现视物双影,斜视,恶心,失眠。CT及MIR示脑干肿瘤,大小约3cm×4cm,无法手术及放疗,故来服中药。见患者球结膜充血,斜视。舌红,脉弦滑。

[辨证] 肝阳上亢。

[治法] 平肝息风,清热散结。

[处方] 天麻钩藤饮化裁。

天麻5g　钩藤10g　黄芩10g　牛膝15g　藁本10g　菊花10g　僵蚕10g　蛇舌草15g　白蒺藜10g　珍珠母15g　水牛角20g　石决明20g(先下)　水煎服,每日1剂。

1个月后二诊,诉复视明显好转,可从事轻体力劳动,头胀消失。脉弦,舌淡红。上方去水牛角,加土鳖虫5g,玫瑰花10g。继服30剂。1个月后已参加重体力劳动。随访2年,复查MRI肿物稳定,症状完全消失。中药改隔日1剂。

[按] 脑干肿瘤属颅后凹肿瘤,易出现颅压升高症状;且脑干是核团及传导集中区,此部位的肿瘤易引起局限症状,如震颤、肌张力高、共济失调、感觉障碍、面神经或外展神经麻痹等。脑干属"生命中枢"部位,手术、放疗困难,多求助于中医。

### 19. 脑瘤(五)

金某,女,45岁。

1997年出现阵发性幻嗅,查CT及MIR诊为左额颞叶胶质瘤,同年6月24日手术,病理为"胶质瘤、少枝-星形混合胶质瘤"。术后行放疗,DT 5500cGy。2004年初局部复发,行二次手术,术后检查发现幕上脑积水。2004年5月9日初诊,求中医药治疗。症状:头痛,心慌,恶心,复视。右上肢不能上举,语言謇涩,左眼裂缩小。舌淡,苔白腻,脉滑。

[辨证] 痰蒙清窍。

[治法] 燥湿祛风,清窍散结。

[处方]猪苓10g 茯苓10g 川芎10g 钩藤10g 僵蚕10g 党参15g 麦冬10g 藁本10g 白蒺藜15g 五味子10g 蔓荆子10g 金荞麦25g 莪术15g 蛇舌草25g 鳖甲10g 10剂,水煎服,每日1剂。

10日后二诊:右上肢已抬高过头,下肢水肿消失,双眼裂大小正常,语言清晰如常人,偶失眠,苔腻消失。上方去鳖甲,加石菖蒲10g、枣仁10g,嘱每周服5日,停2日,1个月后再诊。

[按]脑胶质瘤易阻塞脑脊液通路,所以颅内压升高往往为首发症状,并易造成枕骨大孔疝、小脑幕切迹上疝,发病率居脑瘤第1位。文献报道肿瘤巨大生长和囊变是本病的显著特点,给手术造成一定困难。因血脑屏障的阻隔,胶质瘤化疗效果不理想,手术及放疗为常用手段,但复发率高,很少有二次手术或放疗机会。中医药在改善脑瘤患者生活质量,延长生存时间,实现带瘤生存方面发挥着不可忽视的作用。

### 20. 中医外治肿瘤并发症(一)

张某,女,72岁。

患者右乳癌术后7年,发现左脑及肝、肺转移2个月。患者2000年9月发现右乳肿物,未予诊治,2001年9月,于某医院行左乳癌改良根治术,术后病理:(右)侧乳腺浸润性导管癌,肿瘤大小约1.2cm×1.3cm×1.5cm。乳腺导管上皮增生,皮边未见癌。淋巴结(0/12)。ER(+),PR(+)。2001年9月至2002年6月在外院行化疗6疗程:方案含表柔比星(具体不详)。化疗后未行复查及治疗。2008年9月发现体重下降,思维迟钝,遂于某医院查头颅CT示:右侧占位性病变,结合病史考虑为转移瘤,伴有明显水肿。给予甘露醇脱水治疗;10月出现左额部局部固定刺痛,遂来诊,查血清CEA 221ng/ml、CA125 118U/ml、CA153 300U/ml,胸片提示为大量胸水,胸部CT示双肺小结节影,考虑为转移性病变;双侧胸腔积液中到大量;腹部CT示肝多发转移瘤,全身骨扫描示多发骨转移,为求进一步诊治就诊于我科。现症见:精神抑郁,口苦、口干渴、食欲差,胸闷、睡眠尚可,二便正常,头痛两侧尤重,伴有喷射性呕吐,舌质淡,苔白腻,脉弦滑。

[辨证]肝郁脾虚。

［治法］疏肝理气。

［处方］小柴胡汤加味。

柴胡 24g 清半夏 12g 炒黄芩 12g 党参 12g 当归 10g 白芍 15g 生姜 10g 远志 10g 莲子肉 25g 山药 30g 川芎 12g 陈皮 12g 元胡 12g 14 剂,水煎服,每日 1 剂,早晚 2 次温服。

嘱其同时给予抗癌消水膏 50,外用。用法:取抗癌消水膏 1 摊,置入无纺膏药贴内,外覆于患者双侧胸壁,每日 1 贴,2 周为 1 疗程。

二诊:服上药后患者精神好转,胸闷症状减轻,胸片示胸水明显减少,头痛未见明显改善。上方减柴胡为 12g,加用川芎 20g,苍术 10g,天麻 10g,14 剂,用法同前,配合抗癌消水膏外敷。

三诊:胸闷消失,以上诸症有缓解,患者不愿服用汤药,单独使用抗癌消水膏外敷。胸水消失,患者未诉胸闷症状。

［按］肿瘤晚期,多见恶性胸腔积液,李佩文教授采用中药内服同时配合抗癌消水膏外敷,能够有效治疗胸水,改善患者胸闷的症状,提高生活质量。本案方用疏肝理气、和解少阳的小柴胡汤,调整患者整体阴阳,同时外用抗癌消水膏治疗恶性胸水并发症,直达病所。内服兼外用,至患者无法耐受汤药,病情稳定时,采用中药外用,简、便、效、廉,控制胸水,维护患者生活质量,值得临床应用。

## 21. 中医外治肿瘤并发症(二)

马某,女性,76 岁。2009 年 9 月 11 日因腹胀 1 月余就诊。

患者 2009 年 8 月出现腹胀,排尿不畅等。CA125 为 91.35U/ml,明显升高,查腹部超声:液深 12.5cm,提示大量腹水,平脐部腹围 75cm。穿刺腹水中见腺癌细胞,PET-CT 示:双卵巢恶性病变伴盆腹腔广泛转移。患者一般状况较差,无法耐受放化疗,拒绝穿刺放液而求助于中医。患者轮椅推入,PS(3 分),恶液质,乏力,咳嗽,腹胀明显,下肢水肿,食欲差,日进流食 1~2 两,大便秘,3~5 天一行。舌淡,苔厚腻,乳脉。

［辨证］脾肾两虚,痰湿内阻。

［治法］健脾强肾,化痰利水。

［处方］实脾饮合六味地黄丸加减。

党参 15g　车前子 10g　猪苓 10g　茯苓 10g　当归 10g　沙苑子 15g　狗脊 10g　牛膝 10g　泽泻 10g　枸杞子 20g　苏子 10g　大腹皮 10g　生地 10g　佛手 10g　木瓜 10g　石见穿 10g　柏子仁 10g　决明子 10g　蛇舌草 20g　鸡内金 10g　14 剂,水煎,每日 1 剂,早、晚各 1 次。(同时给予实脾消水膏外敷,每日换药 1 次,2 周为 1 疗程)

二诊(2009 年 10 月 9 日):服上方后,患者精神体力略好转,小便量增加,腹胀有好转,查腹部超声:液深 6cm,平脐腹围 70.5cm,双下肢水肿减轻。但仍咳嗽,失眠,口淡无味,口干不喜饮。上方减去车前子、当归,加入葶苈子 10g,焦三仙各 10g,半边莲 10g,川贝 15g。共 14 剂,水煎服,每日 1 剂,早、晚各 1 次。同时给予实脾消水膏外敷,每日换药 1 次,2 周为 1 疗程。

复诊(2010 年 3 月 23 日):服上方后,一般状况继续好转,继续服用,同时给予实脾消水膏外敷,每日换药 1 次。至 2010 年 3 月 24 日复查腹部 CT 示:腹水消失,盆腔内未见明显占位性病变,腹部超声:未见液性回声,平脐腹围 63cm,患者一般状况明显好转。

[按]患者为老年女性,卵巢癌晚期,大量腹腔积液,因年龄大、体质差,已经不能手术及化疗,也不耐受穿刺引流,严重影响生活质量。临床处置较为棘手,疗效不稳,是临床常见的临床疑难病种之一,单纯一种方法难以取得满意效果。李佩文教授辨为脾肾两虚,痰湿内阻。治宜健脾强肾,化痰利水。用实脾饮合六味地黄丸加减,采用中医"内服外治"相结合的方法,经治后患者状态好转,小便量增加,腹水得到控制,半年后腹水即消失,CA125 下降,效不更方。中医"内服外治"、"标本兼治"、"全身与局部"相结合的方式,有效地控制了腹水,改善了晚期肿瘤难治性并发症,提高了生活质量。随访至 2011 年 3 月 19 日患者仍健在,病情稳定,腹水均未再生长。CA125 降至正常,为 18.30U/ml。

### 22. 中医外治肿瘤并发症(三)

绕某,女,42 岁。

患者 2008 年 3 月发现右乳占位,穿刺活检示恶性改变,遂于当地行"右乳癌根治术",之后在当地医院行化疗 6 周期,方案为 TA,具体用药不详。半年后出现局部复发而入某医院放疗科行局部放疗（剂量及疗程不详），放疗10次后出现局部皮肤色红、皮温升高，而后逐渐出现疼痛，伴有局部皮肤破溃，外用数种西药无缓解。后来给予"溃疡油"30ml，局部外用，约2天后局部疼痛明显减轻，1周后溃破处出现新生肉芽组织，其后坚持使用10天后，破溃处愈合，疼痛消失。至放疗结束后皮肤轻度色素沉着，皮肤完好，未再出现溃破及疼痛。

[按] 放射治疗主要是电离辐射对肿瘤细胞的杀害，与此同时，对正常细胞亦产生生物效应和破坏作用，致使大部分患者放射区域皮肤产生不同程度的损伤，引起放射性皮炎，不但给患者带来痛苦，严重时还会影响放射治疗的进程。本医案中患者乳腺癌术后复发后行放射治疗，出现放射性皮炎，一般早期多局部发热，伴有瘙痒，患者多难以忍受，常常手指抓挠，出现皮肤划痕，有色素沉着，逐渐加重，致皮肤溃破，患者出现疼痛，外用溃疡油2天见效，然后腐去新生，2周内愈合，同时，使放射治疗如期足量进行。

### 23. 中医外治肿瘤并发症（四）

管某，男，72岁。左肺小细胞癌12年。

患者于1997年3月出现咳血，查胸部CT示"左下肺占位性病变"，遂于某医院胸外科行右下肺叶肿物切除术，术后病理为"左肺小细胞未分化癌"，术后予CAP方案化疗1周期后出院。之后在中西医结合肿瘤内科行化疗8疗程，副反应主要为骨髓抑制，对症治疗后缓解。半年后腹部CT示肝硬化、肝内多发小结节，腹水，右胸腔积液。行TP方案化疗1周期，具体为顺铂50mg，d1—2，紫杉醇240mg，d2，化疗后出现药物性肝损害，给予保肝、降酶等治疗后恢复正常。现症见：发热、睡眠较差，夜间出汗较多，神清，精神可，饮食可，大小便正常，舌红，苔微黄，脉象弦细数。

[辨证] 阴虚多汗。

[治法] 滋阴固汗。

[处方] 止汗散。

五味子10g　五倍子10g　郁金10g　冰片3g

上4味药物研磨成粉，敷于脐中，外敷以无纺膏药布，防治药物外漏,影响药效,每日换药 1 次。用药后第 2 天,患者诉盗汗症状缓解,连用 3 日后多汗症状消失,随访 1 周,盗汗之症未再出现。

[按]《素问·阴阳别论》曰:"阳加于阴谓之汗",故汗是由阳气蒸化津液从毛窍达于体表而成。《素问·生气通天论》亦有"汗出偏沮,使人偏枯"的论述。中医治疗汗症手段的临床报道较为丰富,梁文忠的一项关于玉屏风散加减治疗手术后汗症 60 例的临床试验显示:治疗组 60 例均采用加味玉屏风散治疗,而相应的对照组则采用西医常规的处理,临床研究显示治疗组临床疗效优于对照组($P<0.01$),说明加味玉屏风散对术后汗症明显缩短出汗时间。另有同利香等的一项采用桂枝汤治疗 44 例自汗症的临床研究结果显示,44 例纳入病例中,达到痊愈的 18 例,显效 13 例,有效 10 例,无效 3 例,总有效率达 93.2% 以上。李强采用加味当归六黄汤治疗 36 例自汗合并盗汗的临床研究结果显示:26 例治愈,占 72.2%,好转 9 例,占 25%;无效 1 例,占 2.8%;总有效率占 97.2%。正常的汗出有调和营卫、滋润皮肤等作用,是"生理性汗出"。多汗症在晚期肿瘤患者群中,较为普遍,常伴有癌性发热等晚期恶液质的症状体征。另外多汗症的患者在日常调护上尚需注意:平时自汗者宜食用一些诸如鸡、鸭、鱼、羊肉、山药、黄芪等蛋白含量丰富的食物,不宜食用生、冷、酸、辣、辛燥之品。同时尚需节制过劳、过逸。适当补充水分,维持体内正常液体量。注意勤洗澡,勤换衣服,住院患者也该注意保持身体干燥、清洁。能下床活动的患者,适当注意体育锻炼,增强体质。

## 参 考 文 献

[1] 李园. 李佩文治疗原发性肝癌经验[J]. 中医杂志,2009,50(7):594~595

[2] 赵炜. 李佩文教授治疗肺癌经验介绍[J]. 新中医,2003,35(1):9~10

[3] 蔡光蓉,王雪玉. 李佩文滋阴润肺法在肺癌治疗中的应用[J]. 中国中西医结合外科杂志,2001,7(3):179

[4] 李园. 李佩文中医药治疗脑瘤临证经验[J]. 北京中医药,2011,30(3):183~185

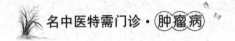
［5］许轶琛,朱世杰．李佩文治疗肝癌经验简介［J］．北京中医药,2008,27(6)：
　　427～428

［6］刘轩,李利亚．李佩文教授治疗晚期肺癌经验举隅［J］．中国中医急症,2008,
　　17(5):647～648

［7］刘猛．李佩文教授中医治疗肿瘤的临床经验总结［D］．北京:北京中医药大
　　学,2011:15～24

［8］吴自光,史先芬,朱世杰,等．肺癌化疗后发热中医治验［J］．中国中医急症,
　　2011,20(9):1536

［9］朱世．李佩文治疗乳腺癌经验撷英［J］．北京中医药,2008,27(3):173～174

［10］黄静．李佩文教授治疗脑瘤的思路与用药经验介绍［C］．第二届国际中西医
　　结合、中医肿瘤学术研讨会论文集:486～488

（段锦龙）

# 胡凯文

胡凯文,1964年生,男,汉族,医学博士,中西医结合临床专业博士生导师,主任医师,教授,北京中医药大学东方医院肿瘤科主任。任职中国生命关怀协会常务理事兼副秘书长,中国中医药学会肿瘤专业委员会常委,中国生物工程学会肿瘤靶向治疗技术委员会常委,中华中西医结合学会肿瘤专业委员会委员,世界中医药学会联合会肿瘤专业委员会理事,中国老年学学会老年肿瘤专业委员会执行委员会委员,《中华实用医药杂志》专家编辑委员会常务编委等。擅长中西医结合治疗肺癌、肝癌、消化道肿瘤、妇科肿瘤、脑瘤、肾癌、膀胱癌、前列腺癌等。

晚期肿瘤患者多是疑难重症,往往已辗转于多家医院。胡教授对这些患者从不拒收,而是仔细研究病情,"一个患者一套办法"。采用中医内治、外治或中西医结合多种方法,每每收到奇特的疗效。不但缓解了患者的痛苦,延长了寿命,也给了他们战胜疾病的信心,得到患者以及患者家属的广泛赞誉。老年人患了肿瘤治疗起来往往很棘手,多数老年人难以耐受传统的外科手术以及放化疗。胡凯文教授采用"微创手术＋中药调理"的治疗方案,先用氩氦刀冷冻技术消融瘤灶,术后使用中药控制复发和转移。此治疗方案疗效好、创伤小,而且避免了放化疗的毒副反应,被称为"肿瘤的绿色治疗",为众多的老年患者创造了治疗机会。

在百忙之中他还不断总结经验、培育新人。主编专著两部,发表研究论文50余篇,已培养及在培养硕士研究生20余名。

## 一、医论医话

近年来恶性肿瘤的发病呈明显上升趋势,世界卫生组织(WHO)

公布,2000年全球共有恶性肿瘤患者1000万,死于这一疾病的人620万,占死亡人数的12%。如果这一趋势得不到改善,预计到2020年,每年新发的患者将达1500万,已成为继心脏病、脑血管病后又一重大疾病,且死亡率呈上升趋势,居各大疾病之首。目前,手术、放化疗、生物靶向治疗等多种综合治疗已应用于肿瘤患者,传统中药在恶性肿瘤治疗中也发挥着重要作用,有统计,有近1/3的肿瘤患者在整个治疗过程中接受了中药治疗。

中医认为:恶性肿瘤的发病与"虚"、"痰"、"瘀"有着密切的关系。而"内虚"又是发病的主要因素。正如《内经》所说:"正气存内,邪不可干"。《灵枢经》:"风雨寒湿,不得虚,邪不能独伤人。此必因虚邪之风与其身形两虚相得乃客其形。"在内虚的基础上,内外因素共同作用,导致体内阴阳不和、脏腑功能失调,气滞血瘀、痰结湿聚,结为肿块。因此治疗多采用补虚扶正、化痰解瘀等方法。但是,目前中医药治疗肿瘤大多仍局限于对手术、放化疗等西医治疗的减毒与增效方面,而对瘤体的缩小乃至根治尚未达到满意疗效。因此有医家认为,上述病因的阐释很难体现恶性肿瘤的本质特征,单纯根据以上理论指导临床也难以取得满意疗效。因此,近年来关于"毒邪"致癌,"从毒治癌",受到越来越多医家的关注。

在中医学中,毒邪是一种致病广泛的因素。《素问·生气通天论》云:"大风苛毒",《素问·刺法论》:"正气存内,邪不可干,避其毒气"。可见,《内经》毒邪的概念是指有强烈致病作用、对人体毒害很深的邪气,是有别于六淫的特殊病因。疾病因人多为毒气猖狂,而诸毒最易致肿瘤。现在越来越多的学者提出了"癌毒"致癌的概念,认为"癌毒"是恶性肿瘤之根本,"癌毒"是恶性肿瘤这一特殊疾病发生、发展过程中的主要矛盾或矛盾的主要方面,应是认识和治疗恶性肿瘤的主要着眼点。这些提示我们对恶性肿瘤病因及发病机制应有更深入的研究,以求在治疗上有所突破。

（一）"癌毒"为肿瘤的主要病因

**1. 邪盛而为毒**

东汉许慎《说文解字》谓："毒，厚也，害人之草，往往而生，从屮从毒。"这里的毒，厚也"，形容作用剧烈；"害人之草"，说明是一种致病物质；"往往"，茂盛貌；"从屮（像草木初生），从毒（表示祸害），"即为会意字，指有剧烈致病作用的草。

"毒"的含义主要概括为三方面：一是泛指治病的药物或药物的毒性和偏性等，明代张景岳《类经·疾病类·五脏病气法时》："药以治病，因毒为能，所谓毒者，以气味之有偏也。盖气味之正者，谷食之属是也，所以养人之正气；其味之偏者，药饵之属是也，所以祛人邪气，其为故也。正以人之为病，病在阴阳偏盛，而欲救其偏，则惟气味偏盛者能之，正者不及也。"金代张从正《儒门事亲》又称药物致病（即毒副作用）为"药邪"，亦称药毒。二指病证，多见于外科，如丹毒等。三指病因，包括能对机体产生毒害或毒性作用的各种致病物质。广义泛指能使人暴烈致病的各种物质；狭义指六淫"邪化之毒"。"邪盛而为毒"，即邪气过盛，达到一定程度，对机体造成严重损害，便成为毒。

**2. 毒邪与癌毒的认识**

（1）毒邪　"毒邪"，可认为专指病因之毒，包括外毒和内毒，外毒包括化学因素，生活环境污染，毒素、饮食中的各种毒素等；内毒包括由痰、湿、瘀血等病理产物久积体内，郁久所产生之痰湿、湿毒、瘀毒等。

（2）癌毒　癌毒是导致肿瘤发生的一种特异性致病因子，属毒邪之一。是在内外多种因素作用下，人体脏腑功能失调基础上产生的一种对人体有明显伤害性的病邪，具有增生性、浸润性、复发性、流注性等特性。"毒邪"致病具有其独有特点：一是峻烈性，致病力强，危害严重，虽体质强健，亦在劫难逃；二是顽固性，毒邪凝结气血，胶着不化，缠绵难愈；三是相兼性，毒邪往往相兼为病，如湿热毒、痰湿毒等。"毒邪"与癌症的发生有着密切关系。由于其导致癌症疾病的特殊性，又将之称为"癌毒"。

### 3. 癌毒的产生及特性

癌毒的产生是较复杂的过程,古代医家早有记载,多认为有三方面:一为癌毒外客,如《灵枢·九针论》:"四时八风之客于经络之中,为瘤病者也。"《灵枢·百病始生》"积之所生,得寒乃生,厥乃成积也。"说明四时八风,寒(邪)、热、风邪夹毒等外邪可直接外客而致癌。二为气滞郁毒,如《格致余论》指出:"忧怒抑郁,朝夕积累,脾气消阻,肝气积滞,遂成隐核……又名乳岩。"《名医指掌》曰:"膈病多起于忧郁,忧郁则气结于胸腹而生痰,久则痰结成块,胶于上焦,道路狭窄,不能宽畅,饮则可入,食则难入,而病已成矣。"提示乳岩、噎膈等肿瘤的发生与七情郁毒有关。三为饮食酿毒,《妇人良方》"妇人癥痞,由饮食失节,脾胃亏虚,邪正相搏,积于腹中,牢固不动,故名曰癥。"《济生方》"过餐五味,鱼腥乳酪,强食生冷果菜,停蓄胃脘……久则积结为癥瘕。"饮食不节、嗜酒、嗜食生冷及膏粱厚味可损伤脾胃,酿毒体内,导致肿瘤发生。

癌毒的分类:因人体感受邪气不同,人之体质状态而各异,因此癌毒可有阴毒、阳毒之分,若感受外毒性质属阳,则阳毒侵入机体,与人身之阳相加而成热毒,易耗伤阴液,出现热毒炽盛之征;若感受外邪性质属阴,则可遏机体之阳气,开始见阴盛则寒之象,日久向两方面发展:一是郁久形成阴毒,二是寒郁日久化热,转成热毒。邪毒与病理产物瘀血、痰湿互结,结滞难化,积聚不去,久之成癌。癌毒多与痰、湿、瘀、火等相兼共同致病,故有热毒、痰毒、湿毒、瘀毒之分。

癌毒特性:癌毒区别于一般邪气,是在各种致病因素的作用下,机体正常组织异化而产生的"新物种",对机体破坏力强,有大毒。癌毒不同于普通的痰瘀、气滞等无生命的病理产物,是活着的生命体,需要营养供应,极易耗伤人体正气。癌毒与正常组织有千丝万缕的联系,癌毒组织与正常组织细胞的共性远远大于其差异,在治疗过程中,往往形成共荣、共损的局面。癌症的临床治疗中经常见到,攻邪即伤正(例如化疗以毒攻毒),扶正亦助邪(例如动物试验证实人参可以促进肿瘤的生长),往往形成正盛邪亦盛、邪伤正亦衰,正邪缠绵难解的局面。癌毒与外来微生物不同,癌毒往往聚而成积,形成活体组织,并在癌积局部营造脉络,掠夺营养,使积块无限增长;同时,癌积损毁周围脏器经脉,阻碍气机,使机体正气虚衰,气机阻滞。癌毒不仅在局部无限增长,而且循经流注,在全身各部位形成大小不同的癌积,造成机体脉络空虚,气机壅塞,正气耗竭。癌毒比正常脏器更能抗拒"毒药"的打击,往往对各种不同的药物同时产生耐受性(multi-drug resistance,MDR),常常造成"以毒攻毒"治疗伤正而不能祛邪,致使邪气盛而正气竭。例如癌细胞能快速大量分泌耐药蛋白,并形成组织耐药,导致化疗失败,同时化疗副反应会造成严重的机体损伤。

癌毒之伏毒、蓄毒之说:《中藏经·论痈疽疮肿第四十一》曰:"夫痈疽疮肿之所作也,皆五脏六腑蓄毒之不流而生矣,非独营卫壅塞而发者也。"李俊玉认为,恶性肿瘤的主要病因有:外源性因素(化学致癌物、霉菌毒素、致癌病毒等)、内源性因素(遗传等),癌毒包含了一切外源性致癌因素,其长期累积致癌的特点,中医称为伏毒。恶性肿瘤是多因素、多步骤、多基因事件长期累积形成的,因此癌毒包括了一切外源性致癌因素,其长期积累致癌的特点,中医可称为"伏毒"。伏毒长期持久地蓄积体内致正常细胞多次发生基因突变,最终转变为癌细胞,逃脱免疫监视,形成结毒。

癌毒易损伤正气,一旦形成,难以根治,并容易复发,预后极差。具有隐匿性、增生性、浸润性、流注性、顽固性、易伤正气等特性。癌毒深藏,其形难辨,发现时多属晚期。当机体正气亏虚,不能约束癌毒,或癌毒凶猛,正不盛邪,癌毒循经络流注,舍于他处,常见犯骨、犯肝、犯脑,而出现转移癌。

### (二)癌毒致癌机制

**1. 痰、热、瘀毒内蕴形成肿瘤**

(1)热毒　清代顾松园认为:"烟为辛热之魁,极能伤阴"。长期吸烟,热毒内蕴。另外,六淫七情皆能化火,痰瘀日久皆可化热,热郁日久,化为热毒,热毒羁留体内,酿生癌毒,渐长成块而成积。正如《仁斋直指附遗方论》中所说:"癌者上高下深,岩穴之状,颗颗累垂,热毒深藏"。郁仁存认为,热(火)内蕴形成肿瘤,血遇火热则凝,津液遇火则灼液为痰,气血痰浊奎郁经络脏腑,遂结成肿瘤。肿瘤可因感情抑郁,郁而生火,郁火夹血瘀凝结而产生。临床癌瘤患者多见热郁火毒之证,如邪热鸱张,呈实热证候,表示肿瘤正在发展,属于病进之象。如病久体虚,瘀毒内陷,病情由阳转阴,成为阴毒之邪,则形成阴疮恶疽,翻花溃烂,经久不愈,皮肉腐黑,流汁清稀。

(2)痰毒　痰的产生,可由烟毒犯肺,情志内伤,导致肺失宣降,气机不畅,津液输布失常酿而为痰;或脾胃虚弱,水谷不能运化,而成为痰;或火热灼津为痰,痰结日久,酿成邪毒,痰毒内伏而成积。

(3)瘀毒　瘀毒可由毒邪直接影响血分而产生,亦可由非毒邪因素影响气机运行,导致气机失司,气滞血瘀,血瘀日久,可从寒化毒,亦可从热化毒,成为瘀毒。如《诸病源候论》所说:"血瘀在内,时发体热面黄,瘀久不消,则变成积聚癥瘕也。"

**2.“癌毒”致“癌”、致“虚”**

胡教授认为疾病发生多为本虚标实,由虚而得,因虚而致实。认为恶性肿瘤患者并不是,起码不全是因虚致病,相反多数情况都是因病致虚。癌毒及其产生的病理性代谢产物通过血液、淋巴液的循环扩散到全身,致使整体功能失调,继而耗伤正气,并与气血痰热等纠结在一起,进一步产生一系列的病理变化。如癌毒内蕴,津液输布不畅,聚而为痰浊;癌毒盘踞,阻滞气机,血行不畅,停而为瘀;癌毒耗伤正气,气虚不能推动血液运行,血行迟缓,也能致瘀;癌毒痰瘀纠结,常常瘀而化热,形成热毒内壅;癌毒阻滞中焦,导致脾胃运化失健,不能运化水谷津液,可致湿浊内生;癌毒盘踞,不断掠夺人体气血津液以自养,导致五脏六腑失去气血津液濡润,以致正气亏虚;正气亏虚,又易致恶性肿瘤迅速生长、扩散及转移,从而形成恶性循环。

**3.“癌毒”致使肿瘤复发转移**

认为癌毒是癌瘤形成和发展的直接原因,也是致使其复发转移的内在因素。癌毒的初期阶段,主要表现为向原发病灶周围的侵袭扩散;进入中期,癌毒沿络脉、经脉流散,在适宜的环境下又会形成转移病灶;癌毒淫溢,更耗正气,双方力量此消彼长,正气固摄能力愈弱,癌毒的传舍趋势愈盛,形成恶性循环,逐渐进入晚期。王文萍通过实验和临床观察也认为“痰毒流注”是肿瘤转移的基础。

### （三）"阴血养毒，毒耗阴血"是肿瘤的主要演变过程

胡教授在分析目前肿瘤发病机制认识的基础上，以中医阴阳理论为切入点，以中医文献理论、临床实践资料以及现代实验研究成果为依据，结合现代医学理论，提出"阴虚癌瘤相关"假说，并对其内涵、理论和实践依据及临床意义进行全面探讨，以期充实和完善中医肿瘤病因病机学理论体系，并为临床用滋阴法预防肿瘤的发生提供理论依据。

中医过去常将肿瘤列为癥瘕积聚的范畴，认为其发病原因主要有六淫邪气、情志郁结、饮食失节、正气亏损等，如《景岳全书》指出"积聚之病，凡饮食、血气、风寒之属皆能致之"。其病机为脏腑虚损，正气虚弱，气血不足，内为情志所困，外为六淫侵扰，多种致病因素综合作用而致机体阴阳失调、气血逆乱，从而使局部气滞、痰浊、热毒、寒凝等相互胶结，日久成积而变生肿瘤。近几十年来，随着对肿瘤认识的不断提高，人们逐渐意识到恶性肿瘤的发生并不是一般的外感六淫或内伤七情等因素所能引起的，于是有人提出肿瘤发生有特异之因——"癌毒"，明确指出"癌毒"是恶性肿瘤发生发展的关键因素，也是恶性肿瘤不同于其他疾病的根本所在。在发病机制方面而言，绝大多数医家认为内虚是肿瘤发生、发展的根本原因和决定性因素，外因是直接或间接促成癌瘤发病的条件。

癌毒的阴阳属性如前所述，虽然目前人们已逐渐意识到癌毒是一种特殊的邪毒，并发现其具有易于扩散、易耗散正气等特点。但对癌毒的含义、产生途径以及病理性质等，迄今尚未达成共识。对此，胡教授在现阶段癌毒研究成果的基础上，结合现代医学理论，提出以下新的认识：首先，在癌毒的定义上，癌毒是指能够促使一切恶性实体肿瘤发生，并不断推动其迅速生长的特殊毒邪；其次，在产生途径上，癌毒既可由体外直接入侵（主要指一些化学、物理、生物致癌物），也可因机体阴阳失调（如癌基因激活或细胞内环境稳态的破坏）而内生；再次，在癌毒阴阳属性的认识上，虽然多数文献都将其列为阴毒，但癌毒的病理性质属阳，应归属于阳毒范畴。理由有三：一是因为癌细胞自产生之日起，就表现为过度异常增生，而对异常增生起推动作用的癌毒，按如前所述的

阴阳规定性进行归类的话，自然应属于阳的范畴。二是癌毒具有易于扩散的特征。癌毒一旦产生，就会由原发病灶向四处侵袭扩散。按照中医阳主动、阴主静的理论，癌毒的这种横溢流窜之性也同样符合阳的特征。三是癌毒易伤阴精。恶性肿瘤的发生发展自始至终伴随着癌毒对正气的耗伤，其中尤以耗伤精、血、津液为甚，患者阴精持续被耗，则日见消瘦，最终出现了阴精极度枯竭的病理表现——恶液质。按照中医的阴阳消长理论，能够损伤人体阴精的病邪必然为阳邪无疑。

中医学一直以来都重视正气在疾病发生发展中的基础作用，《内经》中"邪之所凑，其气必虚"、"正气存内，邪不可干"等论述，均是在强调正气是决定机体是否发病的决定性因素。恶性肿瘤的发生也是如此，接触同样的致癌物质，有人发病而有人不发病，就说明正气也在癌症的发病中起着决定性的作用，是癌症发生的主要病因。《医宗必读》称："积之成者，正气不足而后邪气居之"，《临证医案汇编》明确指出"正气虚则成岩"，皆指此而言。现代医学认为人体免疫功能低下与肿瘤的发生关系密切，由于先天免疫功能缺陷或后天原因引起体内防御机能减弱，对外来致癌因素抵御不力，对出现渐变的异己细胞未能司其监视、排斥和歼灭的职能，最后引起基因突变而产生癌症。这与中医所说的"正气虚则成岩"真是不谋而合。但需要指出的是，中医的正气是一个相对宽泛的概念，泛指机体的抗病能力。而人体气血阴阳任何一方的不足均可导致人体抗病能力的减弱。那么，到底是其中的哪一方亏虚更容易引发肿瘤呢？

中医的内外相因理论告诉我们，不同体质的机体对于同一种病邪有着不同的易感性。正如清代医家吴德汉在《医理辑要》所云："要知易风为病者，表气素虚；易寒为病者，阳气素弱；易热为病者，阴气素虚；易伤食者，脾胃必亏；易劳伤者，中气必损。"据此推测，由于癌毒为阳毒，因此认为阴虚之人最容易感受癌毒而发病，并由此提出"阴虚癌瘤相关"的新假说。此假说认为：阴气对癌毒具有抑制作用，外侵之癌毒（致癌物）只有对阴虚之体才会发生作用；而内生癌毒产生的原因也是由于阴虚不能制约亢阳，清阳壅盛，蕴久而化为癌毒。癌毒作用于机体之后，阻塞经络通道，影响气血运行，滞气、酿痰、生瘀，使气滞、痰凝、血瘀等病理产物胶结壅塞于局部而形成肿瘤。除此之外,癌毒还会狂夺阴血,进一步加重阴虚,形成"阴血养毒,毒耗阴血"的恶性循环。

### (四)毒蕴阴亏是恶性实体肿瘤发生的根本病机

癌毒是恶性实体肿瘤发生的必备条件,阴亏才是恶性实体肿瘤发生的根本。因此,滋阴法通过从"根"上纠正"阴虚"这一发病之"本",可以有效地预防恶性实体肿瘤的发生与发展。

首先,古人已经观察到肿瘤的发生与阴精(血)不足、火(热)毒内蕴有着密切关系。近人封菊秋认为癌症常由"邪热蕴郁,郁结不化,灼烁脏腑,日久生毒而成肿块所致。"胡教授对《临床中医肿瘤学》中34种癌症的中医辨证分型进行统计后发现:其中25种癌症有积热(湿热)内蕴或热(火)毒蕴结分型;23种癌症有阴虚(或阴虚有热)分型,几乎所有的癌症都涉及到阴虚或火热两者之中的一个方面,这进一步说明了"癌毒为阳毒"以及"阴虚毒蕴是恶性肿瘤发生基本病机"的说法。

其次,肿瘤好发之日往往是机体阴亏之时。"须知发病之日,即正气不足之时"(《医理辑要》),疾病的发生与正气的亏虚是有着密切的相对应关系的。中医学认为,人体内的阴精随着年龄的增长而逐渐减少。正如《内经》所云"年四十,阴气自半,起居衰矣"。朱丹溪倡导"阳常有余阴常不足"论,也认为阴精在年老之时更易亏损。因此,好发于年老人群的疾患多与阴虚有关,如高血压和糖尿病。中医认为糖尿病的基本病机是阴虚火旺;高血压的基本病机是阴虚阳亢,二者皆以阴虚为其发病之根本。而恶性肿瘤也高发于年老之人,自然也与阴虚有关。对此,古人也有一定的认识。如明·申斗垣在《科启玄卜》中就指出:"癌发,四十岁以上,血亏气衰,厚味过多,所生十全一二"。赵献可在《医贯肿论·噎膈》中强调"惟男子年高者有之",而吴鞠通不但认识到噎膈多发于"半百之年",而且明确指出其病机为"阴衰阳结"。

### (五)肿瘤治疗以扶正为本,配合攻毒

中医认为肿瘤的发病是由于机体的正气不足,导致邪毒留聚而成,而正气不足是发病的根本原因。"壮人无积,虚人则有之"。疾病的最

终转归亦由正邪之间的交争结果而决定。所以中医治疗肿瘤,往往正气的盛衰决定治疗的成败。现代医学对于治疗恶性肿瘤的疗效评价,多注重瘤体的缩小与生存时间的延长,特别是瘤体的缩小。而中药对肿瘤的细胞抗毒作用较弱,对于大多数经中医药治疗的恶性肿瘤患者,瘤体的缩小可能并不明显,但中医药治疗恶性肿瘤的疗效更多地体现在对临床症状的改善和生活质量的提高,因此尽管能达到 CR+PR 的患者较少,但往往可维持较好的生存质量,很多患者经过治疗后能够达到"带瘤生存"的状态,这常常是中医药取得较好疗效的表现。

### 1. 以毒攻毒

癌毒一旦形成就具有迅速生长、扩散和流注等特性,必须及时采取以毒攻毒的手段,最大限度的消灭癌毒。特别是在疾病初期,正气未衰,癌毒亦盛,应加大力量直接杀毒。对于癌症应用解毒药,见于宋代东轩居士《卫济宝书·痈疽五发》:"一曰癌,癌疾初发者却无头绪,只是肉热痛。过一七或二七,忽然紫赤微肿,渐不疼痛,亦通软熟紫赤色,只是不破。宜下大车螯散取之。然后服排脓、败毒、托里、内补等散。破后用麝香膏贴之。五积丸散,疏风和气。"其中提到应用败毒之剂以治癌疾。其后又曰:"痈疽之疾,如山源之水,一夕暴涨,非决其要会,支之大渠,使杀其势,则横潦为灾。猛烈之疾,以猛列之药,此所谓以毒攻毒也。"

"以毒攻毒"非"虫药"、"毒药"莫属,直接攻毒,直达病所。对热毒、痰毒、瘀毒等,给予清热解毒、化瘀解毒、化痰解毒等治疗。常用八角莲、石上柏、生半夏、天南星、苍术、三棱、水蛭、地鳖虫、穿山甲、全蝎、蜈蚣、干蟾皮、露蜂房、乌梢蛇,白花蛇、半枝莲、白花蛇舌草、苦参等。

"以毒攻毒",不仅限于中药内服外治,其含义还包括现代医学手段的治疗,包括手术、放疗、化疗和局部治疗手段(如 TACE,氢氦刀冷冻、射频消融、抗癌药物瘤内注射等)等。

"以毒攻毒"要注意坚持"衰其大半"的原则,如果一味追求以毒攻毒、消灭癌毒,结果会损伤正气,使癌毒复生,将会适得其反。特别是在疾病中晚期,患者正气已衰、癌毒亦盛时,更应采用攻补兼施,扶正荡邪。

### 2. 益气养精,补肾填髓

临床上中晚期恶性肿瘤特别是肺癌,常发生于中老年人,处于天癸竭而肾气亏损阶段。由于病理进展,过度消耗,加上放疗灼伤、化疗毒害,患者临床多表现为形体消瘦、神疲乏力、腰膝酸软、毛发脱落、记忆力下降等症状,辨证属邪毒伤肾、肺肾精气两亏之证。另外对恶性程度高的晚期肿瘤,常规化疗难以获得满意的疗效。近年来,有些临床医生试图加大药物剂量治疗难治性晚期肿瘤,但骨髓的严重抑制成为提高剂量的主要限制。特别是老年患者,化疗所致中性粒细胞及血小板减少的程度严重,持续时间长,导致治疗停止和延迟,而且患者并发症和死亡率较高。故精气两亏和骨髓严重抑制所致的化疗被迫中断是这一阶段治疗的两个主要问题。

肾主藏精,肾中精气是机体生命活动之本,在生理效应上可概括为肾阴、肾阳两个方面。肾中精气乃是人体之正气,有抗御外邪而使人免于疾病的作用。因此,精气充盛,则卫外固密,不易受邪;反之,精气亏损,卫气不充,就容易受到外邪侵犯。此外,肾中精气还有主骨生髓、化血生血的功能。《素问·平人气象论》石:"肾藏骨髓之气。"《素问·生气通天论》记载:"骨髓坚固,气血皆从。"《张氏医通》则进一步明确了精气与血的关系:"气不耗,归精于肾而为精;精不泄,归精于肝而化清血。"认为精血可互相资生,互为转化。

阴阳平衡则精气相得,阴阳失衡则精气相失。精气阴阳相辅相成,以平为常。由于肾阴和肾阳是各脏阴阳之本,而两者皆以肾中精气为其物质基础,肾之阴虚或阳虚,实质上均是肾中精气不足的表现形式,故临床辨证施治的关键在于扶助肾中精气。根据中医"损其肾者,益其精""形不足者,温之以气;精不足者,补之以味"等理论,胡教授临证常投以益气养精、补肾填髓之法,并根据多年治疗肿瘤经验,提出了益气养精法治疗肺癌,以及益气养精结合清热化湿运脾法防治化疗毒副反应的学术观点,常用生黄芪、山萸肉、黄精、仙灵脾、女贞子、灵芝、苍术、黄连等药物,在临床中取得了满意的效果。此外,胡教授根据该法,研制出调节骨髓造血功能的"双黄升白颗粒",用于防治化疗引起的骨髓抑制亦获得良好疗效。临床观察发现,经过中药治疗,若患者精气恢复,先天之木得以濡养巩固,则其预后一般较为理想。

### 3. 谨微察舌,明辨阴阳

观舌质可验证阴阳虚实,察舌苔可知邪之寒热浅深,而参看舌之润燥,则可验津液之盈亏。中医学认为,脏腑精气可以上营于舌,而脏腑气血阴阳又可变见于舌。舌为百脉汇聚之处,肿瘤的证情变化可在舌质与舌苔上显现出来。因此,胡教授在临证时十分重视察验患者的舌质与舌苔。

(1)舌红苔净用养阴法　肺阴虚者,舌质偏红或红,苔少或有裂纹;肺肾阴虚者,舌质红或红绛,苔净或苔光。治则分别为养阴润肺、清热消肿和滋养肺肾之阴、清热消肿。前者通常给予北沙参、天门冬、麦门冬、玄参、百合等润肺之品,后者则加生地黄、炙鳖甲、山萸肉等滋养肾阴之药。若患者食欲差、大便溏薄,则不用生地黄、山萸肉等滋腻碍胃药物,而用沙参、麦门冬、石斛等轻清养阴生津药物,以保护脾胃运化功能。

(2)舌淡胖或有齿印补肺脾之气　补益肺气首选生黄芪、白术、茯苓等。见到苔腻者,仍可重用生黄芪,但须与苍术同用,补益脾气则以四君子汤为主。对舌质淡黯或淡而不胖者,常用党参、白术、茯苓、白扁豆、怀山药等益气健脾性柔之物。另外,在补益肺脾的同时要注重运用温阳的中药,如仙灵脾、仙茅、锁阳、菟丝子等。肺脾气虚日久,必累及肾阳,肾乃先天之本,元阳寓于其中,为人体气化温煦之源,肾阳不足,无以温煦推动肺脾之气的运行。因此,在补益脾肺的同时可酌加温肾药物。

### 4. 注重舌象论治

胡教授在临床中常常舍症而从舌象论治。以肺癌为例,有些患者在发热后常表现为神疲乏力、口燥咽干、欲饮或不欲饮;舌质淡或淡胖兼有齿印,舌苔薄腻或少苔。患者虽有口燥咽干、欲饮之症,但根据舌象分析并非属于阴虚,而是肺脾气虚。因此,应采用益气健脾的方法治疗,不宜贸然加入养阴一类的药物。若匆忙加入养阴药,将导致湿邪更重,愈加阻碍脾胃运化,正气愈衰。即使患者口干欲饮,也应抓住肺脾气虚的本质,重用益气药物。肺脾气虚改善,津液复生,何惧口干兼症。

如若面面俱到,顾忌太多,初看其处方似乎全面,实际上是抓不住重点,切不中要害,临床疗效必然不佳。

与舍症重舌一样,胡教授常常舍脉而注重查看苔舌之变化以辨阴阳。如肺癌患者常常因癌性发热,或体质虚弱而表现为脉细数,但察看舌质则淡、淡黯,或淡胖、边有齿印。故不因脉细数而用养阴药,而是根据舌象采用补益肺气或益气健脾法治之。根据舌质和舌苔的变化可以洞察阴阳之盛衰和预测疾病的演变规律,并可及时调整治疗策略。如患者舌质由紫黯转向淡红,由晦黯转向明润,舌苔由厚转薄,或由无苔转为薄白苔,往往提示证情好转,阴阳渐趋平衡,反之则应警惕肿瘤的扩散、转移、出血等恶化迹象。总之,在治疗过程中,应始终努力保持患者的淡红舌、薄白苔,以求阴阳调和。

### (六)化疗扶正增效减毒

化疗是目前现代医学治疗恶性肿瘤的重要方法,但是由于化疗存在着较多的副作用,如骨髓抑制、胃肠道反应、心肝肾肺等脏器功能的损害等,给患者带来了巨大的痛苦,也严重限制了其在临床上的应用。而中医药在辨证论治的基础上,依照患者的正气(气、血、阴、阳)亏虚、邪气(痰、瘀、毒)盛衰情况,制定相应的治则,不仅可以提高化疗的疗效,也可以不同程度地减轻化疗的各种毒副反应。比如,骨髓抑制是化疗的主要毒副反应之一,现代医学对该毒副反应,目前主要采用集落刺激因子等进行防治,但存在着价格昂贵、作用不稳定等缺陷,临床使用受到一定限制。而中医学将骨髓抑制归纳于虚证的范畴,采用健脾补肾、益气养血的方法,常常取得良好的疗效。又如消化道反应是大多数化疗患者常见的副作用,而中医认为此乃胃气不降、气逆于上所致,常常在化疗期间采用健脾和胃、降逆止呕的方法,患者可明显感觉到消化道不良反应能够减轻。配合化疗常用的方药有:四君子汤、陈夏六君子汤、八珍汤、补中益气汤、半夏厚朴汤、二陈汤等。

### (七)放疗扶正增敏解毒

放疗是治疗恶性肿瘤的有效手段之一,但放疗患者常有局部的放射性炎症,副作用较大,给患者带来了巨大的痛苦。比如头颈部肿瘤患者放疗后常引起口腔炎,出现口干、咽痛等不适,现代医学也缺乏有效治疗。中医认为此乃热毒火毒,临床上加用养阴清热解毒的中药后能明显减少这些副作用,并可以顺利完成放疗,同时还可增加放疗的敏感度,提高放疗的疗效。配合放疗常用的方药有:生脉饮、增液汤、百合固金汤、养阴清肺汤、六味地黄丸、河车大造丸等。

### (八)术后扶正康复迅速

除了放化疗,中医药配合手术也有一定疗效。临床证实如果在手术前后使用中医药,能够为手术创造有利条件,促进术后的恢复,预防和减少术后的复发和远处转移。术后气血两虚者用八珍汤加黄芪、大枣、何首乌、砂仁等补气养血和胃之品,痰瘀互结者用二陈汤合桃仁、川红花、当归、赤芍等活血化瘀之品,气阴两虚者用生脉散加黄芪、地黄、白芍、天门冬等益气养阴之品。目前已有多项临床研究证实中医扶正具有改善肿瘤患者生存质量、增加体重、稳定瘤体、提高免疫力的作用。近年来,中医药抗肿瘤的基础研究也进一步深入开展,已经从原来的细胞水平发展到了分子水平及基因水平。目前研究的成果总的来说是通过以下几个方面而发挥临床功效的:诱导细胞分化,促进细胞凋亡,调节免疫功能,直接杀伤肿瘤细胞,抑制肿瘤新生血管的生成,逆转肿瘤细胞的多药耐药、抗突变作用和抗肿瘤细胞的转移。中医扶正抗肿瘤是多方向、多途径、交叉发挥作用的,在临床中应坚持辨证论治与辨病论治相结合。作为中医肿瘤工作者,要正确认识自己,既要了解中医不足,也要充分发挥中医药的优势和特色,一切要从患者的利益出发,对患者有价值的治疗方法才是最好的治疗方法,所以坚持走中医扶正抗肿瘤的道路,采用包括中医药在内的综合方法来治疗各种肿瘤,充分发挥中医药在肿瘤领域应有的作用。

### (九)充分运用整体观念和辨证论治治疗肿瘤

中医理论认为,疾病发生发展的根本原因在于机体的阴阳失调,恶性肿瘤亦不例外。因此,调整阴阳,补其不足,泻其有余,恢复阴阳的相对平衡,是治疗肿瘤的基本原则。

细胞癌变是由于分子间的平衡失控所致,正常情况下原癌基因与抑癌基因、细胞凋亡基因与凋亡抑制基因、细胞增殖信号激动因子与拮抗因子处在相互制约的平衡状态,以维持细胞的正常数量,一旦这些平衡被破坏,人体内环境的稳态也将不复存在,细胞的分化增殖失控,从而发生肿瘤。研究表明,磷酸激酶和蛋白激酶相当于细胞信号转导中的阴和阳,蛋白激酶促进信号分子磷酸化,使信号继续传向下游分子,属于阳;磷酸激酶使信号分子去磷酸化,拮抗信号转导,属于阴。两者通过调节 Ras、Raf、MAPK、PKC、ILr4 等基因或蛋白来调节机体的内环境稳定。而 Ras、Raf、MAPK 等信号分子所介导的信号通路与细胞增殖、血管生成、转移扩散、凋亡受抑等多种肿瘤生物学行为密切相关。

治疗上强调把握整体,目的就是要维护机体内环境的平衡,辨证的总纲乃是分清阴阳的偏盛偏衰。

恶性肿瘤的发生是由于机体阴阳失衡,正气渐虚,外邪乘虚而入,气化不利,导致气结、痰凝、血瘀、热毒搏结日久积滞而成。《诸病源候论·积聚候》曰:"积聚者,由阴阳不和,脏腑虚弱,受之风邪,搏于脏腑之气所为也。"积聚的产生归于阴阳不和、脏腑虚弱、感受外邪、内外合邪。恶性肿瘤是一种全身性疾病,乃全身属虚、局部属实的病变,其特点在于因虚致实,又因实致虚,病因病理复杂,变化多端。在同一种病的变化过程中,患者所处的病理阶段不同,正邪力量对比和阴阳消长状况各异,治疗上应遵循《素问·至真要大论》"谨察阴阳所在而调之,以平为期"。调整阴阳治疗肿瘤以损其有余、补其不足为基本治则。此外,由于阴阳是辨证的总纲,恶性肿瘤的各种病理变化均可用阴阳失调来概括,故凡升降失调、寒热进退,以及营卫不和、心肾不交、气血津液不调等,无不属于阴阳失衡的表现。因此,从中医理论来分析,诸如解表攻里、升清降浊、寒热温清,以及调和营卫、调理气血等治法,亦均属于调整阴阳的范畴。正确地辨证,及时纠正阴阳的盛衰,是治疗肿瘤的关键,可改善机体内环境,使原来失衡的阴阳气血重新达到动态平衡,实现"阴平阳秘,精神乃治"。中医的这种学术观点与当今国际上以提高肿瘤患者生存率、改善生存质量为治疗目标的观念颇为相似。

### 1. 阴阳平衡与内环境稳态的调节

机体内各种化学成分、离子、温度、酸碱度、渗透压等理化因素保持相对的稳定状态称为"内环境稳态"，它对应着人体的健康状态。内环境稳态不但是保证细胞、组织、器官功能正常运行的必要条件，也是维持各种生命活动的必要条件，稳态一旦被破坏，细胞及整个机体的功能将发生严重障碍，引起包括恶性肿瘤在内的一系列疾病。临床上中晚期恶性肿瘤患者常有体温波动、酸碱度失衡、电解质流失等一系列内环境紊乱的表现。可见人体健康需要内环境稳定，内环境稳定又需要机体各组织器官生理功能的正常行使。

中医认为，人体处于动态的内环境稳定之中，它是通过阴阳的对立、互根互用、消长转化来实现的。正如《医贯砭·阴阳论》所说："阴阳又各互为其根，阳根于阴，阴根于阳，无阳则阴无以生，无阴则阳无以化。"此外，内环境稳定并不意味着健康，而是指机体内五脏藏其精气，六腑传化消导，气血循其经脉悠然运行的动态平衡。当内外某些因素阻断了内环境的正常转运时，阴阳平衡就会被打破，体内的调节系统发生障碍，就会发生疾病；若阴阳失衡状态持续下去，则会导致"阴阳离决，精气乃绝"，这也是恶性肿瘤的最终阶段。所以若要维持机体的内环境稳定，防治恶性肿瘤等疾病，就必须调和阴阳，使机体达到阴阳平衡。

恶性肿瘤临床多见中晚期，患者在求诊中医之前大都经过手术和放化疗。这时中医药的治疗原则应强调与各种治疗方法的有机结合，使之成为综合治疗中的一个重要手段和方法。

目前肿瘤的各种疗法都有其适应证和局限性，如手术的创伤、放化疗的毒副反应均可影响患者的正气，造成气血亏虚，津液损耗，概称为"失衡"。在经过一段时间合理、有效的中医药治疗后，机体的气血、阴津、阳气可在一定程度上得以复原，具体表现为气短乏力、口干唇燥、畏寒怕冷、腰膝酸软等症状明显好转，舌质由红、红绛等转变为正常的淡红色，舌苔由厚腻、黄腻等恢复为正常的薄苔，此时患者处于另一个病理阶段，即已达到一个新的阴阳平衡状态。临床上这一阶段以影像设备进行复查，肿瘤病灶往往得到有效控制，甚至缩小，复发和转移的几率也会减少。阴阳平衡法实际上是对辨证与辨病结合、扶正与祛邪结合等治则的概括,是扶正法治疗恶性肿瘤理论的深化和延伸。

**2. 扶正祛邪,培补脾胃,减轻放化疗毒副反应**

脾胃是后天生化之源,五行属中土。《素问》曰:"有阳必升,有阴必降,而阴阳升降,在乎中气,而中气之盛衰,视乎胃气。"历代医家也十分强调脾虚在肿瘤发生发展中的作用。《景岳全书·论治》说:"凡脾肾不足,及虚弱失调之人,多有积聚之病。"《卫生宝鉴》又说:"凡人脾胃虚弱,饮食不节或生冷过度,不能克化,致积聚结块。"脾胃的正常运化是扶正的基础,反之,若脾胃衰败,则气血亏虚,更兼气机不利,阴阳升降失司,邪毒留滞不去,使肿瘤患者更趋虚弱,转移的几率也增高。因此,胡教授特别重视对肿瘤患者脾胃功能的调理。

肿瘤患者在化疗期间往往表现出恶心纳呆、胃脘嘈杂、隐痛、吞酸、舌苔白腻或黄白腻等症状,这是化疗毒素内蕴、胃失和降、受纳腐熟之功受损所致。胡教授常以黄连温胆汤合平胃散投之,方中药物辛开苦降,一阴一阳,相反相成,共奏调畅气机、健脾和胃之功。另外,晚期肿瘤,瘤毒弥漫,邪气盛而正气衰,脏腑损害,患者全身情况很差。此时治疗,如果一味攻邪,显然不妥。胡教授经验,须以顾护胃气为首要。脾胃为生化之源,化源乏竭,病必不治,若胃气尚存,尚可挽留一息生机,治宜选用益气健脾和清热化湿和胃的药物,如生黄芪、白术、太子参、茯苓、山药、生薏苡仁、姜黄连、荜澄茄,佐以枳壳、藿香、佩兰等流动之品,以舒畅气机;同时还加用炒谷芽、炒麦芽、神曲、焦山楂、炙鸡内金等以助消化吸收,确保患者脾胃健运,纳谷馨香。正如《医学心悟》所说:"虚人患积者,必先补其虚,理其脾,增其饮食,然后用药攻其积,斯为善治。"另择机予甘缓润下的药物,如瓜蒌仁、火麻仁、杏仁等通肠消积,以防大便秘结影响中土之运化。如此则脾胃阴阳可得以调和,患者可望有生存之机。

## 二、医案荟萃

### 1. 肺癌(一)

李某,男,56 岁。1995 年 11 月 24 日初诊。

患者因患肺癌而行放疗,放疗前即间断咳血,放疗后咳嗽频作,痰吐不爽,伴咳血胸痛,咽干,乏力,纳差,神疲气短,面色晦暗,时有午后低热,用西药治疗效果不著,舌淡红、苔薄白,脉细。

［辨证］痰瘀阻滞,气逆络伤。

［治则］化痰行滞,降逆通络。

［处方］茜草 10g　紫草 10g　桃仁 10g　知母 10g　浙贝 10g　降香 10g　芦根 10g　地骨皮 10g　紫菀 10g　山药 15g　生薏苡仁 15g

2 剂药后咳血已减少,原方再服 5 剂,已有 2 日未见咳血,仍在放疗中,除午后低热、气短乏力外,余症均明显减轻,原方加天花粉 15g,蒲公英 10g,续服 14 剂。咳血始终未作,低热好转,诸症若失。

［按］咳血为肺癌常见症状之一。先贤缪仲淳曾提出治咳血三法:宜行血不宜止血,宜补肝不宜伐肝,宜降气不宜降火。此虽为治咳血者设,然借用于肺癌之咳血,其效亦佳。盖肺癌咳血多为气逆痰阻,毒踞络伤,故宜降气化痰行血。患者多体质虚弱,尤其放化疗后气阴亏损,胃纳呆滞,故宜养肝而不宜攻伐。方中降香、茜草降气行血止血。又以桃仁、生薏苡仁、芦根排痰逐瘀,此 3 味为苇茎汤主药,先贤张秉成曾赞苇茎汤曰:“方虽平淡,其通瘀化痰之力,实无所遗。所以病在上焦,不欲以重浊之药重伤其下也。”知母、浙贝、紫菀化痰止咳。山药甘淡健脾而不壅滞。紫草取其活血解毒之功,《医林纂要》言“补心缓肝,散瘀活血”,《药性论》言其“治恶疮”(就某种意义上来讲,癌也是一种恶疮),性虽苦寒,但有薏苡仁之健脾配合,可免伤胃滑肠之虑。地骨皮养阴清虚热。方药对症,故获良效。

**2. 肺癌(二)**

秦某,男,66 岁。1992 年 12 月 10 日初诊。

主诉:因右上支气管肺鳞癌于 1 年半前行手术治疗,半年后因双锁骨上淋巴结转移行姑息放疗,左锁骨上病灶基本消失。现胸片及肺部 CT 检查示右肺及上纵隔加宽,纵隔淋巴结明显肿大,考虑肺癌术后转移,经非手术治疗效果不显著。刻下症:咳嗽频作,吐黄痰黏稠,胸痛,口干渴,胸闷气短,疲乏无力,舌红、苔白,脉滑。患者有糖尿病病史,B 超检查示心包积液。

［辨证］气阴不足，痰阻气机，伤肺扰心。

［治则］拟先予排痰肃肺，调畅气机，后补益气阴。

［处方］芦根 10g　桃仁 10g　浙贝 10g　枇杷叶 10g　白部 10g
桔梗 10g　陈皮 10g　杏仁 10g　生甘草 10g　紫菀 12g　生薏苡
仁 15g

4 剂药后咳嗽减轻，余症同上，续服原方 23 剂后，咳嗽及咳黄稠痰明显减轻，仍有口干乏力、胸闷气短，原方加生山药 15g，鸡内金 10g 续服 27 剂后，咳嗽吐痰基本好转，食欲增加，胸痛未作，仍有口干渴、气短胸闷乏力，上方加天花粉 10g，生黄芪 20g，续服 3 月余，诸症若失，B 超示心包积液亦恢复正常。续如法施治 4 月余复诊，患者如常人，胸部X 线检查为术后改变。间断服药 1 年余，随访 5 年，患者古稀之年仍健如常人。

［按］本例肺癌手术、放疗后转移，又有消渴宿疾，气短乏力，口干渴，气阴不足已属无疑。然刻诊咳嗽频作，痰黄稠而胸痛，且脉滑，乃示痰阻气机而肺失肃降，痰湿之邪又扰心，此标实为急，因此"排痰肃肺，调畅气机"当为首务。虽有气阴不足，暂不宜壅补。用药当"避温燥，远滋腻，舍甘温"，以"精灵"调娇脏。所拟方药虽平淡无奇，却为继续治疗创造了良好的条件。癌症特别是晚期癌症，患者多体质衰弱，治疗中使用补法自无可厚非，但运用补法时，须注意分清气血阴阳之虚，结合脏腑之虚而施补。若不分何者之虚，虚在何处，动辄人参、黄芪、灵芝等，未必恰当。补法的运用应适时、适当。适时是指掌握时机，错过时机不对，操之过急亦有害；适当是指掌握患者具体情况，循序渐进地施补。运用补法要特别注意脾胃功能，若脾胃功能较差，不能壅补、呆补。还要注意甘淡药物的选择。本例亦使用了补法，治疗中先用甘淡药物，再用甘温药物；先调脾胃，后增补益；先注意益阴，而后益气阴，且着眼于调补肺金，即是基于上述考虑。

### 3. 肺癌（三）

吴某，男，78 岁。2000 年 5 月 12 日初诊。

2 个月前，患者无明显诱因出现咳嗽，小量咯血，或痰中带血，轻度发热，当时未予以重视。4 天前，突然出现咯吐鲜血，量约 20ml，色鲜紫,伴胸闷、胸痛不适。至北京市胸科医院摄全胸片示右下肺占位性病变(CT 检查示右下肺 30mm×50mm 占位性病变),右下肺 Ca 伴隆突前淋巴结肿大。病理检查示:见腺癌细胞。确诊为右周边型肺癌(Ⅳ期,腺癌)。胸科医院予以抗感染、止血止咳化痰剂治疗,患者咯血渐少,症状好转而出院。1 周前,不慎受凉,咳嗽复作,咯吐白黏痰中夹血丝,遂来诊。因考虑有冠心病病史,加之年事已高,体质较虚,目前肺癌已属晚期,不能手术而以中医药治疗。刻下症:咳嗽小作,咯白黏痰,中夹血丝,胸闷心悸,食欲为佳,肢倦乏力,精神委靡,形体消瘦,舌质红少苔,脉细结代。中医诊断为"肺积"。

[辨证]气阴两虚,痰毒伏肺。

[治法]益气养阴,化痰软坚,清肺解毒。

[处方]黄芪 30g　太子参 12g　北沙参 12g　仙鹤草 15g　生地 12g　薏苡仁 10g　桃仁 10g　川百合 12g　浙贝母 10g　炒山栀 10g　黄芩 10g　炮山甲 6g　白花蛇舌草 20g　山慈姑 10g　水煎服,每日 1 剂,每日服 2 次。

守上方调服半年之后,患者咯血渐少,胸闷减轻,咯痰量少,未见血丝,体力较前增加。

二诊:患者诉大便溏软,日二三行,腹胀口黏,舌质淡红,苔薄黄微腻,脉细弦。此为脾虚湿盛,治以健脾化湿。处方:太子参 12g,白术 10g,茯苓 12g,山药 12g,薏苡仁 15g,藿香 10g,大腹皮 12g,焦三仙各 12g,川朴 8g,大贝母 10g,山慈姑 10g,半枝莲 10g。服上方 20 余剂,患者腹胀消除,大便正常,日行 1 次,无胸闷胸痛。

三诊:患者诉近日心神不宁,夜寐欠佳,耳鸣时作,舌质淡,苔薄腻,脉细弦。考虑为患病日久,气血两虚,心神失养,复加体内郁热,虚火上扰神明而致虚烦不得眠,投以益气养血安神之品。处方:太子参 12g,黄芪 12g,当归 10g,枸杞子 10g,炙远志 10g,茯苓 12g,姜半夏 10g,川百合 10g,知母 10g,炒山栀 10g,淡豆豉 10g,露蜂房 10g,炮山甲 6g。上方服用 40 余剂,患者夜寐安稳,耳鸣不作,精神振作。患者一直坚持单纯中药治疗,2000 年 6 月 CT 复查示肿块缩小近半,生活如常,病情稳定。

### 4. 肺癌（四）

钱某，男，66岁。2000年4月25日初诊。

患者刺激性干咳间作2个月，昏迷3次，腰痛10天。某医院摄头颅CT示右前额占位。后在某医院经CT、X线病理检查，确诊为左中心型肺癌（Ⅲ期，鳞癌），伴脑转移、肝转移，胸12椎体压缩性改变。纤维支气管镜检示左上叶舌段开口黏膜纹理纵行走向，表面不光滑，软骨环消失，镜下见一2cm×4cm肿块。经脱水、抗炎、保肝等保守治疗，患者症情稍缓，后因本人拒绝化疗而转求中医。刻下症：午后低热，咳嗽阵作，咳痰白黏，未见血丝，腰痛频作，难以直立，纳差便干，精神不振，体乏无力，苔根薄腻，脉细。查体：左中肺呼吸音低，可闻及干啰音，腹水征（－），腰部活动受限，胸12压痛。胸片示左肺癌，肝转移。中医诊断为"肺积"。

[辨证] 气阴两虚，痰毒阻肺。

[治法] 益气养阴，化瘀软坚，解毒散结。

[处方] 北沙参12g 青蒿15g 鳖甲15g（先煎） 知母10g 大贝母12g 薏苡仁12g 制附片6g 桃杏仁各10g 白花蛇舌草15g 半枝莲15g 蜈蚣2条 炮山甲6g 炙甘草6g 水煎服，21剂。

二诊：药后咳嗽不著，咯痰量少，精神转佳，诉腰痛较剧，转侧活动受限，舌质嫩红，苔少，脉细弦。考虑为肾阴亏虚，腰府失养，痰瘀交结。治以养阴益肾，解毒化瘀散结为法。处方：枸杞子12g，熟地12g，山萸肉10g，泽泻12g，丹皮10g，杜仲12g，桑寄生6g，薏苡仁10g，鳖甲15g（先煎），川草乌6g，炮山甲10g（先煎），半枝莲15g。以上方为基础，随症加减治疗3年余，并配合服用云芝多糖胶囊，患者咳嗽、咳痰、低热、腰痛等症一并消失，精神振作，说话有力，步履稳健。2000年8月CT复查示肺、肝、脑病灶消失，支气管黏膜活检示局部上皮增生。

[按] 中医文献虽无肺癌的病名记载，但类似肺癌主要症状记载，可见于多种典籍。《难经》曰："肺之积，名曰息贲……令人洒淅寒热，咳嗽，发肺壅。"《证治汇补·咳嗽》："久咳肺虚，寒热往来，皮毛枯燥，声音不清，或嗽血浅，口中有浊唾涎沫，脉数而虚。为肺痿之病。"以上均可认为是肺癌的晚期临床表现。根据观察和统计，目前大多数肺癌患者

在初诊时已属晚期,这与文献报道一致。而求治于中医药者,更以各类虚证为多见,其中以气虚和气阴两虚型占主体。根据中医学"正虚成癌"的理论,正虚是发病的根本。患者其人素体阴虚或气虚;肿瘤邪毒化火伤阴耗气;或病情进展,过度消耗,营养摄入不足;或放化疗后,脾胃受损,化源不继,均是形成阴虚和气阴两虚的重要因素。所以以扶正养阴法为主,配合化痰软坚、解毒消症、健脾化湿、养血安神等法治疗本病,形成了独到的治疗特色,取得了较好的疗效。其中黄芪、北沙参、太子参、麦冬补气养阴;百合、当归益肺;贝母、黄芩清肺化痰;鳖甲、枸杞子、熟地、山萸肉滋阴益肾,蛇舌草、山慈姑、薏苡仁、半枝莲等解毒抗癌。经临床和实验研究证明,运用扶正养阴法治疗肺癌能够增强全身抗病能力,提高机体免疫功能,从而有利于控制和消除肿块。同时有些扶正药如黄芪,本身也具有一定的抑制癌细胞增生作用。应用本法,同时佐以祛邪的方法治疗肺癌,其特点就在于改善机体内在素质,扶正固本,平衡气血,不仅能改善症状,稳定病灶,调节免疫,而且对提高患者生存质量和远期生存率也显示了较高的价值,值得临床进一步推广。

### 5. 肺癌(五)

谢某,男,63 岁。2008 年 8 月 9 日初诊。

2008 年 4 月胸部 CT 检查发现右肺下叶有一圆形软组织影,边界清楚,周围有短毛刺。后经气管镜检查诊断为右肺鳞癌。于 2008 年 4 月 14 日行右中下肺叶切除术,术后病理报告:右肺下叶腺癌,右肺中叶鳞癌,无淋巴结转移。术后切口愈合良好,同年 5 月 19 日始行 EP 方案化疗 6 个周期,同时给予止吐、升白药物及免疫调节剂,刻下症:咽干口燥,五心烦热,夜间盗汗,干咳少痰,胸闷气短,疲乏无力,舌淡、苔黄腻,脉弦细。

[辨证]气阴两虚,痰热壅肺。

[治法]清肺化痰,益气养阴,兼祛邪抑癌。

[处方]炙鳖甲 10g　知母 10g　炙僵蚕 10g　生蒲黄 10g(包)泽漆 10g　半枝莲 10g　天冬 12g　麦冬 12g　南沙参 12g　北沙参 12g　女贞子 12g　山慈姑 12g　枸杞子 12g　苦参 12g　太子参 15g　仙鹤草 15g　旱莲草 15g　金荞麦根 20g　炙蜈蚣 2 条　水煎服,每日

1剂。

二诊：服上方14剂后，胸闷缓解，体力渐增，但仍咯少量黄痰，无血丝及胸痛，舌淡红、苔薄稍腻，脉弦细。原方加天花粉、鱼腥草各15g，泽泻20g。

三诊：服上方1月余，患者自感痰量明显减少，痰色转白，体重增加约3kg，继服原方加丹参10g，白茅根30g，后随症稍做加减，坚持服用中药。一般情况尚可，生活自理，定期来院检查，未发现远处转移灶，局部未见复发。

［按］肺癌是因虚而病，因虚致实，是一种全身属虚、局部属实的疾病。肺癌的虚以阴虚、气阴两虚为主；实不外乎气滞、血瘀、痰凝、毒聚等病理变化。治疗以扶正为主，佐以抑癌。攻不宜过，补不宜滞。用药不可过于滋腻苦寒，要处处注意保护胃气。另外，肺癌治疗不可求速效，一方有效，就应守方继进。故多以天冬、麦冬、南沙参、北沙参、太子参、黄芪、木灵芝、知母、炙鳖甲、女贞子、旱莲草、枸杞子、黄精等益气养阴、润肺生津，以顾护肺胃；泽漆、山慈姑、金荞麦根、苦参、半枝莲、红豆杉等苦寒药物清热解毒，软坚散结；炙蜈蚣、炙僵蚕、生蒲黄、仙鹤草、鸡血藤、猫爪草、肿节风等祛瘀通络止痛，共奏扶正固本、抑毒抗癌之效。

### 6. 肺癌（六）

朱某，男，85岁。2003年11月8日初诊。

该患者平素体健，不吸烟，于2003年10月即感倦怠乏力、腰膝酸软、轻微咳嗽无痰，未予注意，至2003年11月2日在某医院体检发现右肺占位性病变，急来哈医大一院确诊为右肺中心型肺癌，已不适于手术治疗，建议放化疗治疗，但家属考虑患者年龄大，不同意放化疗，遂来北京求治于中医。刻下症：咳嗽，咯少量白痰，乏力，腰膝酸软，动则气短，纳食不香，面色萎黄，舌绛红少苔，脉结代。

［辨证］气虚血瘀。

［治法］益气活血。

［处方］西洋参15g　白术15g　茯苓40g　陈皮15g　姜半夏15g　瓜蒌20g　丹参15g　半枝莲15g　白花蛇舌草15g　玄参15g　浙贝母15g　连翘15g　炒麦芽20g　砂仁15g　焦山楂15g　炙甘草15g

7 剂,水煎服,早、晚各 1 次。嘱服西黄丸每次 3g,每日 2 次口服。

二诊时见患者咳轻,偶体位不适时喘息,仍纳呆乏力,余症皆减,舌绛红少苔,脉弦不整,于以上方加夏枯草 20g,生牡蛎 30g,炒莲肉 20g,仍每日口服西黄丸,7 剂。

三诊见患者偶咳,久行则短气,思食,力复,面色红润,舌绛红少苔,脉缓,给予原方加甲珠、鳖甲各 10g,白豆蔻 15g,此后持续服上方加减及西黄丸。

2005 年 6 月 22 日复查肺部 CT:右肺门区不规则肿块影未见增大,边缘较清晰,气管前、腔静脉后肿大淋巴结未见明显增大。现患者病情稳定,精神体力尚好,已带瘤存活 2 年 2 个月,生活质量较高。

[按] 肺癌的症状取决于其发生的部位、发展阶段和并发症,早期可无症状,晚期主要是严重感染、转移和压迫症状以及恶液质等,最常见症状有:咳嗽、咯血或血痰、胸闷胸痛、发热、气急及消瘦等,晚期患者可见呼吸困难、声音嘶哑、头颈、前胸静脉曲张及水肿、吞咽困难、疼痛、淋巴结肿大及其他脏器转移的症状。胡教授认为本病为本虚标实,因此从扶正祛邪两方面论治。以健脾益肺、解毒活血、散结消痰为治疗原则。应用五行学说理论,采用培土生金法,选健脾益气化痰的六君子汤为主。肺属金,脾属土,脾肺两脏为母子关系,肺主气,肺中所需的津气需以脾运化的水谷精微来供应;脾主运化,有赖于肺气宣发肃降功能的协调。因此在治疗肺癌患者时通过培补后天之本,使机体免疫功能增强,发挥自身的抗病能力,达到抑制癌细胞的目的,此为扶正。六君子汤出自《医学正传》,由四君子汤加陈皮、半夏而来,功用益气健脾、燥湿化痰,主治脾胃气虚兼气逆或痰湿证。西黄丸出自清·王洪绪所著《外科证治·全生集卷四》,原名犀黄丸,现收载于卫生部《药品标准》,由牛黄、麝香、乳香、没药 4 味药组成。方中牛黄清心、退热、化痰、通窍、散结,为君药;辅以麝香芳香辛窜之性,通经络,散瘀滞,辟恶毒,除秽泄,为辅药;相辅配合,相得益彰,牛黄制麝香辛窜助火之弊,麝香增牛黄化痰散结之功;佐以乳香、没药,辛开苦降、温散行窜,活血祛瘀、散肿定痛;辅料黄米饭为丸,既可调胃和中,又免诸药攻邪太过而伤脾胃,全方配合清热解毒、活血祛瘀、消肿散结,是目前临床应用较为理想的抗癌

中成药。

**7. 肺癌(七)**

宁某,女,52岁。1999年10月15日初诊。

患者因咳嗽月余,高烧40℃,于1999年10月到协和医院住院,经肺部CT、磁共振、纤支镜等检查,诊断为肺癌(中央型);阻塞性肺炎。因手术困难,仅化疗1次,患者恶心、呕吐,难以进食,身体极度虚弱,遂出院求治于中医中药。

初诊见:咳嗽,咯少量黏稠痰,胸闷痛,右肩背酸楚,高热,盗汗,口干,食欲不振,大便干结,舌质红,少苔,脉沉细数。

[辨证]阴虚内结。

[治法]养阴清热,解毒散结。

[处方]百合18g 生地黄9g 熟地黄9g 玄参9g 麦冬9g 川贝母6g 当归6g 白芍6g 桔梗6g 五味子6g 青蒿10g 鳖甲10g 知母10g 龙骨10g 牡蛎10g 麻仁10g 地骨皮10g 胡黄连10g 大黄10g(后下) 丹皮15g 白花蛇舌草20g 半枝莲20g 夏枯草20g 15剂,水煎服。

10月30日复诊:咳嗽、胸痛减轻,发热、盗汗症状消失,食欲好转,大便通畅,遂守上方加杏仁10g,以后复诊处方随症加减:如咳血去桔梗,加白茅根、三七、仙鹤草;痰多加瓜蒌、桑白皮、前胡;气虚加党参、山药。服药两月余,临床诸症消失。2000年1月16日患者到当地县人民医院复查CT,并与前核磁共振片、CT片对照,确认原肺部肿瘤病灶消失。随访5年,患者生存质量较好,面容红润、光泽,身体无任何不适。

**8. 肺癌(八)**

王某,男,52岁。1995年7月4日初诊。

患者胸透发现肺部大片阴影,1995年6月9日到某医院行CT检查,提示左下肺有鸭蛋大小肿块(10cm×8cm),边缘有毛刺,诊断为"左肺周围型肺癌"。患者长期低热,咳嗽,进行性消瘦,仰、侧卧位均无法入睡。经医院专家会诊,诊断为肺癌合并阻塞性炎症,肺门淋巴结转移,已无手术价值,遂求助于中医中药。初诊见:身体极度虚弱,低热,咳嗽,咯白稠痰,胸痛,无法入睡,纳差,自汗,盗汗,舌淡,苔少,脉细数。

[辨证]气阴两虚。

[治法]益气养阴,解毒化瘀。

[处方]甘草6g 天花粉12g 麦冬10g 玉竹10g 桑叶10g 生扁豆10g 川贝10g 杏仁10g 桑白皮10g 地骨皮10g 银柴胡10g 乌梅10g 浮小麦10g 白及10g 龙骨10g 牡蛎10g 夜交藤10g 远志10g 鸡内金10g 神曲10g 山楂10g 沙参10g 白花蛇舌草20g 半枝莲20g 夏枯草20g 7剂,水煎服。

1周后复诊,咳嗽减轻,胸痛缓解,可以入睡。遂于前方去白及,加用白部、白术、党参、茯苓各10g。

7月19号三诊:已无发热,食欲有所增加。以后原方随症加减,1995年10月16日患者拍片复查,左侧肺部肿块明显缩小(缩小3/4)。继续坚持服药8个月,1996年复查,诸症消失。

### 9. 肺癌(九)

方某,男,67岁。1999年1月17日初诊。

患者1999年底出现咳嗽,伴神疲乏力。1999年1月4日某医院CT扫描示:左中央型肺癌并$T_6$椎体及纵隔淋巴结转移。1月8日行纤支镜检查,确诊为左上中央型肺癌,因无手术指征,且患者年老体弱,不能耐受化疗,遂求治于中医。

初诊见:极度消瘦,恶性病容,咳嗽气喘,纳差,口淡无味,自汗,小便可,大便溏,舌体淡胖,苔白,脉细无力。

[辨证]脾虚湿盛,肺气不宣。

[治法]健脾益气、宣肺散结之法。

[处方]党参15g 茯苓10g 白术10g 山药10g 砂仁10g 鸡内金10g 白茅根10g 生牡蛎10g 龙骨10g 猪苓10g 山楂10g 神曲10g 前胡10g 郁金10g 仙灵脾10g 生薏苡仁30g 桔梗6g 陈皮6g 白花蛇舌草20g 半枝莲20g 夏枯草20g 黄芪20g 10剂,水煎服。

患者服上方1个月,诸症减轻,精神好转、食欲改善,原方随症加减,如咳嗽痰多加杏仁、川贝母;神倦乏力加补骨脂、枸杞子等。按上方加减化裁治疗 1 年余,患者一般情况可,生活可以自理。

### 10. 肺癌(十)

梅某,女,32 岁。2002 年 8 月 8 日初诊。

患者因咳嗽、胸闷、盗汗数月,伴声音嘶哑于某医院做胸部 CT 检查,提示"右肺门占位性病变",诊断为中央型肺癌并纵隔内淋巴结转移。患者拒绝手术和放化疗,求助于中医中药。

初诊:咳嗽,胸痛气急,动则喘促,面色苍白,自汗盗汗,耳鸣,胸闷喜叹息,时哭泣,口苦咽干,腰膝酸软,畏寒肢冷,舌质淡,苔黄白相间,脉弦细。

[辨证]肺肾虚损,肝瘀气滞。

[治法]补肾益肺,疏肝化瘀。

[处方]山药 15g 生地 10g 山茱萸 10g 丹皮 10g 泽泻 10g 茯苓 10g 党参 10g 麦冬 10g 五味子 10g 柴胡 10g 杏仁 10g 浙贝母 10g 黄芩 10g 龙骨 10g 牡蛎 10g 鳖甲 10g 水红花子 10g 白花蛇舌草 20g 半枝莲 20g 夏枯草 20g 甘草 6g 10 剂,水煎服。

患者半月后复诊,咳嗽、胸闷好转,畏寒肢冷现象有所缓和,前方续服半月。

9 月 8 日三诊:一般情况可,盗汗、耳鸣,感觉腰膝酸软乏力,加补骨脂 10g,黄芪 12g,15 剂。如此服药两月余,临床症状基本消失,以后取药随症加减。随访 5 年,患者基本恢复了身体健康,精神、体力恢复如常。

[按]中医有"正气存内,邪不可干"、"邪之所凑,其气必虚"之说。正气内虚,脏腑阴阳失调,是引起肺癌的主要原因,此所谓"积之成者,正气不足,而后邪气踞之"。胡教授认为,肺癌是由于正气虚损,阴阳失调,邪毒乘虚入肺,邪滞于肺,导致肺脏功能失调,肺气郁滞,宣降失司、气机不利,血行受阻,津液失于输布,津聚为痰,痰凝气滞,瘀阻络脉,于是瘀毒胶结,日久形成肺部积块。因此,肺癌是一种全身属虚,局部属实的疾病。肺癌的虚以阴虚、气阴两虚为多见,实则不外乎气滞、血瘀、

痰凝、毒聚之病理变化。

胡教授根据多年的临床经验,把扶正祛邪、标本兼治作为治疗肺癌的基本原则。肺癌早期,以邪实为主,治当行气活血、化瘀软坚和清热化痰,利湿解毒;肺癌晚期,以正虚为主,治宜扶正祛邪,分别采用养阴清热、解毒散结及益气养阴、清化痰热等法。对于辨证属热邪壅肺的患者,采用麻杏石甘汤清热宣肺;肺阴不足的,采用麦门冬汤益气养阴;患者年龄较大的,一般可以使用参苓白术散补益中气。另外,胡教授在长期的临床实践中发现,癌症患者疗效与精神因素密切相关,凡是精神负担沉重、抑郁寡欢者,预后往往不好;而乐观豁达、心胸宽阔者,预后一般较好。因此,他常常强调癌症患者从精神上增强与癌症做斗争的信心和勇气,能够充分调动自身免疫系统的防御功能,在医生精心有效的医治下疗效会更好。

**11. 肺癌(十一)**

张某,男,92 岁。2004 年 12 月 7 日初诊。

患者 2002 年 3 月因咳嗽、咳痰,至当地医院就诊,CT 确诊为右上肺癌,病理结果示右肺癌($T_2N_1M_1$ Ⅱ b 期)。既往有腔隙性脑梗病史,未行手术、放化疗等,一直口服中药治疗。现至门诊继续求助中医治疗。刻下症:咳嗽、吐黄黏痰,量多,痰中未见血,眠尚安,二便调,舌淡紫、苔薄白,脉缓而有力。西医诊断:肺癌术后($T_2N_1M_1$,Ⅲ 期);中医诊断:肺癌(气阴两虚,癌毒内蕴)。辨证为气阴两虚证。此乃癌毒内蕴,蕴久化痰生热,耗气伤阴,迁延日久,终致气阴两虚。

[辨证] 气阴两虚。

[治法] 益气养阴,清热解毒,抗癌杀毒。

[处方] 生黄芪 30g　北沙参 30g　川石斛 15g　杏仁 15g　陈皮 12g　石见穿 30g　猫人参 30g　鱼腥草 15g　开金锁 15g　生米仁 30g　内金 12g　焦三仙各 12g

随症化裁:口干酌加天花粉、南沙参、麦冬;痰湿重酌加杏仁、瓜蒌、桑白皮;癌毒内炽,重用生南星 15g、生半夏 15g;大便干配伍火麻仁、桃仁;血瘀明显配伍川芎、丹参、赤芍、红花;痰中带血丝配伍仙鹤草、侧柏叶。常法煎服。同时配合口服中成药冬凌草片与至灵胶囊。

2008年4月29日诊:服用中药3年余,未见复发病灶,现患者一般情况尚可,晨起偶有咳嗽,吐白痰,量不多,纳寐可,二便调。

[按语]癌毒最易耗气伤阴,胡教授长期的临床观察,总结出益气养阴法对于肺癌患者具有举足轻重的地位。因肺癌迁延日久,临床多伴有乏力倦怠、口咽干燥、舌红苔少、脉细弱或滑之气阴两虚证候,临证善用生黄芪、南北沙参、川石斛、天花粉、天麦冬等益气养阴药。对于晚期癌症患者,在气阴培护得扶的情况下,大剂使用生南星、生半夏、全蝎、蜈蚣等以毒攻毒的抗癌对药,以求重剂起沉疴,长期实践于临床确有良效。

### 12. 食管癌

方某,男,42岁。2005年5月13日初诊。

患者3年前于外院行食管癌切除术。1个月前中上腹不适或撑胀作痛,伴有嗳气、头晕,食欲渐减,稍食则腹胀,大便正常。B超(肝胆胰脾)检查未见异常;胃镜检查提示慢性胃炎;胃窦及食管黏膜活检:炎症(++),HP(-)。服用莫沙比利、复方消化酶、奥美拉唑以及中药治疗,未见明显好转。刻下症:胸膈痞闷,时撑胀疼痛,纳差,食入胀甚,乏力,盗汗,舌红、苔薄黄腻,脉沉紧。

[辨证]气阴两虚,升降失调。

[治法]益气滋阴化湿,调节升降。

[处方]半夏心汤加减。

半夏15g 黄芩12g 黄连6g 干姜6g 太子参15g 炙甘草6g
石斛6g 麦冬9g 旋复花15g(包煎) 半枝莲30g

复诊:患者服药7剂后,胀满感减,稍能进食;前方减石斛、麦冬用量,加木香9g、砂仁6g。服药14剂后,无腹胀痛不适,食欲正常。再服药14剂,嗳气、头晕亦减。继服2个月后诸症皆消,随访未见复发。

[按]术后气阴两伤,气虚运化无权,加之饮食不节,湿浊内生,阻碍气机升降;阴虚耗伤津液,中焦腐熟失之濡润,进一步妨碍气机,迁延日久则为痞结。方以半夏泻心汤为主,益气阴、祛湿邪,调理升降,佐以石斛、麦冬之品益气和胃,又以木香、砂仁行气消痞,调节胃肠功能,提高整体疗效。

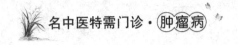

### 13. 胃癌(一)

侯某,女,84 岁。2006 年 5 月 6 日初诊。

患者心下痞满,饱胀,伴体重减轻 1 年余。平素时呕恶,不思饮食,乏力,急躁焦虑,体重 1 年内下降 10kg。外院胃镜检查示胃癌伴胆汁反流(病理不详)。患者及家属拒绝手术及放化疗,辗转多方寻求中医诊治,收效甚微。刻下症:心下痞满,平素多有胸肋胀闷,嗳气,纳差,时恶心,遇情绪焦虑或紧张时加重,甚则腹泻;舌淡红、苔薄黄腻,脉弦细。

[辨证]肝郁脾虚,寒热错杂。

[治法]健脾和中,疏肝降逆,虚实兼顾,并调寒热。

[处方]方用半夏泻心汤加减。

半夏 15g　黄芩 12g　黄连 6g　干姜 6g　党参 15g　大枣 9g　炙甘草 6g　柴胡 12g　木香 15g　砂仁 6g

复诊:患者服药 7 剂后,痞满减,食量增,体力渐复;原方加三七 9g,莪术 15g。前后守方共服 30 余剂,症状消失。胃镜复查:癌肿无增大、出血,胃内无胆汁潴留,呈慢性炎性改变。更以前方 15 剂巩固疗效。停药后无复发,纳食止常,体重增加,随访至今良好。

[按]该患者虽为癌肿未切除之痞证,但其病机与术后之痞证相似,所区别在于患者肝郁(如平素多有胸肋胀闷,嗳气,遇情绪焦虑或紧张时加重,甚则腹胀,脉弦细)之象明显,加之积聚日久,不可不除。故在半夏泻心汤基础之上酌加柴胡、木香、砂仁以行气疏肝,后加入三七、莪术以活血化瘀。

### 14. 胃癌(二)

黄某,男,49 岁。既往有胃溃疡病史。

于 2002 年 11 月经某院 CT 扫描、胃镜检查疑诊为胃癌,当即做胃次全切除术。经病理检查确诊为胃腺癌。于 2003 年 1 月检查直肠有转移性癌变,又施行二次手术。术后精神委靡,脘腹胀痛,呕恶吐酸,纳呆,病情日趋恶化。遂求助于中医中药。

[辨证]肝郁气逆,痰气交结。

[治法]化痰降逆,解毒祛瘀。

[处方]制川乌 3g　姜半夏 9g　代赭石 15g　枳壳 9g　半枝

莲 30g　红丹参 9g　白茅根 30g　鸡内金 12g　党参 9g　巴豆霜 0.15g

浓煎取汁,加白糖 60g,制成糖浆 200ml 装瓶备用,嘱每日 3 次。每次 20ml。服药 15 剂后,诸症悉平,食增,精神愉快,临床治愈。复查未见异常改变。随访观察 5 年,一切情况良好,现仍健在。

[按] 胡教授认为胃癌是脾胃功能失常而产生的一种积聚性病变。多因忧思恼怒,情志不遂或饮食不节,而致肝失疏泄,胃失和降,或久病损伤脾胃,运化失职,痰凝气滞,热毒血瘀交阻于胃肠积聚成块而发病。临证有热毒痰阻,气血瘀滞之标证,但这和内脏功能失调,气血两虚之本证有别。必须细致观察正邪两方的相互消长盛衰情况,或区别主次、先后,灵活地运用祛邪兼扶正,或扶正兼祛邪,或先扶正后祛邪,或先祛邪后扶正,或扶正祛邪兼用。胃癌后期患者尤其要注意保养胃气。根据古人用海藻配甘草治疗瘰疬的经验,胡教授用乌头伍半夏治疗胃癌起到破积聚、通经脉、降逆止呕、下气散结的作用。大积肿块非辛烈峻剂不能散,巴豆霜性辛热有大毒,消坚积,去恶肉;代赭石、枳壳下气消痰,镇逆止呕;半枝莲清热解毒,现代药理证实有抗癌之功效,丹参祛瘀生新,通利血脉;茅根凉血止血,养胃生津。方中党参、内金补益胃气而扶正。总之全方寒温配伍,反药同用,攻补兼施,具有下气散结、化痰降逆、解毒祛瘀、扶脾和胃之功。

### 15. 胃癌(三)

丁某,男,68 岁。

1999 年 11 月 10 日,在复合麻醉下行胃癌根治术。术中见胃窦部肿瘤约 4cm×3cm,浸润至浆膜层,幽门下淋巴结数个,最大如小胡桃。术后病理示,胃窦部低分化腺癌,大弯淋巴结 1/8 转移。术后行 LFM 方案化疗 6 个疗程。2000 年 11 月 23 日查 CT 示:胃癌术后,胰头前后方均见肿大淋巴结,考虑转移所致。予静脉化疗 3 个疗程,2001 年 3 月 21 日复查 CT 示:胃癌术后,胰头后方肿大的淋巴结有所增大,其余情况同前。停止化疗,予放疗,仅做 1 次,患者不能耐受而放弃。2001 年 3 月 29 日,某医院 PET(正电子发射计算机断层显像)示:中上腹部 FDG 代谢异常增高灶,结合病史,考虑胃癌术后转移所致。来本院求治于胡教授。刻下症：精神疲乏，动则气粗，胃纳不馨，头晕腰酸，背脊酸楚，血 WBC：$3.5 \times 10^9$/L，舌苔薄黄腻，脉濡细。

［辨证］瘀热夹湿，脾胃气虚证。

［治法］健脾化湿，兼清瘀热。

［处方］炒白术 10g　炒白芍 10g　炙甘草 3g　郁金 10g　黄精 10g　陈皮 5g　灵芝草 10g　香扁豆 10g　山药 10g　生薏苡仁 12g　炒续断 15g　炒杜仲 15g　丹参 10g　天麻 10g　蜀羊泉 15g　蛇果草 15g　炒谷芽 12g　猪秧秧 30g　白花蛇舌草 30g　每日 1 剂，水煎服。另外，每日冬虫夏草 4 只炖服。

2001 年 6 月 18 日，复查 CT 与 2001 年 3 月 21 日片比较，胰头后方淋巴结明显缩小。坚持服药随访，2001 年 12 月 3 日，复查 CT 示胃癌术后，脂肪肝，肝内钙化灶。继续随访未见复发，生活起居如常人。

［按］从胡教授辨治此验案可以看出，本证为脾气虚，瘀热夹湿所致。治宜健脾益气，清热解毒，祛瘀化湿。故方中用白术、白芍、灵芝、山药、生薏苡仁益气健脾、祛湿，为君药。辅以黄精、续断、杜仲滋补肝肾、扶正，为臣药。丹参、郁金、陈皮、天麻合用行气活血，导滞化瘀；蜀羊泉、蛇果草、谷香芽、猪秧秧、白花蛇舌草清热解毒，破结抗癌，共为佐药。炙甘草味甘性温，归经脾胃，益气健脾，调和诸药，为使药。诸药合用，共奏健脾益胃、滋补肝肾、祛瘀清热、解毒抗癌之功。综观组方用药，有两大特点：①平补五脏，扶正固本。本患者年高体衰，复因病邪久羁，术后损气伤血，累积五脏亏虚。调治之法，宜轻灵通透，平补缓图。故胡教授在方中所用补益之药，均为平和轻灵之品。尤其是黄精一味，气味平和，味甘纯正，为滋阴之妙品。故《本经逢源》曰："黄精，宽中益气，使五脏调和，肌肉充盛，骨髓强坚，皆是补阴之功。"如此相伍，则胃气不伤，五脏安固，自然有力抗邪。②行而不破，攻不伤正。本验案虽有瘀血内阻，但胡教授考虑正虚为本，为防破血逐瘀药耗气损阴，所以在方中伍以续断、杜仲两味，用意尤深。此 2 药均为味辛性温之品，气味俱厚，既能补益肝肾，又能行百脉、调气血、消痈肿、行瘀血、生新血，行而不破，补而不滞，攻不伤正。

## 16. 胃癌（四）

陈某,女,51 岁。2001 年 9 月入院。

患者于 2001 年 3 月因胃癌出血行手术根治,术中发现周围淋巴结转移及腹壁转移,行姑息性切除。病理报告为黏液腺癌。术后白细胞下降,一般情况差,未予以化疗,予惠尔血等升白细胞、支持疗法处理后,勉强化疗 2 疗程。同年 9 月发现左锁骨上淋巴结(约 3.0cm×3.0cm)转移。诊见:患者消瘦,呈恶液质,面色焦黑,困倦短气,动则汗出,纳谷不馨,大便干结,舌淡、苔白,脉细弱。

[辨证] 胃气衰败。

[治法] 温阳健中,扶正固本。

[处方] 黄芪 30g　白芍 30g　党参 30g　饴糖 30g　生龙骨 30g　生牡蛎 30g　蒲公英 30g　猫爪草 30g　绞股蓝 30g　白术 20g　玄参 20g　谷芽 10g　麦芽 10g　浙贝母 10g　炙甘草 10g　大枣 10 枚　肉桂 6g　每日 1 剂,水煎服。

调治 3 个月,体力渐增,左锁骨上淋巴结明显缩小。续服 3 个月,淋巴结消失。2002 年 6 月,患者因摔下楼梯致双手骨折,左锁骨上淋巴结(约 3.0cm×3.0cm)复发。继续以上方调治,酌加莪术、鼠妇等化瘀之品。1 年后转移之淋巴结缩小至 2.0cm×2.0cm,无其他转移病灶,予以左锁骨上淋巴结局部放疗,肿块消失。以上方加减调治 4 年,已生存 5 年,无瘤生存 3 年余。

[按]《金匮要略》曰:"虚劳里急,诸不足,黄芪建中汤主之。"本例胃癌晚期呈恶液质,正气虚弱,食欲减退,消瘦乏力,气血阴阳、脏腑等失衡,同时癌邪扩张、转移。此时,不宜急图攻邪,而以黄芪建中汤加减调和气血、扶正固本、健运中州,以期留人治病。方中黄芪宜生用而不用炙,因其益气而不失利水之效,并有托毒生肌之功,切合肿瘤病机。服药后 3 个月病情出现转机并向愈,精神、食欲俱佳,淋巴结亦消退。复外伤骨折,正气受戕,痰瘀复结,仍以上法加莪术、鼠妇等,散结活络。调治 1 年,配合局部放疗而愈。患者生活质量改善,并达到无瘤状态生存。

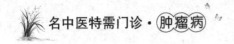

### 17. 胃癌(五)

袁某,50 岁。2001 年 8 月初诊。

患者 1996 年行贲门癌根治术,术后常规化疗。1 个月前消化道大出血伴休克入院,临床及胃镜检查均诊为吻合口癌复发。予以常规补液、扩容、止血、输血等抗休克治疗,病情未能控制,2 周内反复大出血3 次。诊见:患者消瘦,呈恶液质,面色㿠白,大汗淋漓,BP 7/3kPa(50/20mmHg),舌淡舌萎、少津,脉细数。证属亡阴亡阳之象,急则治标,治以微调平衡法。予胃管内注人参及饮(野山参、白及、白药等)。血止后,患者表现为抑郁,神情淡漠,不喜言语,食欲不振,面色黧黑,舌淡、苔白,脉细弱。

[辨证] 气血不足,脾阳虚弱。

[治法] 益气养血,温阳健中。

[处方] 黄芪 30g　白芍 30g　党参 30g　蒲公英 30g　猫爪草 20g 绞股蓝 30g　饴糖 30g　藤梨根 30g　白术 20g　谷芽 10g　麦芽 10g 炙甘草 10g　当归 10g　大枣 10 枚　每日 1 剂,水煎服。

守方加减服药 2 年,间断服药,患者体健如常人,卡氏评分 100 分。2002 年 9 月复查胃镜示:吻合口糜烂炎症伴轻度狭窄。至今存活。

[按] 本例患者贲门癌术后 4 年复发、并发大出血,出现亡阴亡阳。急则治标,血止后正气亏乏而见诸症,治用温则伤阴,凉则损阳,补则碍胃,泻则伤正。《内经》曰:"补阳则阴竭,补阴则阳脱,可给以甘药。"故以黄芪建中汤加减,方中黄芪合当归能补气生血;合白术以补脾祛湿;合桂枝和营止汗、建中温阳;合党参则补气力宏;饴糖甘补脾胃、缓急,用量一般为 30g,可用麦芽糖或蜂蜜替代。亦可用红烧糖蹄等食物,取营养疗法以建中,不必顾虑碍胃之嫌。治疗从整体调整,创造良好内环境,并在此基础上使用具有针对性抗癌作用的药物如猫爪草、绞股蓝、蒲公英、藤梨根等,在固护正气的情况下达到抗癌之目的,延长生存期。

### 18. 胃癌(六)

赵某,女,67 岁。2003 年 2 月初诊。

患者患胃小弯腺癌伴周围淋巴结转移,于 2002 年 12 月行姑息手术,术后白细胞低于 $3.0×10^9$/L,一般情况差,无法进行化疗。症见:

形体消瘦(体重 32kg),呈恶液质,卡氏评分<40 分,食欲不振,食后胃脘胀满隐痛,喜温喜按,易自汗,短气乏力,心悸烦闷,舌淡、苔白,脉细弱。

［辨证］中阳虚弱,脾胃失运。

［治法］温中补虚,缓急止痛。

［处方］方以黄芪建中汤加减。

黄芪 20g 白芍 20g 饴糖 20g 仙鹤草 30g 蒲公英 30g 党参 30g 当归 20g 桂枝 10g 陈皮 10g 法半夏 10g 谷芽 10g 麦芽 10g 炙甘草 10g 大枣 10 枚 7 剂,每日 1 剂,水煎服。

药后胃脘痛减、纳增,唯大便溏薄,每天 3 次,泻后疲惫。守方加薏苡仁 30g,白术 10g,茯苓 15g,继续调养。后以黄芪建中汤为基本方,加减调服 3 年余,体重增至 50kg,存活 10 年余,卡氏评分 100 分。

［按］本例患者行胃癌姑息术后,不耐化疗。虚劳病久,营血耗伤,精血俱虚,中阳应弱,脾胃失运,心营失养,中土虚则四脏皆虚。人以胃气为本,有胃气则生,无胃气则死。治宜培固气血生化之源,气血充足则机体具备抗癌能力,故以黄芪建中汤酌加补脾胃、补气血之品,中州健旺,体重增加,食纳、精神俱佳,故能生存 10 年余。

### 19. 胃癌(七)

葛某,女,75 岁。2004 年 3 月 5 日初诊。

患者于 2003 年 4 月 5 日在某医院行胃癌切除术(胃全切＋脾全切),术后未行化疗等其他治疗,求助中医治疗。刻下症:口干,大便近 1 周溏烂,2～3 次/天,双手皮肤偏燥,舌红、苔薄白,六脉细弱无力。

［辨证］气阴两虚。

［治法］益气养阴,抗癌杀毒。

［处方］生黄芪 30g 太子参 30g 麦门冬 15g 北沙参 30g 当归 10g 陈皮 12g 石见穿 30g 猫人参 30g 生薏苡仁 30g 山药 9g 鸡内金 12g 焦三仙各 12g 常法煎服。

复诊:2004 年 3 月 19 日。服药 2 周后,口干苦较前减轻,便溏依旧,自诉乏力,胃纳不佳。辨为肝肾不足。前方加煨木香 12g、诃子肉 15g。

三诊:2004年4月2日。服药2周后口干、口苦等症状进一步减轻,偶发腰痛,不能站立,休息后好转,伴乏力、耳鸣,纳眠可,二便调,舌黯红、苔黄腻,脉细弱。

［辨证］肝肾阴虚。

［治法］培补肝肾,通络止痛。

［处方］熟地15g 山萸肉15g 怀山药12g 骨碎补15g 补骨脂15g 杜仲15g 威灵仙15g 海风藤15g 枸杞子15g 天门冬15g 鸡内金12g 焦三仙各12g 常法煎服。

同时配合至灵胶囊、平消胶囊口服治疗。

四诊:2008年6月20日。化验及影像学检查均正常,未见复发转移,全身情况可,能操持家务。

［按语］本例患者为老年女性,胃癌根治切除术后1年来诊,未见复发,但患者气阴耗损较重,皮肤枯燥少津,舌红苔薄白,六脉细弱无力,故重用益气养阴之品,生黄芪、麦门冬、沙参斟酌使用。同时不忘未尽之癌毒,佐以抗癌杀毒之品。对于胃癌患者,胡教授认为须重视培补脾肾。二诊患者出现耳鸣、腰痛,乃是肝肾阴虚之征象,患者系老年女性,故治宜培补肝肾,以骨碎补、补骨脂、杜仲等加减,消除患者不适,提高生活质量,达到长期带瘤生存之目的。

## 20. 结肠癌

蒋某,女,54岁。2007年11月12日初诊。

患者2006年7月发现结肠癌,同年8月于外院行结肠癌切除术,术后病理不祥。泄泻不止,水样便,每日7次,服用培菲康、得舒特等皆未收效,遂来求治。刻下症:形体瘦弱,口渴喜饮,食少神疲,肠鸣腹痛,心烦少寐;舌红、苔腻微黄,脉滑。

［辨证］胃热肠寒。

［治法］清胃热,补脾涩肠,并调寒热。

［处方］半夏15g 黄芩12g 黄连6g 干姜6g 党参15g 藿香10g 山楂15g 茯苓10g

复诊:患者服药7剂后,症状明显减轻;再进14剂后如常人,未见复发。

[按] 手术之后，中气受损，阴阳失调，气机升降失常而发生泄泻，用半夏泻心汤调和肠胃，多能取效。稍佐健脾化湿之品，如藿香、山楂、茯苓等，可收较好疗效。

半夏泻心汤为治疗消化道疾病的良方，具有开结散痞、并调寒热、清热化湿、调节升降、温中止泻等功效，心下痞满、呕吐、下痢、肠鸣等，但见一症亦可用之。肿瘤是一种全身性疾病，临床上其病理改变以虚、瘀、痰、毒最为多见。正气虚导致邪实，邪实日久又致使正气进一步虚衰。虚证、实证交错，寒证、热证夹杂，进一步使肿瘤证型复杂化。消化道肿瘤的中医病机无外乎本虚标实、虚实夹杂，临床表现一般属于胃痛、胃痞、噎膈、呕吐、泄泻等范畴。在治疗该类疾病时虽可按图索骥，但医者临证需要分清标本、明辨寒热、推敲攻补，不可谓不难。加之肿瘤术后气阴两伤，或日久瘀血内生，或肝郁气滞，或脾虚胃热等，更使病情错综复杂。此时若应用攻补兼施、寒热并调的半夏泻心汤，可以使复杂问题简单化。若在此基础上再明辨细微，酌情加减，必能收到事半功倍的良效。

### 21. 网状细胞肉瘤

付某，男，80 岁。

因肺结核抗痨治疗 3 个月后，又发现颈左侧有一约 3cm×4cm×2cm 之肿块，不痛不痒。经穿刺病检为"网状细胞肉瘤"。询得身无所苦，局部无压痛，仅纳食较差。察其舌苔白厚浊腻。

[辨证] 肝郁气滞，痰气交结。

[治法] 疏肝解郁，理气化痰。

[处方] 方用四逆散合二陈汤加味。

柴胡 10g　白芍 10g　枳壳 10g　炙甘草 5g　陈皮 10g　法半夏 10g　茯苓 15g　生牡蛎 15g　浙贝母 10g　夏枯草 10g　猫爪草 15g

服药 10 余天，肿块缩小，加党参 15g，白术 10g，续服月余，颈部肿块逐渐消失。

[按] 患者 80 岁高龄，身体机能已见衰退，气血亏虚，气虚不运，津液不得输布，凝聚成痰，痰气交结壅滞，形成肿块。治从疏肝解郁、理气化痰、软坚散结入手，初见成效。再加健脾益气之品以断其生痰之源。

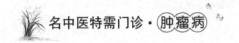

全方散不伤正,补而不滞,故能取效。

**22. 肝癌(一)**

李某,男,73岁。2005年8月16日初诊。

患者于2005年6月10日因"右上腹疼痛2月余"在安徽阜阳肿瘤医院行CT检查示:①肝癌伴瘤体破裂可能;②少量腹水。后至蚌埠医学院附属医院查CT示:①肝硬化伴少量腹水;②肝右叶巨块型肝癌伴门脉右支癌栓形成;③两侧胸膜增厚。化验检查:总胆固醇(TC)30.6mol/L,直接胆红素DBil10.1mol/L,ALT 73U/L,AST 63U/L;乙肝五项:HBsAg(+),抗核抗体(+)。2005年6月17日于上海东方肝胆医院就诊,B超确诊为:肝癌,肝硬化,腹水。MRI提示:肝右叶11cm×15cm×16cm病灶。诊断为原发性肝癌。因患者不适宜手术治疗,遂至中医科治疗。入院时查:AFP 67.38ng/ml,给予华蟾素静滴1个疗程,因家贫不愿继续住院治疗,故至门诊要求服用汤剂。刻下症:右上腹部疼痛时有,纳眠尚可,二便调,舌边紫黯、苔白腻,脉弦滑。西医诊断:肝癌,ⅢB期,中医诊断:肝癌(血瘀湿滞)。

[辨证]血瘀湿滞。

[治法]化瘀除湿,杀毒抗癌。

[处方]生地30g　赤芍20g　丹皮15g　茯苓皮15g　泽泻12g　石见穿30g　猫人参30g　生薏苡仁30g　夏枯草10g　干蟾皮15g　山药12g　鸡内金12g　焦三仙各12g　常法煎服。

复诊:2005年10月18日。患者服用前方加减2月余,上腹部疼痛消失,食欲增加明显,体重较3个月前增加9.5公斤,眠安,二便调,舌红、苔黄腻,脉弦。中医辨证为湿热未尽。治以化湿清热,佐以杀毒抗癌。处方:藿香15g,佩兰15g,陈皮12g,砂仁6g(后下),茯苓皮15g,石见穿30g,猫人参30g,生薏苡仁30g,炙鳖甲15g,淡子芩9g,鸡内金12g,焦三仙各12g。继续服用天龙末及保肝中成药益肝灵片。

三诊:2006年10月31日。患者以中药保守治疗1年余,现偶有左腿疼痛,余症稳,纳食佳,眠香,服用中药后大便偏烂,小便可,舌黯红、苔黄厚腻,脉弦而有力。中医辨证为湿滞血瘀。治以化湿醒脾、活血化瘀,佐以抗癌杀毒。处方:藿香15g,砂仁6g(后下),赤芍18g,丹皮 15g,山药 12g,炙鳖甲 15g,陈皮 12g,石见穿 30g,猫人参 30g,生薏苡仁 30g,鸡内金 12g,焦三仙各 12g。

四诊:2007 年 10 月 22 日。患者服药后,精神佳,纳可,眠安,二便调,左腿疼痛,CT 复查:病灶较前缩小 2cm×2cm。前方去赤芍、丹皮、炙鳖甲,加杜仲、桑寄生,继续服用以巩固疗效。患者采用中医中药治疗 3 年余,复查见病灶缩小,精神体力可,能下地劳动,获较满意的疗效。

[按] 本例为老年男性患者,为巨块型晚期肝癌,患者放弃手术治疗来诊。胡教授认为此患者正气尚未大衰,辨证属血瘀湿滞,其治疗当以"癌毒"为着眼点,以解毒方配合"以毒攻毒"的中药天龙遏止癌毒肆虐,同时使用芳香化湿的藿香、佩兰,清热活血的赤芍、丹皮,共同抗击内炽之"癌毒"。全程使用鸡内金、焦三仙呵护胃气,祛邪不忘扶正,其目的是最大限度抑制癌毒生长,使其与人体共存,从而达到提高生活质量、延长生存期之目的。本案患者采用中医中药治疗 3 年余,复查见病灶缩小,精神体力可,能下地劳动,获效满意,可见中医药若能辨证使用得当,对于晚期癌症患者可奏逆流挽舟之效。

**23. 肝癌(二)**

许某,女,54 岁。1998 年 7 月 23 日就诊。

患者自觉纳差乏力已半年余,在当地医院曾按消化不良治疗不效。病情逐渐加重,腹部逐渐膨大,检查肝功能正常,白/球蛋白比率倒置,CT 显肝左叶占位性病变伴大量腹水。住院治疗半月余,未见好转而自动出院来就诊。诊见:患者而色萎黄,腹膨隆,呈蛙状腹,苔白厚腻,脉细弱。B 超示:肝左叶占位性病变(3cm×4cm)伴大量腹水。

[辨证] 肝郁脾虚,久病致瘀,瘀久成积。

[治法] 健脾疏肝,活血化瘀,软坚消积兼以利水。

[处方] 芪术二甲汤加减。

黄芪 20g　郁金 15g　丹参 30g　云茯苓 15g　泽泻 15g　炒白术 12g　煅牡蛎 30g　制鳖甲 15g(研粉冲服)　麦芽 30g　腹皮 30g　桑白皮 30g　防己 20g　三棱 12g　莪术 12g　白花舌蛇草 50g　7 剂,每日 1 剂。水煎服。

药后尿量大增,腹胀渐消,纳谷知香。先后共服 60 余剂,精神好转,腹微胀,纳食及二便已正常。B 超复查显示肝左叶病灶明显缩小。原方出入再进 60 剂。临床症状消失。B 超:肝脏外形规整,血管走向清楚,未见占位灶。先后共服 150 余剂,病告痊愈。追访已能参加体力劳动,无任何不适。

[按] 中医认为积聚之类,其病多在血分,无形之聚其散易,有形之积其破难。自拟的芪术二甲汤方中黄芪增强和调节机体的免疫功能,能提高机体的抗病能力,同时又能保护肝脏,防止肝糖原减少,促进血糖和肝脏蛋白的更新;白术能升高白蛋白,调节免疫,保护肝脏;鳖甲能抑制纤维组织增生,使肝脾不同程度的回缩变软,又能提高血浆白蛋白;云苓等能利尿,对细胞免疫及体液免疫有促进作用;丹参、三棱、莪术有活血化瘀消积之作用;腹皮、桑白皮、防己、泽泻可利尿消胀;麦芽是治肝癌的要药,可增进食欲,消除腹胀;郁金能行气化瘀血,清心解郁;牡蛎能软坚散结;白花舌蛇草可清热解毒,有抗癌作用。

### 24. 胆囊占位性病变

沈某,男,57 岁。1999 年 8 月 6 日就诊。

患者素嗜酒,于 1 个月前自觉纳差、脘痞、恶心欲呕、四肢乏力、右胁隐痛,后出现全身性黄疸逐渐加深,小便黄赤。按急性黄疸型肝炎治疗半月余未效。改赴他院检查 CT 诊为胆囊占位性病变,建议手术治疗,家属不同意,而寻求中医治疗。诊见:患者急性病容,全身皮肤及巩膜深度黄染,苔厚腻微黄,脉细弦而数。右肋下有一鸡蛋大小包块隆起,压痛明显,压迫时痛牵右肩脚。脉症合参,此乃酒食过度,损伤脾胃,脾失健运,湿浊内生,郁而化热,熏蒸于肝胆,胆汁不循常道,浸淫于肌肤,久郁成积聚。

[辨证] 肝郁脾虚,湿热内壅。

[治法] 清利湿热,健脾和胃,疏肝利胆。

[处方] 茵陈汤加减。

茵陈 50g　郁金 30g　丹参 30g　板蓝根 30g　川楝子 12g　栀子 12g　公英 30g　内金 15g　三棱 12g　莪术 12g　金钱草 20g　白花舌蛇草 50g　大黄 5g　炒薏米 30g　服 5 剂,每日 1 剂,水煎服。

药后黄疸渐退,余症好转,效不更方。先后共服 30 剂,临床症状消失,无不适感,上方再服 10 剂以巩固之。追访 17 年,仍能正常工作。

[按]对胆囊占位性病变,西医一般采用手术治疗,预后不理想。本病属中医"黄疸"、"积聚"范畴,用清热利湿、健脾和胃、疏肝利胆兼以化积之剂而获效,可见运用中医药治疗疑难病症绝不能囿于现代医学的诊断。

### 25. 前列腺癌

何某,男,61 岁。2000 年 12 月 12 日初诊。

患者因排尿不畅 1 年伴血尿 1 月余,至泌尿外科住院治疗,入院直肠指诊前列腺约 II 度增生,质地硬,中央沟消失,右侧叶有一结节;结合 PSA、ECT、胸片等检查,以及前列腺穿刺活检确诊为:前列腺癌并骨转移、肺转移。于 2000 年 11 月 1 日在泌尿外科行 TURP＋TUVP(经尿道前列腺电切术＋经尿道前列腺汽化术)、双侧睾丸切除术。术后 1 个月来门诊求助中医治疗。刻下:夜间喉痒,干咳,偶有胸痛,纳平,夜寐少,间或小便味重,二便调,舌淡、苔白腻,脉弦。

[辨证]癌毒走窜,肺阴耗损,兼有膀胱湿热。

[治法]养阴清热,佐以抗癌杀毒。

[处方]生地 30g　山萸肉 10g　丹皮 12g　怀山药 9g　泽泻 12g 茯苓皮 15g　麦门冬 15g　石见穿 30g　猫人参 30g　生薏苡仁 30g 木馒头 15g　车前子 30g　鸡内金 12g　焦三仙各 12g　常法煎服。同时服用养阴清肺口服液。

复诊:2000 年 12 月 19 日。仍诉左侧腰酸,纳平,夜寐少,大便稀薄,4～5 次/日,舌淡白、苔白滑,脉弦。

[辨证]心脾气血不足,肝肾亏虚。

[治法]健脾补血养心,滋补肝肾,佐以抗癌杀毒。

[处方]生地 30g　当归 9g　生黄芪 30g　陈皮 12g　怀山药 9g 鸡血藤 30g　杜仲 15g　炒米仁 30g　木馒头 15g　猫人参 30g　鸡内金 12g　焦三仙各 12g　常法煎服。

三诊:2001 年 2 月 23 日。前方加减服用中药 2 月余。现症见:咳嗽,痰中见少景血丝,大便仍稀,4～5 次/日,小便可,舌淡红、苔黄薄,

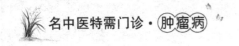

脉弦。

[辨证] 气血不足,癌毒内窜。

[治法] 益气养血,抗癌杀毒。

[处方] 党参 30g　炒白术 9g　陈皮 12g　当归 10g　炙黄芪 30g　猫人参 30g　木馒头 15g　全蝎 15g　蜈蚣 15g　怀山药 9g　木香 12g　炙鸡内金 12g　大枣 15g　焦三仙各 12g

随症化裁:气虚甚加炙黄芪 60g;肩背酸痛加丝瓜络 10g、木瓜 15g、威灵仙 10g;湿热重加车前子 30g、泽泻 12g;疼痛明显加干蟾皮 15g。常法煎服。

患者坚持服用 33 个月中药后,化验检查各项指标均正常,B 超 (2003 年 7 月 10 日)示:脂肪肝,余无异常。胸片:右上肺野类结节状病灶,考虑陈旧性病灶。患者饮食睡眠均可,每日自服黄酒半斤,慢跑 3000 米,俨然成了正常人。后定期随诊,已健康生存 10 年余。

[按语] 本案患者为前列腺癌晚期患者,术后服用中药治疗达 33 个月,各项化验指标检查正常,能够参加正常工作,获效满意。胡教授以解毒方为主治疗恶性肿瘤,一方面调整体内癌毒赖以滋生的内环境,驱除瘀血、水湿、热毒等"助封为虐"的病理产物,一方面予以遏制癌毒增生肆虐的中药,双管齐下,共同抑制癌毒的生长,同时重视心理疏导,通过言语鼓励与劝慰,激发患者与癌症做斗争的意志,增强其与癌魔抗争的信心,使患者保持开朗豁达的心胸,从而使人体气机条达舒畅,驱邪与扶正相得益彰,为长期生存、维持和提高生活质量,创造了条件。

### 26. 小肠肉瘤

常某,男,49 岁。

患者腹痛、腹泻、血便、消瘦半年,于 1991 年 8 月初诊。患者 1999 年 2 月初始觉低热、腹痛、腹泻,腹痛固定在右腹,呈阵发绞痛,腹痛时自觉右腹有条索状块物,腹泻每日 10 余次,为脓血便,有时为鲜血便。呈进行性贫血,进行性食欲下降及消瘦,体重由 60kg 下降至 45kg,全身极度衰竭。于 1991 年 3 月至 5 月先后两次经纤维结肠镜检,发现距肛门 20cm 处结肠局部狭窄,前列腺活检:少许恶性组织。诊疗过程中,肿瘤呈进行性增大,并出现严重的肠梗阻,频发腹绞痛,于 1999 年

7月11日在北京某医院在全麻下行剖腹探查,发现肿块8cm×10cm×6cm,肠的末端、回肠坠入盆腔中与周围膀胱、肠管均有粘连,无法做肿瘤切除术,仅解除肠梗阻。术后病理诊断为多形性脂肪肉瘤或恶性纤维组织细胞瘤。经过放射治疗5周后,复查腹部B超,肿瘤缩小至4cm×3.4cm×2.8cm。由于放射治疗使血白细胞下降至2000/mm³,血红蛋白降至7g/dl,无法继续接受放射治疗,而于1999年8月出院。出院后立即求治于中医。诊见:胸闷泛恶,腹痛腹胀,纳呆,时欲呕吐,夜间盗汗,四肢无力。诊查:精神疲乏,形体消瘦,体重仅45kg,头发稀少,面色萎黄无华,舌质淡红、苔薄黄,脉细弦濡。证属病久及放疗刺激致中气受戕。

〔辨证〕脾运失健,气血亏虚。

〔治法〕养血和肝,理脾化滞,佐以软坚散结。

〔处方〕当归9g 白芍9g 苍术9g 厚朴9g 甘草6g 焦三仙各27g 槟榔9g 黄芩6g 川楝子6g 元胡6g 日服2次,每日服1剂。

服药10剂后,腹痛腹胀、胸闷泛恶好转,胃纳渐增,精神好转,但盗汗、乏力无明显改善。随症改方,增加补气健脾之品,处方:太子参18g,当归9g,白芍9g,甘草6g,生黄芪18g,云苓9g,白术9g,厚朴9g,广陈皮6g。另:西黄丸2g/日,分两次服。服上方40余剂,自觉症状消失,食欲好转,精神体力明显好转,大便恢复如常。并于1991年11月复查腹部B超,腹部及盆腔未见明显肿物影。复查血常规:血红蛋白13.5g/dl,白细胞4500/mm³。上方随症加减,另以制乳香60g,制没药60g,研成细末和匀,每日用汤药送服2g,分两次送服。又服药48剂,于2000年2月20日复诊,患者自述无任何不良感觉,饮食、起居正常,体重又增加(65kg),两便正常,面色红润,精神、体力较前更好转。昨日在某医院作CT复查,结果为"左侧髂总动脉旁软组织状影较前明显缩小,未见转移病灶"。该患者已带瘤存活3年,现仍继续服中药治疗,健康状况很好。

〔按〕癌瘤的发生发展,关键在于人体正气亏虚,体内外各种致病因素乘虚而入,导致脏腑及其气血功能失常,使气滞、血瘀、痰凝、毒聚,最后形成结而不散的肿块。古代医家提出了"治杂病宜以脾胃为主"的治疗观点，因而本病之治，以芪、术、苓、草、参、归等药健脾胃；厚朴、陈皮、砂仁香燥健脾化痰；芍药、当归合用滋养胃液，润燥兼施，刚柔并用，使脾健胃安，营血有源。伍以黄芩，取其清热解毒，槟榔、神曲、山楂、麦芽行滞消导之功，佐以乳香、没药，活血止痛，软坚散结，去腐生新。全方健脾养胃化滞，软坚化瘀，清热解毒，活血止痛，补虚而不滞实，通泄不伤正，从使病情好转，存活期延长。

### 27. 结肠腺癌

易某，女，56岁。腹痛、解脓血便、消瘦半年，于2005年5月3日初诊。

患者自2005年1月开始出现阵发腹痛，便后无缓解，同时出现脓血便，每日6～10次，无明显里急后重感，食欲明显减少，由正常每餐150g减少至每日150g，体重明显减轻，伴体倦无力，面色苍白。于同年2月10日，在某医院检查，血红蛋白8g/dl，乙状结肠纤维镜检发现肿块，并做肿瘤病理活检，确诊为结肠腺癌（混合型，中分化Ⅱ级）。于同年3月14日手术治疗，术中见直肠与乙状结肠交界处有一个2.5crn×2.5cm大小的肿块，呈环状增大，肠腔变窄，出血溃烂，肠旁淋巴结转移，因病属晚期，仅做肿瘤姑息手术。术后用丝裂霉素、阿霉素、5-Fu静滴一次，出现严重头晕呕吐、耳鸣脱发，食量明显减少，白细胞降至2700/mm³，而被迫停止化疗，经过输血等支持疗法，病情稍好转出院。出院后仍感腹部不适，大便时稀时干、且有黏液，腹痛弥散，全身乏力，精神疲倦，食量极少，于2006年5月求治于胡教授。诊见：精神疲倦，声音低落，形体消瘦，面色萎黄，舌质淡，脉沉细。

[辨证] 脾肾两虚，湿浊凝聚。

[治法] 补肾健脾利湿。

[处方] 太子参24g　当归9g　白芍9g　白术12g　生黄芪30g
焦三仙各12g　茯苓12g　甘草6g　广陈皮9g　厚朴12g　首乌9g

服上方20余剂，自觉精神好转，体力恢复，食欲好转，腹痛明显减轻，大便转调，一日一行，无黏液。仍守前方加赤芍9g，桑椹15g，又服药30剂，精神、体力基本恢复正常，食量和体重增加，腹痛已愈。去桑椹加山药 15g,枳壳 9g。西黄丸每日 2g,分两次服。

2009 年 11 月 10 日,复查 CT 和 B 超及癌胚抗原等均在正常范围。自诉服中药已 3 年余,自我感觉良好,食欲恢复正常,体重增加 10kg。精神、体力恢复正常,能从事家务劳动,两便调,诊查:精神好,面丰满,舌淡红、苔薄白微黄,脉细弦。前方去枳壳,改白术为炒白术,西黄丸仍每日 2g。又服药半年,于 2010 年 5 月来信告知,健康状况良好。

[按] 癌肿一病,治疗多宗初起邪实正未衰,以攻为主;中期邪伤正虚,宜攻补兼施;而后期则正气大伤,多以补益。本案属结肠晚期,不能耐受化疗,故用中药治疗。该病本在肠,但伤及脾、胃、肾,致肠胃的运化功能失常,水谷精微吸收差,导致气虚血衰,因此治疗时,采用健脾补肾、脾胃并重,方用异功散,意在健脾益气和胃;当归补血汤补气生血,重用黄芪大补脾肾之气;更用山药、芍药促当归益血和营,以使阳生阴长,气旺血生;厚朴、焦三仙健脾行气消积。全方合用,益气健脾和阴,顺气降逆。再佐以西黄丸,泄浊降其毒,共获良效。

# 参 考 文 献

[1] 杨金坤.现代中医肿瘤学[M].上海:上海中医药大学出版社,2004:293

[2] 罗云坚,刘茂才.肿瘤科专病中医临床诊治[M].北京:人民卫生出版社,2000,234

[3] 孙燕.抗肿瘤手册[M].北京:北京大学医学出版社,2007,1

[4] 王绵鸿.中医药在治疗恶性肿瘤中的作用与地位[J].江苏中医,2001,22(11):1~3

[5] 杜德元,路怡.中医论肿瘤[J].华夏医药,2005,5:46~47

[6] 凌昌全."癌毒"是恶性肿瘤之根本[J].中西医结合学报,2008,6(2):111~113

[7] 查道成,吴立明.论药毒与癌毒[J].陕西中医,2004,25:267~269

[8] 夏翔,王庆其.上海市名中医学术经验集[M].北京:人民卫生出版社,2006:896~909

[9] 余莉芳.上海名老中医治疗消化病经验精粹[M].北京:中国中医药出版社,

2007；51～72

[10] 常富业，王永炎．中风病毒邪论[J]．北京中医药大学学报，2004，27；3～6

[11] 黄云胜．从癌毒论治肺癌浅析[J]．陕西中医，2005，26(10)：1077～1078

[12] 陈四清．周仲英教授从癌毒辨治肿瘤经验[J]．新中医，2004，36(2)：7～9

[13] 李俊玉．癌毒的病因病机及临证治法的概念探析[J]．江西中医药，2005，8(8)：271～272

[14] 郁仁存．中医肿瘤学[M]．北京：科学出版社，1997：22

[15] 李晓丽，宋振华．试论“毒结、瘀血、寒凝”与肿瘤转移[J]．中国中医基础医学杂志，2006，12(7)：499～450

[16] 王文萍．肿瘤转移“痰毒流注”病机假说的研究思路[J]．辽宁中医杂志．2002.29(3).137～138

[17] 李惠，金亚，姜廷良．六味地黄汤对小鼠诱发肿瘤 p53 基因表达的影响[J]．中国实验方剂学杂志．1997,3(3)：17～19

[18] 刘庆，李东涛．原发性肝癌常见中医基本证候定性诊断规范的研究[J]．中西医结合学报，2005，3(2)：95

[19] 祈丽杰．中医治疗慢性萎缩性胃炎[J]．中国中医药现代远程教育，2010，8(10)：128

[20] 石爱伟．浅谈治胃癌三法[J]．中国中医药现代远程教育，2009，7(12)：180

[21] 土兴志．胃脘痛的中医辨证诊治简述[J]．中国中医药现代远程教育，2010，8(12)：71～72

[22] 刘嘉湘．金复康口服液治疗非小细胞肺癌的临床观察[J]．中医杂志，1997，38(12)：727

[23] 陈斌，邵梦扬，益气养阴汤合并化疗治疗非小细胞肺癌 69 例临床观察[J]，实用中西医结合杂志，1991(4)：204

[24] 潘家辉，兰利民，益气清肺法治疗肺癌 26 例临床观察[J]，河南中医，1999，10(6)：147

（裴军斌）